「十五」国家古籍整理重点图书

主编◎ 徐江雁　许振国

张子和

唐宋金元名医全书大成

医学全书

本书出版得到国家古籍整理出版专项经费资助

总主编◎ 胡国臣

中国中医药出版社

图书在版编目（CIP）数据

张子和医学全书/徐江雁，许振国主编．—2 版．—北京：中国中医药出版社，2015.3
（2021.6 重印）
（唐宋金元名医全书大成）
ISBN 978－7－5132－2301－0

Ⅰ.①张… Ⅱ.①徐… ②许… Ⅲ.①中国医药学－古籍－中国－金代
Ⅳ.①R2－52

中国版本图书馆 CIP 数据核字（2015）第 020640 号

中 国 中 医 药 出 版 社 出 版
北京经济技术开发区科创十三街 31 号院二区 8 号楼
邮政编码　100176
传真　010 64405721
山东临沂新华印刷物流集团有限责任公司印刷
各地新华书店经销

＊

开本 787×1092　1/16　印张 15.75　字数 341 千字
2015 年 3 月第 2 版　　2021 年 6 月第 4 次印刷
书　号 ISBN 978－7－5132－2301－0

＊

定价：68.00 元
网址　www.cptcm.com

张子和医学全书编委会

主　编　徐江雁　许振国

副主编　闫志安　耿　良　程传欣

编　委　杨建宇　刘读文　侯全运

　　　　李　丹　刘文礼　付中学

前　言

　　《唐宋金元名医全书大成》是集唐宋金元4个朝代22位著名医学家医学著作而成的丛书。唐宋金元时期是中国封建社会发展中的鼎盛时期，国家统一，经济繁荣，科学文化发展迅猛，中医药学也同时得到巨大的发展。在继承古代医学成就的基础上，学术争鸣，新的学派不断涌现，使中医药学特别是在方剂学及临床各科都有长足的发展，为后世中医药学的发展奠定了坚实的基础，并做出了巨大贡献。

　　唐宋金元时期是继承与发扬中医药学的最佳时期，呈现出一派继承不泥古、发扬不离宗的空前学术繁荣景象。学术的争鸣，学派的创立，有力地推动了中医药学的迅猛发展。一是伤寒学派：以研究张仲景的《伤寒论》为指归，各自从不同角度用不同方法进行研究和发挥。如唐代医家孙思邈创制了"方证同条，比类相附"的研究方法，以揭示六经辨证的规律，更重视太阳病桂枝、麻黄、青龙三法的运用；朱肱重视经络的作用，著《南阳活人书》，称曰："治伤寒须先识经络，不识经络，触途冥行，不知邪气之所在。"其又重视病与证的鉴别诊断，同时强调脉与证合参以辨阴阳表里；庞安时曾著《伤寒总病论》，强调冬伤于寒杀厉之气，即发病为伤寒，春发为温病，夏发为暑病，长夏发为湿病，于八节可为中风，又强调人的体质强弱、宿病之寒热、地域之高低南北、气候季节等对伤寒发病与转归的影响；许叔微对《伤寒论》的八纲辨证最有研究，著有《伤寒百证歌》《伤寒发微论》《伤寒九十论》等；成无己是注解《伤寒论》的第一家，著有《注解伤寒论》伤寒明理论》，其注释以经释论，重视对伤寒症状的鉴别，其于定体、分形、析证、明理，颇有独到见解。综上诸家对伤寒学的研究，对外感热病的辨证论治体系的发展，具有深远的影响。二是寒凉学派：以刘完素为代表强调"六气皆能化火"，治病善用寒凉，促进了病机学说的发展，著有《素问玄机原病式》《医方精要宣明论》《三消论》等，为攻邪派及养阴派学说的形成奠定了基础。三是补土学派：是以李东垣为代表，师承了张元素的脏腑辨证学说，专注脾胃的研究，创立了著名的"脾胃内伤，百病由生"的理论，提出了升阳泻火、甘温除热之法，创立了补中益气汤、升阳益胃汤等名方；其弟子王好古在其学术思想的基础上又提出了阴证学说，罗天益又揭示了脾胃与其他四脏以及营卫津液的关系，并重视三焦分治。这都丰富了中医学的脏腑学说，推动了脏腑病机、辨证治疗的发展。四是攻邪学派：以张子和为代表,强调邪留则正伤,邪去则正安之理,治病以攻击病邪为首任,提出了汗、吐、下三法,充实和发展了中医辨证论治体系。五是滋阴学派:以朱丹溪为代表,强调"阳常有余,阴常不足"论,治疗以滋阴降火为主,强调保存阴气对人体健康的重要意义,其"相火论"成为后来温补学派诸家论命门之火的理论依据。

方剂学在唐宋金元时期得到了空前的发展,官修民著纷纷面世,是方剂学发展史上内容最为丰富,观点最为新颖,理论最为系统的时期。尤其是唐代著名医学家孙思邈的巨著——《备急千金要方》凡三十卷,计233门,收载方剂约5300首,广泛搜集和保存了前代医家的大量方剂及当时流传于民间的许多有效良方;而其后的《千金翼方》中又有不少补充,使许多名方得以流传后世。宋代林亿赞之为:"上极文字之初,下迄有隋之世,或经或方,无不采摭,集诸家之秘要,去众说之所未至……厚德过于千金,遗法传于百代。"还有唐代王焘所著的《外台秘要》,凡四十卷,计1104门,其资料丰富,条理分明,方法严谨,体例统一,对所引用理论,以及6000余首医方等都一一注明原始出处和来源等,并注明校勘正误,唐以前医方赖《外台秘要》得以保存者甚多。宋代则出现了国家官修的大型方书,有《太平圣惠方》,全书为一百卷,1670门,收方16834首,为现存的第一部国家官修的方书。还有《圣济总录》《太平惠民和剂局方》。同时这一时期医家方书辈出,有陈无择的《三因极一病证方论》,载方1500余首,按"三因"和病证归类,强调了审证求因而施治。钱乙在《小儿药证直诀》一书中化裁和创制了许多治疗小儿疾病的新方。严用和强调不能概以古方治今病,结合自己30余年的临床经验将古人有效方剂总结而著成《济生方》《济生续方》,载方450首。许叔微的《普济本事方》选方300余首。金元四大家的学术思想更丰富了方剂学的内容,如刘完素创制具寒凉派特色的代表方剂桂苓甘露饮、益元散等;张子和创制的具有攻下特点的代表方剂三圣散、禹功散等;李东垣创制的具有补土派特点的代表方剂补中益气汤、升阳益胃汤等;朱丹溪创制的具有滋阴派特色的代表方剂大补阴丸、虎潜丸等,至今仍是临床医生常用的治疗方剂。总之,这一时期的方书为后世方剂学的发展作出了巨大的贡献。

妇科学在唐代得到了长足的发展,特别是孙思邈所著《备急千金要方》,把妇产一门列入卷首,并强调妇科必须另立一科的必要性,其曰:"妇人之别有方者,以其胎妊、生产、崩伤之异故也,是以妇人之病,比之男子十倍难疗……所以别立方也。"并以540余首方药对求子、妊娠、产难、胞衣不出、月经、带下、杂病等证候予以治疗。同时对难产、产后护理也作了精辟论述。宋代产科已发展为在太医局设置的九科中的独立专科,同时妇产科专著不断面世,尤其是陈自明的《妇人大全良方》,为当时妇产科的代表作。全书分8门,总260余论,系统论述了调经、众疾、求嗣、胎教、妊娠、坐月、难产、产后等病证的病因与治疗。对妇产科的发展影响颇大。金元四大家对妇产科各有独到之处,如刘河间对女子"不月"之治疗,提出"先泻心火,血自下也"。其还十分重视女性不同年龄阶段的生理特点,并强调肾、肝、脾三脏的作用,对当今研究女性青春、育龄、更年期都具有十分重要的意义。张子和对妇人精血不足,认为"当补之以食,大忌有毒之药,偏盛而成夭阏"。李东垣治妇科经、带疾病,以补脾益气、升阳摄血、升阳除湿等法,收效卓著。朱丹溪对妇科病强调"滋阴降火",反对滥用辛热,对胎前病提出"清热养血"法,以黄芩、白术为安胎圣药,至今对临床仍具有指导意义。

儿科学的独立发展,始于晋唐而盛于宋。唐宋时期儿科已为独立之科,称为少小科或小方脉科。唐·孙思邈在《备急千金要方》中载有儿科用方320首,并强调胎教、胎养。王焘的《外台秘要》中,"小儿诸疾"专卷,分86门,着重论述了小儿初生调护、喂养、保育以及惊悸、夜啼、中风、咳嗽、天行、伤寒等,载方400首。宋时专著日益增多,特别是北宋儿科专家钱乙,在《小儿药证直诀》中,明析儿科生理病理特点,发展了儿科诊断方法,确立儿科五脏辨证纲领。南宋刘昉的《幼幼新书》是现存的宋代儿科巨著,全书40卷,包括病源形色、禀受诸病、惊风急慢、斑疹麻痘以及眼目耳鼻、口唇、齿诸条,对痈疽、外伤尤为重视。金元四大家对儿科亦有不同创见,丰富了儿科内容。

外科学在唐宋金元时期有了很大发展,有多家专著或方论,但主要是陈自明的《外科精要》,强调外疡的整体疗法,创托里排脓诸方至今仍为医家所宗。及朱丹溪的《外科精要发挥》,特别是危亦林的《世医得效方》中,有关外科方面的内容非常丰富,其中有关正骨的篇章,可谓当代比较成熟的创伤外科学。

骨伤科学在唐宋金元时期的发展,集中反映在唐·蔺道人的《理伤续断方》中,特别是元代危亦林的《世医得效方》,其在《正骨兼金镞》里,充分反映了元代骨伤科的治疗水平,其对治疗损伤骨关节,要用草乌散使之"麻倒不识痛,或用刀割开,或用剪剪去骨锋者,以手整顿骨节归原……或用凿凿开取出,后用盐汤或盐水与服立醒。"并强调"服后麻不倒,可加曼陀罗花……若其人如酒醉,即不可加药。"在骨折的诊断技术和闭合复位手法上,其对关节脱臼的复位方面,除一般关节复位外,特别对髋关节脱臼创造性地提出了悬吊复位法。其最为突出的贡献为脊柱骨折悬吊复位法,这一创见在世界骨伤科学史上也是罕见的。

在这一时期,其他临床各科也都有所发展,特别是在养生学方面,有很多论述,尤其是孙思邈,不但在其著作中有很多有关养生的论述及养生方法,而且自己就活到了百岁以上。

唐宋金元时期是中医药学发展的昌盛时期,是中医药学派创立的关键时期,为后世中医药学发展莫定了坚实基础。为了让后人了解唐宋金元名医的成长过程,以及各位医家的学术思想,特编撰了《唐宋金元名医全书大成》。

　　全书共收录了22位医家,集成20册医学全书(钱乙、刘昉两位医家为一册,庞安时、朱肱两位医家为一册),其中唐代3位医家,两宋时期9位医家,金元时期10位医家。收录原则:收入医家的全部存世者作;对该医家有争议的著作,当考镜源流,分辨正伪,尽量做到正本清源;在正本清源的基础上,对其弟子收集其遗论整理而成又确能反映其学术思想的亦可收入。

　　本书为国家新闻出版总署"十五"重点规划图书之一,在编写和论证过程中得到了国家中医药管理局李振吉副局长、洪净副司长,中国中医研究院医史文献研究所马继兴教授、余瀛鳌教授、李经纬教授,上海中医药大学严世芸教授、北京中医药大学鲁兆麟教授的指导帮助,在此表示衷心感谢。

　　本书由于作者较多,工程量较大,不足之处在所难免,望各位专家及读者多多指教。

《唐宋金元名医全书大成》编委会

校注说明

本书为"金元四大家"中以"攻下"著称的张子和编撰的医书合集，主要包括《儒门事亲》和《张子和心镜别集》。据考证，其中《儒门事亲》初刊于1262年，而《张子和心镜别集》则初见于《河间六书》。

《儒门事亲》为金代名医张子和编撰的一部著名方书，亦是张氏传世的代表著作。张氏"精通医，贯穿《难》《素》之学"，"阐发千载之秘"。重视实践，对中医学的发展做出了巨大贡献。其书《儒门事亲》中集中体现了张氏的学术思想和独特的医疗经验，"有说有辨，有记有解，有诫有笺，有诠有式，有断有论，有疏有述，有衍有决"（《四库全书总目提要》）。共收入文章30篇，病案250例，其内容包括内、外、妇儿、针灸、骨伤、五官等各科，取"儒者明理事亲当知医"，"且以能适者为人子事"之意而命名。《儒门事亲》自梓行后，业医者得之"如获宝璐"（邵重刊《儒门事亲》序）。"咸谓非宛丘之术不足以标征君之文，非征君之文，不足以弘宛丘之术也，此称二绝，尤为难得也。"（张颐斋《儒门事亲》序）。为使这部佳作广泛流传，更好地发挥作用，进一步对它进行校注整理，是一件非常必要的工作。现将有关校注事宜说明如下：

一、《儒门事亲》以元至正五年初刻本为底本，以《医方类聚》江户学训堂本（简称"江本"）和四库全书文渊阁本（简称"库本"）为主校本；所用的参校本有曹炳章《中国医学大成》所收录的《儒门事亲》（1990年上海科技出版社重印，简称成本）、河南中医学院图书馆存的《豫医双璧》所录《儒门事亲》（简称璧本）、1959年上海科技出版社重印《儒门事亲》、1983年河南科技出版社出版的《儒门事亲校注》等。

二、在校勘整理中，根据陈垣先生首倡的四校法，以对校为主，本校、他校、理校并用。兼顾了四校合参之法。

1. 以底本为主，对校本择善而从。若底本有明显的脱、讹、衍、倒等错误，则加以改正，一律出校记说明。

2. 底本与校本文字不同，据文义若疑底本有误，则原文不动，出校记存疑。

3. 底本与校本文字不同，但二者义皆可通，校本有参考价值者，则原文不动，在校记中说明互异之处，提出可参或提示何说义胜。

4. 底本与校本文字不同，若底本正确，校本有误者，一般不出校记；必要时则加注说明，以便读者阅读时进行比较，辨明是非。

5. 方剂中有部分药缺剂量，为便于读者使用，尽量以校本配补，补后出校记说明。实在无以配补者，则在注文中以"原本缺剂量"说明。

三、本校注只对文中个别疑难字词简略注释，一般不出书证，更不做详细考证。

四、本书用简体字横排，以便阅读。对有关字做以下处理：

1. 原书处方中的方位词"右"和"左"，分别改为"上"和"下"，但行文中的"右"、"左"仍予保留。

2. 对通假字作注，一般用"通某"字样；对古今字作注，一般用"同某"字样；异体字改成正规简化字，一般不再出校记，必要时也用"同某"字样作注。

另外，《张子和心镜别集》以《古今医统正脉全书》（江阴朱氏校刊本）为蓝本，对照《豫医双璧》做了对校。

本次校注，由于时间紧迫，加之学识所限，有不当之处，敬请读者批评指正。

编校者
2006 年 2 月

总 目 录

总目录

儒門事亲

儒门事亲序

　　医之为道尚矣！自《本草》《灵》《素》之书作，而传之者代不乏人。和、缓以降，若越人，若淳于，若张，若华，皆明其理，神其术，而能济众于夭阏者也，然其著书垂世，为医流之指南者，独长沙公而已。尔后百论千方，纷然杂出，览之者但若可采用之，则莫适所从，求其洞达是理而□□①夫至要者，殆若晨星。然近世惟河间刘守真深得长沙遗意，故能以斯道鸣乎大定、明昌。南渡以来，宛丘张子和出，专探历圣之心，□发千载之秘，辨实于虚，识燠于寒，以致阴阳之所以造化，运气之所以胜复，风土之异宜，形神之殊禀，无一不究其极。凡所拯疗，如取如携，识者谓长沙、河间复生于斯世矣。兴定中，召补太医，居无何求去，盖非好也，于是退而从麻徵君知幾、常公仲明辈，日游濂上，相共讲明奥义，辨析至理，深悼传习之弊，力矫而正诸，遂以平日所著论议及尝试之效，辑为一卷，命曰《儒门事亲》，其意以谓非吾儒不能明辨而是正之，以传于天下后世也。是□之成，一法一论，其大义皆子和发之，至于博之以文，则徵君所不辞焉。议者咸谓非宛丘之术，不足以称徵君之文；非徵君之文，不足以弘宛丘之术，所以世称二绝，而尤为难得欤！惜其真本为徵君藏于名山中，不可复见，今之板行者，尚为错乱疑阙，殆传者之过也。呜呼！术业如子和，不得居中以司天下之命，而跻之寿域，徒使之卒□□□其书又□殊博雅君子手，而传之者或失其真，又不能无遗恨，此予所以屡叹而深惜之。异时有好事，购得真本，重刊而行之，俾学者获睹完□，以惠天下后世，则子和为不死矣。

　　　　　　　　　　　　　　岁在单阏阳月晦日，颐斋引

---

① 　□□：原文缺字。下方框亦同。

重刊《儒门事亲》序

　　是书也，戴人张子和专为事亲者著。论议渊微，调摄有法，其术与东垣、丹溪并传。书名之义，盖以医家奥旨，非儒不能明；药品酒食，非孝不能备也。故曰：为人子者，不可不知医。予幼失怙，慈母在堂，逾七望八，潘①髓既具，未尝不防以药物。每虑当有所馈，委之时医，恐为尽道之累。将欲遍阅方书，诸家著述繁杂，窃为是皇皇者数载矣。近得是书，如获宝璐，执是以证，何虑臆说之能惑！惜其板久失传，本多亥豕之讹。因付儒医闻忠，校订锓梓，与世之事亲者共云。

　　　　　　　　　嘉靖辛丑三月戊子，复元道人邵辅序

---

　① 潘：原意为淘米水，引申为溲淘。

《儒门事亲》后序

医道之大尚矣，其上医国，其下医人，而身之所系，抑岂小哉！观抱朴子之《金匮》、《肘后》，其用心亦以精矣，功亦溥矣，久大①矣。邵君柏崖，以玉牒之亲存，以于天下后世，乃以是书命愚机②之，寿诸梓以广其传，功岂在抱朴子下哉！愚不学，恐成后人之诮，幸柏崖之去，然日夜是惧，不敢语尽以力。至于析微剖奥，剔谬辨非，尚俟后之君子。

嘉靖十九年岁次庚子孟冬朔日钱唐者相闻忠机③于南圃陋室中

---

① 大：此"大"字疑衍。
② 机：江本、成本为"校"。
③ 机：此字当为"校"。

新刻《儒门事亲》序

一气之块然乎太虚之间也。氤氲摩荡，以生生万物。而其禀之驳者，为禽兽，为草木；粹者为人。而其粹者，亦有厚薄强弱之不同，加之六气沴乎外，七情侵乎内，而诸疾生焉。有寒有热，有表有里，千状万证，不可俱述，而要之不过虚实两者之间焉。故经曰：虚则补，实则泻。呜呼！虚实者，诊病之标的；而补泻者，施治之大要也哉！长沙以还，明哲辈出，家擅专门，人立异见，诸说旁舞，多歧亡羊。至若张戴人、薛立斋之学之术，可谓百世之宗师矣。而究其设施之方，则戴人偏于泻，而立斋偏于补。既有所偏，则不能无弊。苟不能无弊，则又不可无辨焉！予窃为二君之术，一补一泻，虽有不同，而各极其至，庶乎圣之功，亦莫以加焉。然天下之病，未必尽实，则其偏于泻也，吾恐虚者之反受其害也；未必尽虚，则其偏于补也，吾恐实者之亦反受其害也。一得一失，明于此而暗于彼，此岂斯道之大成哉！若长沙则不然，可以补则补，而不偏于补；可以泻则泻，而不偏于泻。虚实随证，补泻应机，呜呼！亦可谓大成矣。拟诸古之圣贤，二君之于长沙，犹夷惠之于孔子也。盖补泻之不可偏废，犹裘葛之不可一施也。而今不核虚与实，而致补泻之各偏，犹不审冬夏之异候，而欲偏裘葛之御也，岂其理也哉。故曰：少阴病下利清谷，里寒外热者，通脉四逆汤主之。又曰：少阴病，自利清水，色纯青者，宜大承气汤。补泻不可偏废也，可见矣。方今之世，好补而恶泻，喜温而畏寒，大黄芒硝，视如蛇蝎，干姜附子，甘如饴蜜。遇硝黄奏效，则曰此惟取一时之快，后必致寒中之患。姜附错投，则曰姜附犹不验，归之于命。盖亦不思之甚也。故凡治疗之书，偏于补者，盛行于世，而梨枣日广，至于戴人此书，传诵甚罕。予窃恐①童蒙学医者，呫哔偏补之书，而不讲泻实之方，则虚虚实实，其弊将有不可胜言者。乃鸠工寿梓，以广其传。惟冀此书，与立斋之书并行于世，可以泻则师戴人，可以补则师立斋，无致补泻之偏胜，使斯民同跻于仁寿之域矣！

正德辛卯八月望日渡边荣元安甫书于洛阳松下睡鹤轩

---

　　① 恐：原本无"恐"，据璧本加。

目　录

儒门事亲卷一

七方十剂绳墨订一

方有七，剂有十，旧矣。虽有说者，辨其名而已，敢申昔人已创之意而为之订。夫方者，犹方术之谓也。《易》曰：方以类聚。是药之为方，类聚之义也。或曰：方，谓五方也。其用药也，各据其方。如东方濒海卤斥，而为痈疡；西方陵居华食，而多顑腄赘瘿；南方瘴雾卑湿，而多痹疝；北方乳食，而多藏寒满病；中州食杂，而多九疸、食痨、中满、留饮、吐酸、腹胀之病。盖中州之地，土之象也，故脾胃之病最多。其食味、居处、情性、寿夭，兼四方而有之。其用药也，亦杂诸方而疗之。如东方之藻带，南方之丁木，西方之姜附，北方之参苓，中州之麻黄、远志，莫不辐辏而参尚。故方不七，不足以尽方之变；剂不十，不足以尽剂之用。剂者，和也。方者，合也。故方如瓦之合，剂犹羹之和也。方不对病，则非方；剂不蠲疾，则非剂也。七方者，大、小、缓、急、奇、偶、复也；十剂者，宣、通、补、泻、轻、重、滑、涩、燥、湿也。

夫大方之说有二，有君一臣三佐九之大方，有分两大而顿服之大方。盖治肝及在下而远者，宜顿服而数少之大方；病有兼证而邪不专，不可以一二味治者，宜君一臣三佐九之大方。王太仆以人之身三折之，上为近，下为远。近为心肺，远为肾肝，中为脾胃。胞膱胆亦有远近。以予观

之，身半以上，其气三，天之分也；身半以下，其气三，地之分也；中脘，人之分也。又手之三阴阳，亦天也，其气高；足之三阴阳，亦地也，其气下；戊己之阴阳，亦人也，其气犹中州。故肝之三服，可并心之七服；肾之二服，可并肺之七服也。

小方之说亦有二，有君一臣二之小方，有分两微而频服之小方。盖治心肺及在上而近者，宜分两微而少服而频之小方，徐徐而呷之是也。病无兼证，邪气专，可一二味而治者，宜君一臣二之小方。故肾之二服，可分为肺之九服及肝之三服也。

缓方之说有五。有"甘以缓之"之缓方，糖、蜜、枣、葵、甘草之属是也。盖病在胸膈，取甘能恋也。有丸以缓之之缓方，盖丸之比汤散，其气力宣行迟故也。有品件群众之缓方，盖药味众，则各不得骋其性也。如万病丸，七八十味递相拘制也。有无毒治病之缓方，盖性无毒则功自缓矣。有气味薄药之缓方，盖药气味薄，则长于补上治上，比至其下，药力已衰。故补上治上，制之以缓。缓则气味薄也。故王太仆云：治上补上，方若迅急，则上不任而迫走于下。制缓方而气味厚，则势与急同。

急方之说有四①。有急病急攻之急方，如心腹暴痛，两阴溲便闭塞不通，借

---

① 四：原本为"五"，据下文应为"四"。

备急丹以攻之。此药用不宜恒，盖病不容俟也。又如中风牙关紧急，浆粥不入，用急风散之属亦是也。有汤散荡涤之急方，盖汤散之比丸，下咽易散而施用速也。有药性有毒之急方。盖有毒之药，能上涌下泄，可以夺病之大势也。有气味厚药之急方。药之气味厚者，直趣于下而气力不衰也。故王太仆云：治下补下，方之缓慢，则滋道路而力又微，制急方而气味薄，则力与缓等。

奇方之说有二。有古之单方之奇方，独用一物是也。病在上而近者，宜奇方也。有数合阳数之奇方，谓一、三、五、七、九，皆阳之数也。以药味之数皆单也。君一臣三，君三臣五，亦合阳之数也。故奇方宜下不宜汗。

偶方之说有三。有二味相配之偶方，有古之复方之偶方。盖方之相合者是也。病在下而远者，宜偶方也。有数合阴数①之偶方，谓二、四、六、八、十也，皆阴之数也。君二臣四，君四臣六，亦合阴之数也。故偶方宜汗不宜下。

复方之说有二。方有二方三方相合之复方，如桂枝二②越婢一汤。如调胃承气汤方，芒硝、甘草、大黄，外参以连翘、薄荷、黄芩、栀子以为凉膈散。是本方之外，别加余味者，皆是也。有分两均剂之复方，如胃风汤各等分是也。以《内经》考之，其奇偶四则，反以味数奇者为奇方，味数偶者为偶方。下复云：汗者不以奇，下者不以偶。及观仲景之制方，桂枝汤，汗药也，反以三味为奇；大承气汤，下药也，反以四味为偶。何也？岂临事制宜，复有增损者乎！考其大旨，王太仆所谓汗药如不以偶，则气不足以外发。下药如不以奇，则药毒攻而致过，必如此言。是奇则单行、偶则并行之谓也。急者下，本易行，故宜单；汗或难出，故宜并。盖

单行则力孤而微，并行则力齐而大，此王太仆之意也。然太仆又以奇方为古之单方，偶为复方，今此七方之中，已有偶又有复者，何也？岂有偶方者，二方相合之谓也；复方者，二方四方相合之方欤！不然，何以偶方之外，又有复方者欤？此"复"字，非"重复"之"复"，乃"反复"之"复"。何以言之？盖《内经》既言奇偶之方，不言又有重复之方，惟云"奇之不去则偶之，是为重方"。重方者，即复方也。下又云："偶之不去，则反佐以取之。所谓寒热温凉，反从其病也。"由是言之，复之为方，反复，亦不远《内经》之意也。

所谓宣剂者，俚人皆以宣为泻剂，抑不知十剂之中，已有泻剂。又有言宣为通者，抑不知十剂之中，已有通剂。举世皆曰：春宜宣，以为下夺之药，抑不知仲景曰：大法春宜吐，以春则人病在头故也。况十剂之中，独不见涌③剂，岂非宣剂即所谓涌③剂者乎！《内经》曰："高者因而越之"，"木郁则达之"。宣者，升而上也，以君召臣曰宣，义或同此。伤寒邪气在上，宜瓜蒂散。头痛，葱根豆豉汤。伤寒懊憹，宜栀子豆豉汤。精神昏愦，宜栀子厚朴汤。自瓜蒂以下，皆涌剂也，乃仲景不传之妙。今人皆作平剂用之，未有发其秘者。予因发之，然则为涌明矣。故风痫中风，胸中诸实痰饮，寒结胸中，热蔚化上，上而不下，久则嗽喘、满胀、水肿之病生焉，非宣剂莫能愈也。

所谓通剂者，流通之谓也。前后不得溲便，宜木通、海金沙、大黄、琥珀、八

① 数：原本为"阳"，据上文，当为"数"。

② 二：原本脱，据璧本加。

③ 涌：原本作"通"，据璧本及上下文改。

正散之属；里急后重，数至圊而不便，宜通因通用。虽通与泻相类，大率通为轻，而泻为重也。凡痹麻蔚滞，经隧不流，非通剂莫能愈也。

所谓补剂者，补其不足也。俚人皆知山药丸、鹿茸丸之补剂也，然此乃衰老下脱之人，方宜用之。今往往于少年之人用之，其舛甚矣。古之甘平、甘温、苦温、辛温，皆作补剂，岂独硫黄、天雄然后为补哉！况五脏各有补泻，肝实泻心，肺虚补肾。《经》曰：东方实，西方虚，泻南方，补北方。大率虚有六：表虚、里虚、上虚、下虚、阴虚、阳虚。设阳虚则以干姜、附子，阴虚则补以大黄、硝石。世传以热为补，以寒为泻，讹非一日。岂知酸苦甘辛咸，各补其脏。《内经》曰：精不足者，补之以味。善用药者，使病者而进五谷者，真得补之道也。若大邪未去，方满方闷，心火方实，肾水方耗，而骤言鹿茸、附子，庸讵知所谓补剂者乎！

所谓泻剂者，泄泻之谓也。诸痛为实，痛随利减。《经》曰：实则泻之。实则散而泻之。中满者，泻之于内。大黄、牵牛、甘遂、巴豆之属，皆泻剂也。惟巴豆不可不慎焉。盖巴豆其性燥热，毒不去，变生他疾。纵不得已而用之，必以他药制其毒。盖百千证中，或可一二用之。非有暴急之疾，大黄、牵牛、甘遂、芒硝足矣。今人往往以巴豆热而不畏，以大黄寒而反畏，庸讵知所谓泻剂者哉！

所谓轻剂者，风寒之邪，始客皮肤，头痛身热，宜轻剂消风散，升麻、葛根之属也。故《内经》曰：因其轻而扬之。发扬所谓解表也。疥癣痤痱宜解表，汗以泄之，毒以熏之，皆轻剂也。故桂枝、麻黄、防风之流亦然。设伤寒冒风，头痛身热，三日内用双解散及嚏药解表出汗，皆轻剂之云尔。

所谓重剂者，镇缒之谓也。其药则朱砂、水银、沉香、水石、黄丹之伦，以其体重故也。久病咳嗽，涎潮于上，咽喉不利，形羸不可峻攻，以此缒之。故《内经》曰：重者，因而减之。贵其渐也。

所谓滑剂者，《周礼》曰：滑以养窍。大便燥结，小便淋涩，皆宜滑剂。燥结者，其麻仁、郁李之类乎！淋涩者，其葵子、滑石之类乎！前后不通者，前后两阴俱闭也，此名曰三焦约也。约，犹束也。先以滑剂润养其燥，然后攻之，则无失矣。

所谓涩剂者，寝汗不禁，涩以麻黄根、防己；滑泄不已，涩以豆蔻、枯白矾、木贼、乌鱼骨、罂粟壳。凡酸味亦同乎涩者，收敛之意也。喘嗽上奔，以薑汁、乌梅煎宁肺者，皆酸涩剂也。然此数种，当先论其本，以攻去其邪，不可执一以涩，便为万全也。

所谓燥剂者，积寒久冷，食已不饥，吐利腥秽，屈伸不便，上下所出水液，澄沏清冷，此为大寒之故，宜用干姜、良姜、附子、胡椒辈以燥之。非积寒之病，不可用也。若久服，则变血溢、血泄、大枯大涸、溲便癃闭、聋瞽痿弱之疾。设有久服而此疾不作者，慎勿执以为是。盖疾不作者或一二，误死者百千也。若病湿者，则白术、陈皮、木香、防己、苍术等，皆能除湿，亦燥之平剂也。若黄连、黄柏、栀子、大黄，其味皆苦。苦属火，皆能燥湿，此《内经》之本旨也。而世相违久矣。呜呼！岂独姜附之俦方为燥剂乎？

所谓湿剂者，润湿之谓也。虽与滑相类，其间少有不同。《内经》曰：辛以润之。盖辛能走气、能化液故也。若夫硝性虽咸，本属真阴之水，诚濡枯之上药也。人有枯涸皴揭之病，非独金化为然。盖有火以乘之，非湿剂莫能愈也。

指风痹痿厥近世差玄说二

风痹痿厥四论，《内经》言之详矣。今余又为之说，不亦赘乎！曰："非赘也。"为近世不读《内经》者，指其差玄[①]也。夫风痹痿厥四证，本自不同，而近世不能辨，一概作风冷治之、下虚补之，此所以旷日弥年而不愈者也。夫四末之疾，动而或劲者为风，不仁或痛者为痹，弱而不用者为痿，逆而寒热者为厥，此其状未尝同也。故其本源又复大异。风者，必风热相兼；痹者，必风湿寒相合；痿者，必火乘金；厥者，或寒或热，皆从下起。今之治者，不察其源，见其手足軃曳[②]，便谓之风。然《左传》谓风淫末疾。岂不知风、暑、燥、湿、火、寒六气，皆能为四末之疾也哉！敢详条于下，有意于救物者，试择焉可也。

夫风之为状，善行而数变。《内经》曰：诸风掉眩，皆属肝木。掉摇眩运，非风木之象乎？纡曲劲直，非风木之象乎？手足瘛颤，斜目喎口，筋急挛搐，瘛疭惊痫，发作无时，角弓反张，甚则吐沫，或泣或歌，喜怒失常，顿僵暴仆，昏不知人，兹又非风木之象乎？故善行而数变者，皆是厥阴肝之用也。夫肝木所以自甚而至此者，非独风为然。盖肺金为心火所制，不能胜木故也。此病之作，多发于每年十二月，大寒中气之后，及三月四月之交，九月十月之交。何以言之？大寒中气之后，厥阴为主气，巳亥之月，亦属厥阴用事之月，皆风主之时也。故三月四月之交，多疾风暴雨。振拉摧拔，其化为冰雹。九月十月之交，多落木发屋之变。故风木郁极甚者，必待此三时而作。凡风病之人，其脉状如弓弦而有力，岂敢以热药投之，更增其势哉！

今人论方者，偶得一方，间曾获效，执以为能。著灸施针，岂由病者！巧说病人，使从己法。不问品味刚柔，君臣轻重，何脏何经，何部何气，凡见风证偏枯，口眼喎斜，涎潮昏愦，便服灵宝、至宝、清心、续命等药。岂知清心之杂以姜桂，灵宝之乱以起石、硫黄，小续命汤藏以附子！惟夫至宝，其性尚温。《经》曰：风淫于内，治以辛凉。如之何以金石大热之药，以治风耶？有以热治热者，一之为甚，其可再乎！故今之刘河间自制防风通圣散、搜风丸之类，程参政祛风丸、换骨丹，用之者获效者多矣。而谤议百出，以诬其实。余尝见《内经·气交变论》中，言五郁之法，郁极则为病。况风病之作，仓卒之变生。尝治惊风痫病，屡用汗、下、吐三法，随治随愈。《内经》中明有此法。五郁中木郁达之者，吐之令其条达也。汗者，是风随汗出也；下者，是推陈致新也。此为汗、下、吐三法也。愈此风病，莫知其数，如之何废而不用也？余恐来者侮此法，故表而出之。昔项开完颜氏风病，搐，先右臂并右足，约搐六七十数，良久，左臂并左足亦搐六七十数，不瘥，两目直视，昏愦不识人。几月余，求治于余，先逐其寒痰三四升；次用导水禹功丸、散，泄二十余行；次服通圣散辛凉之剂，不数日而瘥，故书此以证之。

夫痹之为状，麻木不仁，以风湿寒三气合而成之。故《内经》曰：风气胜者为行痹。风则阳受之，故其痹行，且剧而夜静。世俗莫知，反呼为走注疼痛虎咬之疾。寒气胜者为痛痹。寒则阴受之，故其痹痛，且静而夜剧。世俗不知，反呼为鬼

---

① 差玄：差，差异。玄，深奥。

② 軃曳：軃 duǒ，垂下。曳，拖拉。合意为肢体下垂，抬举无力。

忤。湿气胜者为著痹。湿胜则筋脉皮肉受之，故其痹著而不去，肌肉削而著骨。世俗不知，反呼为偏枯。此疾之作，多在四时阴雨之时，及三月九月，太阳寒水用事之月，故草枯水寒为甚。或濒水之地，劳力之人，辛苦失度，触冒风雨，寝处津湿，痹从外入。况五方七地，寒暑殊气，刚柔异禀，饮食起居，莫不相戾。故所受之邪，各有浅深。或痛或不痛，或仁或不仁，或筋屈而不能伸，或引而不缩。寒则虫行，热则缩①缓，不相乱也。皮痹不已，而成肉痹。肉痹不已，而成脉痹。脉痹不已，而成筋痹。筋痹不已，而成骨痹。久而不已，内舍其合。若脏腑俱病，虽有智者，不能善图也。凡病痹之人，其脉沉涩。

今人论方者，见诸痹证，遽作脚气治之，岂知《内经》中本无脚气之说。或曰：诸方亦有脚气统论，又有脚气方药，若止取《素问》，则诸方皆非，即②曰：痹病以湿热为源，风寒为兼，三气合而为痹。奈何治此者，不问经络，不分脏腑，不辨表里，便作寒湿脚气，乌之附之，乳之没之，种种燥热攻之；中脘灸之，脐下烧之，三里火之，蒸之熨之，汤之炕之，以至便旋涩滞，前后俱闭，虚燥转甚，肌肤日削，食饮不入，邪气外侵，虽遇扁、华，亦难措手。若此者何哉？胸膈间有寒痰之故也。痹病本不死，死者医之误也。虽亦用蒸之法，必先涌去其寒痰，然后诸法皆效。《内经》曰：五脏有俞穴，六腑有合穴。循脉之本分，各有所发之源，以砭石补之，则痹病瘳。此其《内经》中明白具载，如之何不读也？陈下酒监魏德新，因赴冬选，犯寒而行。真气元衰，加之坐卧冷湿，食饮失节，以冬遇此，遂作骨痹。骨属肾也。腰之高骨坏而不用，两胯似折，面黑如炭，前后廉痛，痿厥嗜

卧。遍问诸医，皆作肾虚治之。余先以玲珑灶熨蒸数日，次以苦剂，上涌讫，寒痰三二升。下虚上实，明可见矣。次以淡剂，使白术除脾湿，令茯苓养肾水，责官桂伐风木。寒气偏胜，则加姜、附，否则不加。又刺肾俞、太溪二穴，二日一刺。前后一月，平复如故。仆尝用治伤寒汗、下、吐三法，移为治风痹痿厥之法，愈者多矣。

痿之为状，两足痿弱，不能行用。由肾水不能胜心火，心火上烁肺金。肺金受火制，六叶皆焦，皮毛虚弱，急而薄著，则生痿躄。躄者，足不能伸而行也。肾水者，乃肺金之子也。令肾水衰少，随火上炎。肾主两足，故骨髓衰竭，由使内太过而致。然《至真要大论》云诸痿喘呕皆属于上者，上焦也。三焦者，手少阳相火也。痿、喘、呕三病，皆在膈上，属肺金之部分也，故肌痹传为脉痿；湿痹不仁，传为肉痿；髓竭足躄，传为骨痿；房室太过为筋痿，传为白淫③。大抵痿之为病，皆因客热而成，好以贪色，强力过极，渐成痿疾。故痿躄属肺，脉痿属心，筋痿属肝，肉痿属脾，骨痿属肾。总因肺受火热，叶焦之故，相传于四脏，痿病成矣。直断曰痿病无寒。故痿之作也，五月、六月、七月，皆其时也。午者，少阴君火之位；未者，湿土庚金伏火之地；申者，少阳相火之分。故痿发此三月之内，以为热也。故病痿之人，其脉浮而大。

今之行药者，凡见脚膝痿弱，难于行步，或一足不伸，便作寒湿脚气治之。骤

---

① 缩：璧本为"纵"，以"纵"见长。

② 即：璧本、成本皆为"耶"，放于逗号之前。

③ 白淫：古病名，男子溺中带精或女子带下病。

用乌、附、乳、没、自然铜、威灵仙之类，燔针、艾火，汤煮、袋蒸，痿弱转加，如此而死，岂亦天乎！夫治痿与治痹，其治颇异。风寒湿痹，犹可蒸汤灸燔，时或一效。惟痿用之转甚者，何也？盖以痿，肺热为本，叶焦而成痿，以此传于五脏，岂有寒者欤？若痿作寒治，是不刃而杀之也。夫痿病不死，死者用药之误也。陈下一武弁宋子玉，因驻军息城，五六月间，暴得痿病，腰胯两足，皆不任用，躄而不行，求治于予。察其两手，脉俱滑之而有力。予凭《内经》火淫于内，治以咸寒，以盐水越其膈间寒热宿痰，新者为热，旧者为寒。或宿食宿饮在上脘者，皆可涌之。宿痰既尽，因而下之，节次数十行，觉神志日清，饮食日美，两足渐举，脚膝渐伸。心降肾升，便继以黄连解毒汤，加当归等药，及泻心汤、凉膈散、柴胡饮子，大作剂煎，时时呷之。《经》曰：治心肺之病最近，用药剂不厌频而少。治肾肝之病最远，用药剂不厌顿而多。此法人皆怪之。

然余治痿，寻常用之，如拾遗物。予若以此诳人，其如获罪于天何？此宋子玉之证，所以不得不书也，且示信于来世。故《内经》谓治痿之法，独取阳明经。阳明经者，胃脉也，五脏六腑之海也，主润养宗筋。宗筋主束骨，束骨在脐下阴毛际上是也。又主大利机关。机关者，身中大关节也，以司曲伸。是以阳明虚则宗脉纵，宗脉纵则大脉不伸，两足痿弱。然取阳明者，胃脉也，胃为水谷之海。人之四季，以胃气为本。本固则精化，精化则髓充，髓充则足能履也。《阴阳应象论》曰：形不足者，温之以气；精不足者，补之以味。味者，五味也。五味调和，则可补精益气也。五味、五谷、五菜、五果、五肉，五味贵和，不可偏胜。又曰：恬憺虚

无，真气从之，精神内守，病安从来？若用金石草木补之者，必久而增气，物化之常①，气增而久，夭之由也。所以久服黄连、苦参者，而反化为热，久服热药之人，可不为寒心哉？余尝用汗、下、吐三法，治风痹痿厥，以其得效者众，其敢诬于后人乎！

厥之为状，手足及膝下或寒或热也。举世传脚气寒湿之病，岂知《内经》中无脚气之说？王太仆亦云：本无脚气，后世广饰方论，而立此名。古之方谓厥者，即今所谓脚气者也。然厥当分两种，次分五脏。所谓两种者，有寒厥，亦有热厥。阳气衰于下则为寒厥，阴气衰于下则为热厥。热厥为手足热也，寒厥为手足寒也。阳经起于足指之表；阴经起于足心之下。阳气盛，足下热；阴气盛，足下寒。又曰：阳主外而厥在内，阴主内而厥在外。若此者，阴阳之气，逆而上行故也。夫春夏则阳多阴少，秋冬则阴壮阳衰。人或恃赖壮勇，纵情嗜欲于秋冬之时，则阳夺于内，精气下溢，邪气上行。阳气既衰，真精又竭，阳不荣养，阴气独行，故手足寒，发为寒厥。人或醉饱入房，气聚于脾胃，主行津液，阴气虚，阳气入，则胃不和，胃不和则精气竭，精气竭则四肢不荣。酒气与谷气相搏，则内热而溺赤，气壮而慄悍。肾气既衰，阳气独胜，故手足热，发而为热厥也。

厥亦有令人腹暴满不知人者，或一二日稍知人者，或卒然闷乱无觉知者，皆因邪气乱，阳气逆，是少阴肾脉不至也。肾气微少，精血奔逸，使气促迫，上入胸膈，宗气反结心下，阳气退下，热归阴

---

① 久而增气，物化之常：意为如果长久地服用金石之药，就会使阳热炽盛，这是事物的发展规律。

股，与阴相助，令身不仁。又五络皆会于耳中，五络俱绝，则令人身脉皆动，而形体皆无所知，其状如尸，故曰尸厥。有涎如拽锯声在喉咽中为痰厥；手足搐搦者为风厥；因醉而得之为酒厥；暴怒而得之为气厥；骨痛爪枯为骨厥；两足指挛急，屈伸不得，爪甲枯结为臂厥；身强直如椽者为肝厥；喘而呿①者，狂走攀登为阳明厥，皆气逆之所为也。

今人见兹厥者，皆谓之蹶著掠著，此是何等语也？非徒其名之谬，因其名之谬，而乖其实也。既言蹶著、中著、掠著②，必归之风，此清心、灵宝、至宝，又为先驱矣！鼻中嗅药，身上炳火，岂知厥之为病，如前所说者耶？顷西华季政之病寒厥，其妻病热厥，前后十余年。其妻服逍遥十余剂，终无寸效。一日，命余诊之，二人脉皆浮大而无力。政之曰："吾手足之寒，时时渍以热汤，渍而不能止，吾妇手足之热，终日以冷水沃而不能已者，何也？"余曰："寒热之厥也，此皆得之贪饮食，纵嗜欲。遂出《内经·厥论》证之。"政之喜曰："《内经》真圣书也！十余年之疑，今而释然，纵不服药，愈③过半矣。"仆曰：热厥者，寒在上也；寒厥者，热在上也。寒在上者，以温剂补肺金；热在上者，以凉剂清心火。分处二药，令服之不辍。不旬日，政之诣门谢曰：寒热之厥皆愈矣。其妻当不过数月而有娠，何哉？阴阳皆和故也。凡尸厥、痿厥、风厥、气厥、酒厥，可一涌而醒，次服降心火，益肾水，通血和气之药，使粥食调养，无不瘥者。若其余诸厥，仿此行之，慎勿当疑似之间，便作风气，相去邈矣。

立诸时气解利禁忌式三

春之温病，夏之热病，秋之疟及痢，冬之寒气及咳嗽，皆四时不正之气也，总名之曰伤寒。人之劳役辛苦者，触冒此四时风、寒、暑、湿不正之气，遂成此疾。人之伤于寒也，热郁于内，浅则发，早为春温。若春不发而重感于暑，则夏为热病。若夏不发而重感于湿，则秋变为疟痢。若秋不发而重感于寒，则冬为伤寒。故伤寒之气最深。然而伤寒及温热，但发必先发热恶寒，头项痛，腰脊强者，一日在太阳经故也。《内经》中虽言一日太阳者，传受常也。亦有太阳证至了不传者，止可汗之，如升麻汤、解肌汤、逼毒散、五积散之类，发散则愈也。盖病人热甚，更以辛温，则病必转加。今代刘河间先生，自制辛凉之剂，以通圣散、益元散相合，各五七钱，水一中碗，入生姜十余片，葱须头二十余根，豆豉一撮，同煎至五七沸，去滓，分作二服，先以多半服之，顷以钗股于喉中探引，尽吐前药。因其一涌，腠理开发，汗出周身，复将余药温热而服之，仍以酸醋辛辣浆粥投之，可以立愈。

解利伤寒、温湿、热病，治法有二。天下少事之时，人多静逸，乐而不劳。诸静属阴，虽用温剂解表发汗，亦可获愈。及天下多故之时，荧惑失常，师旅数兴，饥馑相继，赋役既多，火化大扰，属阳，内火又侵，医者不达时变，犹用辛温，兹不近于人情也。止可用刘河间辛凉之剂，三日以里之证，十痊八九。予用此药四十余年，解利伤寒、温热、中暑、伏热，莫知其数。非为炫也，将以证后人之误用药者也。

_____

① 呿：yuě，同"哕"，干呕，呕而无物。
② 蹶著、中著、掠著：此全指外邪侵袭而致病。
③ 愈：原本为"逾"，据成本和璧本改。

予尝见世医，用升麻、五积解利伤寒、温疫等病，往往发狂谵语，衄血泄血，喘满昏瞀，懊憹闷乱，劳复。此数证，非伤寒便有此状，皆由辛温之剂，解之不愈，而热增剧，以致然也。凡解利伤寒、时气、疫疾，当先推天地寒暑之理，以人参之。南陲之地多热，宜辛凉之剂解之；朔方之地多寒，宜辛温之剂解之。午未之月多暑，宜辛凉解之；子丑之月多冻，宜辛温解之。少壮气实之人，宜辛凉解之；老耆气衰之人，宜辛温解之。病人因冒寒、食冷而得者，宜辛温解之；因役劳、冒暑而得者，宜辛凉解之。病人禀性怒急者，可辛凉解之；病人禀性和缓者，可辛温解之。病人两手脉浮大者，可辛凉解之；两手脉迟缓者，可辛温解之。如是之病，不可一概而用。偏热寒凉及与辛温，皆不知变通者。夫地有南北，时有寒暑，人有衰旺，脉有浮沉，剂有温凉，服有多少，不可差玄。病人禁忌，不可不知。

昔有人春月病瘟，三日之内，以驴车载百余里，比及下车，昏瞀不知人，数日而殂。又有人饮酒过伤，内外感邪，头痛身热，状如伤寒，三四日间，以马驮还家，六七十里，到家百骨节皆痛，昏愦而死，此余亲睹。若此之类，不容更述。假如瘟病、伤寒、热病、中暑、冒风、伤酒，慎勿车载马驮，摇撼顿挫大忌。夫动者，火之化；静者，水之化也。静为阴，动为阳；阳为热，阴为寒。病已内扰，又复外扰，是为至扰。奈人之神，讵能当之？故远行得疾者，宜舟泛床抬，无使外扰，故病不致增剧。

又若伤寒、时气、瘟病，尝六七日之间不大便，心下坚硬，腹胁紧满，止可大、小承气汤下之。其肠胃积热，慎勿用巴豆、杏仁，性热大毒之药。虽用一二丸下之，利五七行，必反损阴气，涸枯津液，燥热转增，发黄谵语，狂走斑毒，血泄闷乱。轻者为劳复，重者或至死，间有愈者幸矣！不可以为法。故伤寒新愈之人，慎勿食猪、鱼、杂果、酽酒[①]、湿面及沐浴房室事。如犯，病必再发。爱其身者，不可不慎。

又如正二三月，人气在上，瘟疫大作，必先头痛，或骨节疼，与伤寒、时气、冒暑、风湿及中酒之人，其状皆相类。慎勿便用巴豆大毒之药治之。元光春，京师翰林应泰李屏山，得瘟疫证，头痛，身热，口干，小便赤涩。渠素嗜饮，医者便与酒癥丸，犯巴豆，利十余行。次日，头痛诸病仍存，医者不识，复以辛温之剂解之，加之卧于暖炕，强食葱醋汤，图获一汗。岂知种种客热，叠发并作，目黄斑生，潮热血泄，大喘大满，后虽有承气下之者，已无及矣！至今议者纷纷，终不知热药之过，往往独归罪于承气汤。用承气汤者，不知其病已危，犹复用药，学经不明故也，良可罪也。然议者不归罪于酒癥丸者，亦可责也。夫瘟证在表不可下，况巴豆之丸乎！巴豆不已，况复发以辛温之剂乎！必有仲尼，方明冶长之非罪，微生高之非直。终不肯以数年之功，苦读《内经》，但随众好恶，为之毁誉。若此者，皆妄议者也。不真知其理，遽加毁誉，君子之所不取。

以予论之，凡伤寒之气有六禁：初病之时，甚似中酒伤食者，禁大下之，一禁也；当汗之时，宜详时之寒暑，用衾衣之厚薄，禁沐浴之火炕重被、热粥燔针，二禁也；当汗之时，宜详解脉之迟数，用辛凉之剂，禁妄用热药，三禁也；当下之时，宜审详证下之药，禁巴豆银粉丸方，

---

① 酽酒：酽（yàn），浓酒。

四禁也；远来之病人，禁车载马驮，五禁也；大汗之后，禁杂食嗜欲，忧思作劳，六禁也。故凡有此者，宜清房凉榻，使不受客热之邪；明窗皓室，使易见斑出黄生之变。病者喜食凉，则从其凉；喜食温，则从其温，清之而勿扰，休之而勿劳，可辛温则辛温解之，可辛凉则辛凉解之。所察甚微，无拘彼此。欲水之人，慎勿禁水。但饮之后，频与按摩其腹，则心下自动。若按摩其中脘，久则必痛。病人获痛，复若有水结，则不敢按矣。止当禁而不禁者，轻者①危，重则死；不当禁而禁者，亦然。今之士大夫，多为俗论，先锢其心，虽有正论，不得而入矣。昔陆象先尝云②："天下本无事，庸人扰之为烦耳！"余亦曰："正气本不乱，庸医扰之为剧耳！"

疟非脾寒及鬼神辩四

夫疟，犹酷疟之疟也。以夏伤酷暑而成痎疟也，又有痎疟③，连岁不已，此肝经肥气④之积也。多在左胁之下，状如覆杯，是为痎疟，犹痎也。久而不已，令人瘦也。《内经》既以夏伤于暑而为疟，何后世之医者，皆以脾寒治之？世医既不知邪热蓄积之深为寒战，遂为寒战所惑；又不悟邪热入而后出于表，发为燥渴，遂为交争所惑。相传以姜、附、硫黄、平胃、异功散、交解饮子治之，百千之中，幸其一效。执以为是，至使父子兄弟相传。及其疟之甚者，则归之祟怪，岂可不大笑耶？《内经》拘于鬼神者，不可与言至德。何世俗之愚而难化也？又或因夏日饮冷过常，伤食生硬、瓜果、梨枣之属，指为食疟，此又非也。岂知《内经》之论则不然。夏伤于暑，遇秋之风，因劳而汗，玄府受风，复遇凄怆之水，风闭而不出，舍于肠胃之外，与荣卫并行，昼行于阳，夜行于阴。邪热浅，则连日而作；邪热深，则间日而作。并入于里则热；并入于表则寒。若此而论，了不干于脾。

后世论药，如此之差互⑤也。以时言之，治平之时，常疟病少；扰攘之时，常疟病多。治平之时，虽用砒石、辰砂有毒之药治之，亦能取效。缘治平之时，其民夷静，故虽以热攻热，亦少后患。至于扰攘之时，其民劳苦，不可遽用大毒、大热之药。若以热攻热⑥，热甚则转为吐血、泄血、痈疽、疮疡、呕吐之疾。盖扰攘之时，政令烦乱，徭役纷冗，朝戈暮戟，略无少暇，内火与外火俱动，在侯伯官吏尤甚，岂可与夷静之人，同法而治哉？余亲见泰和六年丙寅，征南师旅大举，至明年军回，是岁瘴疠杀人，莫知其数，昏瞀懊憹，十死八九，皆火之化也。次岁疟病大作，侯王官吏，上下皆病，轻者旬月，甚者弥年。夫富贵之人，劳心役智，不可骤用砒石大毒之药，止宜先以白虎汤加人参、小柴胡汤、五苓散之类，顿服立解。或不愈者，可服神祐丸减用神芎等。甚者可大、小承气汤下之五七行，或十余行，峻泄夏月积热暑毒之气。此药虽泄而无损于脏腑，乃所以安脏腑也。次以桂苓甘露散、石膏知母汤、大、小柴胡汤、人参柴胡饮子，量虚实加减而用之。此药皆能治寒热往来、日晡发作，与治伤寒，其法颇同。更不愈者，以常山散吐之，无不愈者。

余尝用张长沙汗、下、吐三法，愈疟极多。大忌错作脾寒，用暴热之药治之，

---

① 者：库本、江本为"则"。

② 云：余本为"曰"。

③ 痎疟：老疟发作无时名痎疟。

④ 肥气：古病名，由肝郁气滞，瘀血凝滞所致。

⑤ 互：成本、璧本为"误"。

⑥ 热：成本、璧本脱此"热"字。

纵有愈者，后必发疮疽、下血之病，不死亦危。余自先世，授以医方，至于今日，五十余年，苟不谙练，岂敢如是决也！又尝观《刺疟论》五十九刺，一刺则衰，再刺则去，三刺则已。会陈下有病疟二年不愈者，止服温热之剂，渐至衰羸，命予药之。余见其羸，亦不敢便投寒凉之剂，乃取《内经·刺疟论》详之曰：诸疟不已，刺十指间出血。正当发时，余刺其十指出血，血止而寒热立止。咸骇其神，余非炫术。窃见晚学之人，不考诰典，谬说鬼疾，妄求符箓，祈祷辟匿，法外旁寻，以致病人迁延危殆。

疟病除岚瘴一二发必死，其余五脏六腑疟皆不死，如有死者，皆方士误杀之也。或曰：汝言疟因于暑者，春发之疟，亦伤暑乎？余曰：此疟最深。何哉？暑伏于秋冬而不发，至春始发，此疟之深者。《内经·气交变大论》：岁火太过，炎暑流行，金肺受邪。启玄子[1]云：火不以德，邪害于肺金也。故金肺先病，以金气不及，故为病。又经曰：岁火太过，大热先发，故民病疟，少气咳喘，血溢，血注下，嗌燥，耳聋，中热，肩背热。上应荧惑星，见则山泽燔燎，雨乃不降，烁石消金，涸泉焦草，火星大而明见。注曰：火无德令，纵热害金，水复制心，故心火自病。荧惑见则酷法大，故疟常与酷吏之政并行。或酷政行于先，而疟气应于后；或疟气行于先，而酷政应于后。昔人有诗云：大暑去酷吏。此言虽不为医设，亦于医巫之旨有以暗相符者也。以前人论疟者，未尝及于此，故予发之。及知圣人立疟之名，必有所谓云。

小儿疮疱丹熛瘾疹旧蔽记五

儿之在母腹也，胞养十月，蕴蓄浊恶热毒之气，非一日，及岁年而后发，虽至贵与至贱，莫不皆然。轻者稀少，重者稠密，皆因胞胎时所感。浊恶热毒之气有轻重，非独人有此疾。凡胎生血气之属，皆有蕴蓄浊恶热毒之气。有一二岁而发者，有三五岁至七八岁而作[2]者，有年老而发丹熛瘾疹者，亦有伤寒中温毒而发斑者，亦有阳毒发斑者。斑有大小，色有轻重。大者为阴，小者为阳，均是热也。但色重赤者热深，色轻红者热浅。凡治者，轻者因而扬之，重者因而减之。

《内经》曰：少阳客胜[3]则丹疹外发，及为丹熛。手少阳者，三焦少阳相火也。启玄子云：是五寅五申之岁，即少阳相火司天故也，他岁亦有之。但《内经》独明疮疹者，少阳相火之所为也。俗呼曰斑疹伤寒，此言却有理。为此证时，与伤寒相兼而行，必先发热恶寒，头项痛，腰脊强，从太阳传至四五日，熛疹始发，先从两胁下有之，出于胁肋，次及身表，渐及四肢，故凡小儿疮疱、丹熛、瘾疹，皆少阳相火客气胜也。《内经》曰：诸痛痒疮疡，皆属心火，岂有寒乎？故治疮疱，与治伤寒时气同法。初觉头痛，身热恶寒，此小儿初发疮疱之候也。其脉息皆浮大而有力，亦与伤寒、时气、冒风、惊风、宿乳，一概难辨。宜先解之。有二法：遇亢阳炎热之时，以辛凉解之；遇久寒凝冽之时，以辛温解之。辛凉之剂者，凉膈、通圣之类是也；辛温之剂者，升麻、葛根之类是也。此二法慎勿互用之。既用此二法之后，次以白虎汤加人参冷服之，勿辍，盖防疮疹发喘，喘者必死，人参止喘故也。或云：立秋之后，不宜服白虎汤者，非也。假如秋深发疟，疟者中暑而得之，

---

[1] 启玄子：唐代医家王冰，号启玄子。

[2] 作：璧本、成本为"发"。

[3] 客胜：此指火热之邪过盛。

白虎大解暑毒，既有白虎汤证，岂可间以秋冬乎？疮疱、瘾疹、丹熛，皆是火之用也，是肺金之不及也。故曰：白虎汤加人参，一日不可阙[1]也。

疮疱熛疹，或出不均，大小如豆黍，相亲见其不齐也。相天之寒温，以蝉壳烧灰，操半字或一字，以淡酒调少许饮之。大人以淡酒温调之，不半日则均齐。如或用百祥丸、紫草饮子皆可服之。俗以酒醋熏之者，适足增其昏瞀耳。至六七日，疱疹出全，可调胃、凉膈下之，同调理伤寒法。或言疮疹首尾俱不可下者，此朱奉议公之言也，适足使人战战兢兢，而不敢用药也。钱仲阳[2]之用百祥丸，其间有大戟，岂奉议公独不见耶？自奉议公斯言一出，死者塞路矣！

予家其亲属故旧，小儿有患疮疱黑陷腹内喘者，余以白虎汤加人参、凉膈散加当归、桔梗，连进数服，上灌下泄，昼夜不止。又使睡卧于寒凉之处，以新水灌其面目手足，脓水尽去。盖四肢者，诸阳之本也。儿方为疮疱外熛，沃以寒水，使阴气循经而入，达于心肺，如醉得醒，是亦开昏破郁之端也。如此救活者，岂啻千数？夫疮疱黑陷喘而满者，十死八九，若依此法，尚能活其六七，何世医与病家，至今犹未悟也？

近年，予之庄邻沿蔡河，来往之舟，常舣[3]于此。一日，舟师偶见败蒲一束，沿流而下，渐迫舟次，似闻啼声而微。舟师疑其人也，探而出之，开视之，惊见一儿，四五岁许，疮疱周匝，密不容隙，两目皎然，饥而索食，因以粥饱。其舟师之妻怒曰：自家儿女多，惹疮疱传染奈何？私料此儿沿蔡河来，其流缓，必不远。持儿一鞋，逆流而上，遍河之人，皆曰无此儿。行且二十里，至一村落，舟师高唱曰：有儿年状如许，不知谁是疮疱病死，

弃之河中，今复活矣！闻酒邸中，饮者喧哗。有人出曰：我某村某人也，儿四五岁，死于疮疱。舟师出其鞋以示之。其父泣曰：真吾儿也。奔走来视，惊见儿活，大痛流涕。拜谢舟师，喜抱儿归，今二十余岁矣！此儿本死，得水而生。

伏谂来者，疮疱之疾，热耶？寒耶？《经》曰："诸痛痒疮疡，皆属心火。"启玄子注云：心寂则痛微，心燥则痛甚。百端之起，皆自心生，疮疱之疾，岂有寒欤？余承医学于先人，阅病多矣。苟诳后人，罪将安逃？诚如此法，则原上之丘[4]，以疮疱而死者，皆误杀人也。故疗小儿，惟钱仲阳书中可采者最多，但其方为阎孝忠所乱，有识者宜择而取之。

证妇人带下赤白错分寒热解六

君子非好与昔人辨以要誉也。盖昔人有一误，流为千百世之祸者，苟不证其非，虽曰谦让，其如人命何？如精选《圣惠方》二十三卷，论妇人赤白带下云：妇人带下者，由劳神过度，损动经血，致令身虚，受于风冷，风冷入于胞络[5]，传其血之所成。又有巢氏内篇四十四卷，论任脉为经之海。其任之为病，女子则为带下。手太阳为小肠之经也，手少阴为心之经也。心为藏，主于里；小肠为腑，主于表。二经之血，在于妇人，上为乳汁，下为月水，冲任之所统也。冲任之脉，既起于胞内，阴阳过度，则伤胞络。故风邪乘虚而入于胞中，损冲任之经，伤太阳、少阳[6]之血，

---

[1]　阙：通"缺"。

[2]　钱仲阳：北宋著名儿科学家，名乙，字仲阳。

[3]　舣（yǐ）：使船靠岸。

[4]　原上之丘：荒野里的坟墓。

[5]　胞络：分布在胞宫上的脉络，即胞络。

[6]　阳：璧本、成本为"阴"。

致令胕络之间，秽与血相兼带而下，冷则多白，热则多赤，二家之说皆非也。

夫治病当先识经络。《灵枢》十二经中，有"是动之病"，有"所生之病"。大经有十二，奇经有八脉。言十二经之外，复有此八道经脉也。十二经与八道经脉，通身往来。经络共二十道，上下流走，相贯周环，昼夜不息，与天同度。自手太阴肺经起，行阳二十五度，行阴亦二十五度，复会于手太阴肺经也。然此二十道经络，上下周流者，止一十九道耳。惟带脉起少腹侧季胁之端，乃章门穴是也，环身一周，无上下之源，络胕而过，如束带之于身。《难经》曰：带之为病，溶溶如坐水中。冲任者，是经脉之海也，循腹胁，夹脐旁，传流于气冲，属于带脉，络于督脉。督脉者，起于关元穴，任脉者，女子在养胎孕之所。督脉乃是督领妇人经脉之海也。冲、任、督三脉，同起而异行，一源而三歧，皆络带脉。冲、任、督三脉，皆统于篡户，巡阴器，行廷孔、溺孔上端。冲、任、督三脉，以带脉束之。

因余经上下往来，遗热于带脉之间。热者，血也。血积多日不流，火则从金之化，金曰从革而为白，乘少腹间冤热，白物滑溢，随溲而下，绵绵不绝，多不痛也。或有痛者则壅碍，因壅而成痛也。《内经》曰：少腹冤热，溲出白液。冤者，屈滞也，病非本经，为他经冤抑而成此疾也。冤，一作客，客犹寄也。遗客热于少腹，久不去，从金化而为白。设若赤白痢，赤者，新积也，从心火；白者，旧积也，从肺金。故赤白痢，不可曲分寒热，止可分新旧而治之。假如痈疖，始赤血，次溃白脓，又岂为寒者哉？而病者未信也，此今之刘河间常言之矣！皆云寒多则白，以干姜赤石脂桃花丸治痢，虽愈，后必生血疾。如白带下病，径以白芍药、干姜，白带虽愈，则小溲必不利。治泻痢与治带下，皆不可骤用峻热之药燥之。燥之则内水涸，内水涸则必烦渴，烦渴则小溲不利，小溲不利则足肿面浮，渐至不治。

《内经》曰：思想无穷，所愿不得，意淫于外，入房太甚，发为筋痿。淫衍白物，如精之状，男子因溲而下，女子绵绵而下。《左传》曰：少男惑长女，风落山之象，是为惑蛊之疾。其文三虫同皿曰蛊。乃是思慕色欲，内生后蚀，甚不可便用燥热之药攻之。渐至形削羸瘦脉大者，必死而不救。且赤白痢者，是邪热传于大肠，下广肠[①]出赤白也。带下者，传于小肠，入胕经下赤白也。据此二证，皆可同治湿法治之。先以导水、禹功泻迄，次以淡剂降心火，益肾水，下小溲，分水道，则自愈矣。

顷顿丘一妇人，病带下连绵不绝，白物或来，已三载矣，命予脉之。诊其两手脉，俱滑大而有力，得六七至，常上热口干眩运，时呕醋水。余知其实有寒痰在胸中，以瓜蒂散吐迄冷痰三二升，皆醋水也，间如黄涎，状如烂胶。次以浆粥养其胃气；又次用导水、禹功，以泻其下；然后以淡剂渗泄之药利其水道，不数日而愈。

余实悟《内经》中所云：上有病，下取之；下有病，上取之。又"上者下之，下者上之。"然有此法，亦不可偏执，更宜详其虚实而用之。故知精选《圣惠方》带下风寒之言，与巢氏论中赤热白寒之说，正与《难》、《素》相违。予非敢妄论先贤，恐后学又流不明，未免从之而行也。如其寡学之人，不察病人脉息，不究病人经脉，妄断寒热，信用群方暴热之药，一旦有失，虽悔何追！呜呼，人命一

---

① 广肠：包括乙状结肠和直肠。

失，其复能生乎！赤白痢与赤白带下，皆不死人。《内经》惟肠澼便血，血温身热者死。赤白带下，白液白物，蛊病肾消，皆不能死人。有死者，药之误也。

霍乱吐泻死生如反掌说七

巢氏，先贤也，固不当非。然其说有误者，人命所系，不可不辨也。今之医者，家置本以为绳墨。呜呼！何今之人，信巢氏而不信《素问》也？此予不得不为之说。且巢氏论霍乱、吐泻，皆由温凉不调，阴阳清浊，二气相干，致肠胃之间，变而为霍乱。寒气客于脾则泻，寒气客于胃则吐。亦由饮酒食肉，腥脍生冷过度。或因居处坐卧湿地，当风取凉，风之气归于三焦，传于脾胃，脾胃得冷，水谷不消，皆成霍乱。其名有三：一曰胃反①，胃气虚逆，反吐饮食；二曰霍乱，言其病挥霍之间，便致撩乱也；三曰哺食变逆者也。霍乱者，脉必代。又云：七月间食蜜，令人暴下霍乱。此皆巢氏霍乱之论也。

予以为不然。夫医之治病，犹书生之命题。如秋伤于湿，冬生咳嗽，是独以湿为主，此书生之独脚题也。风湿暍三气合而成霍乱，吐泻转筋，此犹书生之鼎足题也。风者，风木也，内应足厥阴肝木；湿者，雨化也，内应于足太阴脾土；暍者，火热也，内应于手少阴心火。此风、湿、暍三气之所生也。《内经》曰：土气之下，木气乘之。是肝木乘脾土也。又曰：厥阴所至为胁痛呕泄，少阳所至为呕涌。注云：食不下也。太阴所至为中满。霍乱吐下，太阴所至为濡化也。注云：湿化也。又曰：太阴所至为湿生，终为注雨。故转筋者，风主肝，肝主筋，风急甚，故转筋也。吐者，暍也。火主心，心主炎上，故呕吐也。泄注者，土主湿，湿主脾，湿下注，故泄注也。此三者，岂非风、湿、

暍，如书生鼎足题耶？脾湿，土气为风木所克，土化不行矣。亢无雨，火盛过极，土怒发焉。极则为雷霆、骤雨、烈风。盖土气在上，木气乘之故也。是以大水横流，山崩岸落，石迸沙飞，岂非太阴湿土怒发之象耶？故人病心腹满胀，肠鸣而为数便，甚则心痛胁膜，呕吐霍乱，厥发则注下、胕肿、身重。启玄子云：以上病证，皆脾热所生也。乃知巢氏所论，正与《素问》、启玄子相违。

故《内经》治法，病急则治其标，缓则治其本。先可用淡剂流其湿，辛凉以退其风，咸苦以解其暍②，冰水以救其内涸，大忌食粟米粥，饮者立死。伟哉，王冰之言！脾热一句，可以为方。世俗止知取其头巾而濯之，以饮其水，亦取黑豆皂矾，头垢寒凉，然近似终不足以制其甚也。又有以寒水沃其手足者，大非也。四肢已厥，更以寒水沃之，则益厥矣！曷若以寒水沃其心之为愈也。

泰和间，余亲见陈下广济禅院，其主僧病霍乱。一方士用附子一枚及两者，干姜一两（炮），水一碗，同煎，放冷服之。服讫，呕血而死。顷合流镇李彦甫，中夜忽作吐泻，自取理中丸而服之，医者至，以为有食积，以巴豆下之。三五丸药亦不动，至明而死，可不哀哉！遂平李仲安，携一仆一佃客，至郾城，夜宿邵辅之书斋中。是夜仆逃，仲安觉其逃也，骑马与佃客往临颍急追之。时七月，天大热，炎风如箭，埃尘幔天，至辰时而还，曾不及三时，往返百二十里。既不获其人，复宿于邵氏斋。忽夜间闻呻呼之声，但言救我，不知其谁也。执火寻之，乃仲安之佃客

---

① 胃反：即反胃。语出《金匮要略·呕吐哕下利病脉证治篇》。

② 暍（yè）：热盛。

也。上吐下泄，目上视而不下，胸胁痛不可动摇，口欠而脱臼，四肢厥冷。此正风、湿、暍三者俱合之证也。其婿曾闻余言，乃取六一散，以新汲水锉生姜而调之，顿服半升，其人复吐，乃再调半升而令徐服之，良久方息。至明又饮数服，遂能调养，三日平复而去。呜呼！若此三人，其生死岂不如反掌哉？彼世医往往以谓六一散，治得其病，此无学之辈也，可胜恨哉！

目疾头风出血最急说八

《内经》曰：目得血而能视。此一句，圣人论人气血之常也。后世之医不达其旨，遂有惜血如金之说。自此说起，目疾头风诸证，不得而愈矣。何以言之？圣人虽言目得血而能视，然血亦有太过不及也。太过则目壅塞而发痛，不及则目耗竭而失睛。故年少之人多太过，年老之人多不及。但年少之人，则无不及，但年老之人，其间犹有太过者，不可不察也。

夫目之内眦，太阳经之所起，血多气少。目之锐眦，少阳经也，血少气多。目之上网[①]，太阳经也，亦血多气少。目之下网[②]，阳明经也，血气俱多。然阳明经起于目两旁，交鼻頞之中，与太阳、少阳俱会于目。惟足厥阴肝经，连于目系而已。故血太过者，太阳、阳明之实也；血不及者，厥阴之虚也。故血出者，宜太阳、阳明，盖此二经血多故也。少阳一经，不宜出血，血少故也。刺太阳、阳明出血，则目愈明；刺少阳出血，则目愈昏。要知无使太过不及，以血养目而已。此《内经》所谓目得血而能视者，此也。

凡血之为物，太多则益，太少则枯。人热则血行疾而多，寒则血行迟而少，此常理也。至于目者，肝之外候也。肝主目，在五行属木。然木之为物，太茂则蔽

密，太衰则枯瘁。蔽密则风不疏通，故多摧拉；枯瘁则液不浸润，故无荣华。又况人之有目，如天之有日月也。人目之有翳，如日月之有云雾也。凡云之兴，未有不因蒸腾而起者，虽隆冬之时犹且然耳，况于炎夏之时乎？

故目暴赤肿起，羞明隐涩，泪出不止，暴寒目瞒，皆工艺之所为也。夫目之五轮，乃五脏六腑之精华，宗脉之所聚。其气轮属肺金，肉轮属脾土，赤脉属心火，黑水、神光属肾水，兼属肝木，此世俗皆知之矣。及有目疾，则又不知病之理，岂知目不因火则不病，何以言之？气轮变赤，火乘肺也；肉轮赤肿，火乘脾也；黑水神光被翳，火乘肝与肾也；赤脉贯目，火自甚也。能治火者，一句可了。故《内经》曰：热胜则肿。

治火之法，在药则咸寒，吐之下之。在针则神庭、上星、囟会、前顶、百会。血之翳者，可使立退；痛者，可使立已；昧者，可使立明；肿者，可使立消。惟小儿不可刺囟会，为肉分浅薄，恐伤其骨。然小儿水在上，火在下，故目明；老人火在上，水不足，故目昏。《内经》曰：血实者宜决之。又《经》曰：虚者补之，实者泻之。如雀目不能夜视及内障，暴怒大忧之所致也，皆肝主目。血少，禁出血，止宜补肝养肾。至于暴赤肿痛，皆宜以绯针刺前五穴出血而已，次调盐油以涂发根，甚者虽至于再、至于三可以也。量其病势平为期。少白可黑，落发可生，有此神验，不可轻传。人年四十五十，不问男女，目暴赤肿，隐涩难开者，以三棱针刺前顶、百会穴，出血大妙。至如年少，发早白落，或白屑者，此血热而太过也。世

---

① 目之上网：上眼胞。
② 目之下网：下眼胞。

俗止知：发者，血之余也，血衰故耳。岂知血热而寒①，发反不茂！肝者，木也。火多水少，木反不荣。火至于顶，炎上之甚也，大热病汗后，劳病之后，皆发多脱落，岂有寒耶？故年衰火胜之人，最宜出血。但人情见出血皆不悦矣！岂知出血者，乃所以养血也。凡兔、鸡、猪、狗、酒、醋、湿面，动风生冷等物，及忧忿劳力等事，如犯之则不愈矣。惟后顶、强间、脑户、风府四穴，不可轻用针灸，以避忌多故也。若有误，不幸令人喑，固宜慎之。其前五穴，非徒治目疾，至于头痛腰脊强，外肾囊燥痒，出血皆愈。凡针此勿深，深则伤骨。唐·甄权尤得出血之法。

世俗云："热汤沃眼十日明。"此言谬之久矣！火方乘目，更以热汤沃之，两热相搏，是犹投贼以刃也。岂知凉水沃之，暂涩而久滑；热水沃之，暂滑而久涩。不然，曷以病目者忌沐浴？或曰：世俗皆言凉水沃眼，血脉不行。余闻大笑之。眼药中用黄连、硼砂、朴硝、龙脑、熊胆之属，皆使人血脉不行耶？何谬之甚也！又若头风之甚者，久则目昏，偏头风者，少阳相火也，久则目束小。大肠闭涩者目必昏，何也？久病滑泄者目皆明。惟小儿利久，反疳眼昏，盖极则反，与此稍异，其余皆宜出血而大下之。余尝病目赤，或肿或翳，作止无时，偶至亲息帅府间，病目百余日，羞明隐涩，肿痛不已。忽眼科姜仲安云：宜上星至百会，速以䤵针刺四五十刺，攒竹穴、丝竹穴上兼眉际一十刺，反鼻两孔内，以草茎弹之出血。三处出血如泉，约二升许，来日愈大半，三日平复如故。余自叹曰：百日之苦，一朝而解，学医半世，尚缺此法，不学可乎？惟小儿疮疱入眼者，乃余热不散耳，止宜降心火，泻肝风，益肾水，则愈矣。若大人目

暴病者，宜汗、下、吐。以其血在表，故宜汗；以其火在上，故宜吐；以其热在中，故宜下。出血之与发汗，名虽异而实同，故录《铜人》中五穴照用。

过爱小儿反害小儿说九

小儿初生之时，肠胃绵脆，易饥易饱，易虚易实，易寒易热，方书旧说，天下皆知之矣。然《礼记》曲礼及玉②符潜诀论所云，天下皆不知。《曲礼》云：童子不衣裘裳。《说》云：裘大温，消阴气。且人十五岁成童，尚不许衣裘。今之人养稚子，当正夏时，以绵夹裹腹，日不下怀，人气相蒸；见天稍寒，即封闭密室，睡毡下幕，暖炕红炉，使微寒不入，大暖不泄。虽衰老之人，尚犹不可，况纯阳之小儿乎！然君子当居密室，亦不当如是之暖也。玉符潜诀论云：婴儿之病，伤于饱也。今人养稚子，不察肠胃所容几何，但闻一声哭，将谓饥号，急以潼乳纳之儿口，岂复知量，不吐不已。及稍能食，应口辄与。夫小儿初生，别无伎俩，惟善号泣为强良③耳！此二者，乃百病之源也。

小儿除胎生病外有四种：曰惊，曰疳，曰吐，曰泻。其病之源止有二：曰饱，曰暖。惊者，火乘肝之风木也；疳者，热乘脾之湿土也；吐者，火乘胃膈，甚则上行也；泻者，火乘肝与大肠而泻者也。夫乳者，血从金化而大寒，小儿食之，肌肉充实。然其体为水，故伤乳过多，反从湿化。湿热相兼，吐痢之病作矣。

医者不明其本，辄以紫霜进食比金白饼之属，其中皆巴豆杏仁。其巴豆大热有

---

① 寒：璧本、成本为"极"
② 玉：璧本、成本为"王"。
③ 强良：本意为强暴、强横。此指以哭作为胁迫父母屈服的手段。

大毒。杏仁小热有小毒。小儿阳热，复以热毒之药，留毒在内，久必变生。故刘河间先生，以通圣、凉膈、神芎、益元治之，皆无毒之药。或曰：此大人所服之药，非小儿所宜也。余闻笑曰：大人小儿，虽年壮不同，其五脏六腑，岂复殊耶？大人服多，小儿服少，其实一也。故不可下者宜解毒，可下者宜调胃泻心。然有逐湿为之方者，故余尝以牵牛、大黄、木通三味，末之为丸，以治小儿诸病皆效。盖食乳小儿，多湿热相兼故也。今之医者，多以此药谤予。彼既不明造化，难与力辩，故予书此方，以俟来世知道者。

然善治小儿者，当察其贫富贵贱治之。盖富贵之家，衣食有余，生子常夭。贫贱之家，衣食不足，生子常坚。贫家之子，不得纵其欲，虽不如意而不敢怒，怒少则肝病少。富家之子，得纵其欲，稍不如意则怒多，怒多则肝病多矣。夫肝者，木也，甚则乘脾矣。又况贫家无财少药，故死少；富家有财多药，故死多。故贫家之育子，虽薄于富家，其成全小儿，反出于富家之右①。其暗合育子之理者有四焉：薄衣，淡食，少欲，寡怒，一也；无财少药，其病自痊，不为庸医热药所攻，二也；在母腹中，其母作劳，气血动用，形得充实，三也；母既作劳，多易生产，四也。此四者，与富家相反也。

俚谚曰："儿哭即儿歌，不哭不偻偁。"此言虽鄙，切中其病。世俗岂知号哭者，乃小儿所以泄气之热也。老子曰：终日号而不嗄②。余常授人以养子之法，儿未坐时，卧以赤地，及天寒时不与厚衣，布而不绵。及能坐时，以铁铃、木壶、杂戏之物，连以细绳，置之水盆中，使一浮一沉，弄之有声。当炎暑之时，令坐其旁，掬水弄铃，以散诸热。《内经》曰：四肢者，诸阳之本也。手得寒水，阴气达于心

中，乃不药之药也。余尝告于陈敬之：若小儿病缓急无药，不如不用庸医，但恐妻妾怪其不医，宜汤浸蒸饼令软丸，作白丸，给其妻妾，以为真药，使儿服之，以听天命，最为上药。忽岁在丙戌，群儿皆病泄泻，但用药者皆死，盖医者不达湿热之理，以温燥行之，故皆死。惟陈敬之不与药，用余之言，病儿独存。噫！呜呼！班固真良史，尝曰：有病不治得中医。除暴得大疾病服药者，当谨熟阴阳，无与众谋。若未病之前，从予奉养之法，亦复不生病。纵有微疾，虽不服药可也。

服药一差转成他病说十

《语》云：子之所慎，齐战疾。又曰：丘未达，不敢尝。此言服药不可不畏慎也。然世有百十年相袭之弊，至今不除者，敢略数一二，使后车改辙，不蹈前覆。夫伤寒、温疫、时气、中暑、风温、风疟，与中酒伤食者，其初相类，此最误人。或先一日头痛，曾伤酒，便归过于酒，曾伤食，便归过于食。初觉满闷，医者不察其脉，不言其始，径用备急丹、缠积丹、软金丸、酒癥丸。此药犯巴豆，或出油不尽，大热大毒，走泄五七行或十余行。其人必津液枯涸，肠胃转燥，发黄瘀热，目赤口干，恍惚潮热，昏愦惑狂，诸热交作，如此误死者，不可胜举。若其人或本因酒食致过，亦能头痛身热，战栗恶寒。医者不察其脉，不究其原，反作伤寒发之，桂枝、麻黄、升麻之属，以汗解之。汗而不解，辗转疑惑，反生他证。如此误死者，可胜计哉？

---

① 反出于富家之右：意为反而超过富贵人家。

② 终日号而不嗄：嗄，嘶哑。整天哭叫的人，不易患声音嘶哑病。

又如久病咳嗽，形体羸瘦，食欲减少，旦静夜剧。医者不察，便与乌梅、罂粟壳、紫菀、枯矾。如此峻攻，嗽疾未除，涩滞之病作矣。嗽加之涩，饮食弥减，医者不察，更以热剂养胃，温剂和脾，致令头面汗出，燥热潮发，形容瘦瘁，涎液上出，流如涌泉。若①此死者，不可胜数。

又如妇人产余之疾，皆是败血恶物，发作寒热，脐腹撮痛，乳潼枯涸，食饮稍减。医者不察，便谓产后血出数斗，气血俱虚，便用温热之剂，养血补虚，止作寒治，举世皆然。岂知妇人之孕，如天地之孕物也。物以阴阳和合而后生，人亦以阴阳和合而后孕。偏阴偏阳，岂有孕乎？此与禾黍瓜果之属何异哉？若水旱不时，则华之与实，俱痿落矣。此又与孕而不育者，复何异哉？七月立秋后十八日，寸草不结者，犹天寒故也。今妇人妊娠，终十月无难而生，反谓之寒，何不察其理之甚也？窃譬之冶砖者，炎火在下，以水沃其窑之巅，遂成砖矣。砖既出窑，窑顿寒邪！世俗竟传黑神散之属，治产后一十八证，非徒其不愈，则经脉涸闭，前后淋闭，呕吐嗽痰，凡百热证生矣。若此误死者，不可计之。曷若四物汤与凉膈散停对，大作汤剂而下之，利以数行，恶物俱尽，后服淡甘之剂自愈矣。

又如小儿腹满喘嗽，痰涎不利，医者不察，便用白饼子之属。夫白饼子，巴豆大热有大毒，兼用腻粉，其后必生口疮、上喘咳嗽、呕吐、不嗜饮食之疾。然此治贫家小儿，犹或可效，膏粱之家，必生他病，又何疑哉？又如泻利之疾，岁岁有之。医者不察，便用圣散子之属，干姜、赤石脂、乌梅、罂粟壳、官桂、石榴皮、龙骨、牡蛎之属，变生小便癃闭，甚者为胀，又甚者水肿之疾生矣！间有愈者，病

有微者也，甚则必不愈矣。

又如人病停饮，或因夏月伤冷过多，皆为脾胃客气有余也。宜逐而去之，医者不可以为脾衰而补之，则痞者更痞，满者更满。复有巴豆丸下之者，病虽少解，必不嗜食，上燥之病生矣。

又如人因闪朒膝髁肘腕大痛，医者不察，便用铓针出血，如未愈者，再三刺血。出血既多，遂成跛躄。《内经》曰：足得血而能步。血尽安得步哉？若余治闪朒则不然，以禹功散，或通经二三钱下神祐丸，或除湿丹百余丸，峻泻一二十行，则痛出当痒发。痛属夏，痒属秋，出则夏衰矣！此五行胜复之理也。故凡腰胯胁痛，杖疮落马，坠堕打扑，莫不同然。盖此痛得之于外，非其先元虚元弱。古人云："痛随利减"。宜峻泻一二十行毕。但忌热酒，可一药而愈。勿谓峻泻，轻侮此法。昔有齿痛，连月不止，以铁钤钮取之，血不止而死。又有人因上下又有人因上下齿痛，凡治痛者辄取，不数年，上下齿尽。至五十岁，生硬之物，皆不能食。夫上下齿痛，皆由手足阳明二经风热甚而痛矣。可用大小承气汤、藏用丸、祛风丸等药泻之，则痛当自止。《内经》曰：诸痛痒疮疡，皆属心火。启玄子云：百端之起，皆自心生。心者，火也，火生土之故也。出牙之误，不可不知。

又如治水肿痛者，多用水银、轻粉、白丸子大毒之药下之，水肿未消而牙齿落，牙齿落而不进食，水尽而立毙。复有人于两足针之，水出如泉，水尽亦毙矣！

----

① 若：璧本、成本为"如"。

儒门事亲卷二

偶有所遇厥疾获瘳记十一

余昔过夏邑西，有妇人病腹胀如鼓，饮食乍进乍退，寒热更作而时吐呕，且三年矣。师觋①符咒，无所不至，惟俟一死。会十月农隙，田夫聚猎，一犬役死，磔于大树根盘，遗腥在其上。病妇偶至树根，顿觉昏愦，眩瞀不知人，枕于根侧，口中虫出，其状如蛇，口眼皆具，以舌舐其遗腥。其人惊见长虫，两袖裹其手，按虫头极力而出之，且二尺许，重几斤。剖而视之，以示诸人，其妇遂愈。虫亦无名。此正与华元化治法同，盖偶得吐法耳！

又有一书生，疟间日一作。将秋试，及试之日，乃疟之期。书生忧甚，误以葱蜜合食，大吐涎数升，瘀血宿食皆尽，同室惊畏，至来日入院，疟亦不发，亦偶得吐法耳！

正隆间有圣旨，取汴梁诸匠氏。有木匠赵作头，铁匠杜作头，行次失路，迷至大宅乞宿。主人不纳，曰："家中有人重病，不敢纳君。"杜作头绐②曰："此赵公乃汴梁太医之家，今蒙上司见召，迷路至此。盖病者当愈，而遇此公也。"主人默而入，良久复出，将邀二人入室。与之食已，主人起请曰："烦太医看病何如？"赵见而笑曰："一药可愈。"二人窃议曰："来时所携熟药，寄他车上，此中实无奈何？"杜曰："此甚易耳！"潜出门，得牛粪一块，作三十粒，下以温水。少顷，病人觉胸中如虫行，一涌而出，状若小蝘蜓③一二升，以手探之，又约一升，顿觉病去。明日主人出谢曰："百岁老人，未尝见此神效之药也！"礼钱二人，遂归。呜呼！此二子，小人也。欲苟一时之寝，遂以秽物治人，亦偶得吐法耳！

又有一妇病风痫，从六七岁因惊风得之。自后三二年间一二作，至五七年五七作，逮三十余岁至四十岁，日作或一日十余作，以至昏痴健忘，求死而已。会兴定岁大饥，遂采百草而食，于水濒采一种草，状若葱属，泡蒸而食之。食讫，向五更觉心中不安，吐涎如胶，连日不止，约一二斗，汗出如洗。初昏困，后三日，轻健非曩④之比，病去食进，百脉皆和。省其所食，不知何物。访问诸人，乃憨葱苗也。憨葱苗者，《本草》所谓藜芦苗是也。《图经》云：藜芦苗吐风病。此亦偶得吐法耳！

又有一妇，年三十余，病滑泄经年。皆云虚中有积，以无忧散五七日一服，至二十服不效。又服缠积丹、软金丸诸药，皆不效。其人服药愈速，病势愈甚，食饮日减。人或谓曰："此休息痢也。"宜灸中

---

① 师觋：觋 xì，男巫。合指医生和巫师。

② 绐（dài）：欺哄。

③ 蝘蜓：又名"蝘蜋"。性味咸寒，有毒，可入药。有堕胎、治肢满、狂、奔豚、大小便秘、脱肛等功用。

④ 曩（nǎng）：从前，过去。

脘及左右穴，脐下气海及膀胱穴，以三里引之。每年当冬至日夏至日灸之，前后仅万余壮。忽门外或者曰："此病我屡谙，盖大伤饮之故。即目桃花正开，俟其落时，以长棘针刺之，得数十萼，勿犯人手，以白面和作饼子，文武火烧，令熟，嚼烂，以米饮汤下之。"病人如其言服之。不一二时，泻如倾，前后泻六七日，仅数百行，昏困无所知觉，惟索冷水徐徐而饮。至六七日少省。尔后食日进，神日昌，气血日和。不数年，生二子。此人本不知桃花萼有取积之神效，亦偶得泻法耳！

余昔过株林，见一童子，误吞铜铁之物，成疾而羸，足不胜身。会六七月，淫雨不止，无薪作食，过饥数日。一旦邻牛死，闻作葵羹粳饭，病人乘饥顿食之。良久，泻注如倾，觉肠中痛，遂下所吞之物。余因悟《内经》中"肝苦急，食甘以缓之"。牛肉、大枣、葵菜皆甘物也，故能宽缓肠胃。且肠中久空，又遇甘滑之物，此铜铁所以下也。亦偶得泻法耳！

顿有老人，年八十岁，脏腑涩滞，数日不便，每临后时，目前星飞，头目昏眩，鼻塞腰痛，积渐食减。纵得食，便结燥如弹。一日，友人命食血藏葵羹油溑菠薐菜，遂顿食之，日日不乏①。前后皆利，食进神清。年九十岁，无疾而终。《图经》云：菠菜寒，利肠胃。芝麻油炒而食之，利大便。葵宽肠利小溲。年老之人，大小便不利，最为急切。此亦偶得泻法耳！

昔一士人赵仲温，赴试暴病，两目赤肿，睛翳不能识路，大痛不任，欲自寻死。一日，与同侪释闷，坐于茗肆中，忽钩窗脱钩，其下正中仲温额上发际，裂长三四寸，紫血流数升。血止自快，能通路而归。来日能辨屋脊，次见瓦沟，不数日

复故。此不药不针，误出血而愈矣。夫出血者，乃发汗之一端也。亦偶得出血法耳！

呜呼！世人欲论治大病，舍汗、下、吐三法，其余何足言哉？此一说，读之者当大笑耳，今之医者，宜熟察之可也。人能谨察其真中之误，精究其误中之真，反复求之，无病不愈。余之所以书此者，庶后之君子，知余之用心非一日也。又有病目不睹者，思食苦苣，顿顿不阙。医者以为有虫。曾不周岁，两目微痛如虫行，大眦渐明，俄然大见。又如北方贵人，爱食乳酪、牛酥、羊、生鱼脍、鹿脯、猪腊、海味甘肥之物，皆虫之萌也。然而不生虫者，盖筵会中多胡荽、芜荑、酱卤汁，皆能杀九虫。此二者，亦偶得服食法耳！智者读此，当触类而长之。

攻里发表寒热殊途笺十二

有一言而可以该医之旨者，其惟发表攻里乎？虽千枝万派，不过在表在里而已矣。欲攻其里者，宜以寒为主；欲发其表者，宜以热为主。虽千万世，不可易也。《内经》言之详矣，今人多错解其旨，故重为之笺。发表不远热，攻里不远寒。此寒热二字，谓六气中司气之寒热。司气用寒时，用药者不可以寒药；司气用热时，用药者不可以热药，此常理也。惟攻里发表则反之。

然而攻里发表，常分作两涂。若病在表者，虽畏日流金之时，不避司气之热，亦必以热药发其表；若病在里者，虽坚冰积雪之时，不避司气之寒，亦必以寒药攻其里。所谓发表者，出汗是也。所谓攻里者，涌泄是也。王太仆注云：汗泄下痢，皆以其不住于中也。夫不住中，则其药

———————

① 不乏：江本为"下之"。

一去不留，虽以寒药犯司气之寒，热药犯司气之热，亦无害也。若其药留而不出，适足以司气增邪，是谓不发不攻。寒热内贼①，其病益甚，无病者必生病，有病者必甚。若司气用寒之时，病在表而不在里，反以寒药冰其里，不涌不泄，坚腹满痛急，下痢之病生矣；若司气用热之时，病在里而不在表，反以热药燥其中，又非发汗，则身热、吐下、霍乱、痈疽、疮痒、瞀郁、注下、瞤瘛②、肿胀、呕吐、衄衊、头痛、骨节挛、肉痛、血泄、淋闭之病生矣。以此知非热不能解表，非寒不能攻里。是解表常宜热，攻里常宜寒。若反此法，是谓妄造。

今之用药者，以荆黄汤解表，以姜桂药攻里，此与以水济水，以火济火何异哉？故非徒不效，轻者危，甚者死。夫《本草》一书，不过酸、苦、甘、辛、咸、淡六味而已。圣人既以辛甘发散为阳，酸苦涌泄为阴；又以淡味渗泄为阳，是辛、甘、淡三味以解表，酸、苦、咸三味以攻里。发表与渗泄，非解表而何？涌泄非攻里而何？此二者，圣人之法尽矣，蔑以加矣！

然则医之法果多乎哉？攻里以寒，解表以热而已矣。虽然表病而里不病者，可专以热药发其表；里病而表不病者，可专以寒药攻其里。表里俱病者，虽可以热解表，亦可以寒攻里，此仲景之大、小柴胡汤，虽解表亦兼攻里，最为得体。今之用药者，只知用热药解表，不察里之已病，故前所言热证皆作矣。医者不知罪由己作，反谓伤寒变证，以诬病人，非一日也。故刘河间自制通圣散加益元散，名为双解。千古之下，得仲景之旨者，刘河间一人而已。然今之议者，以为双解不可攻里，谤议纷纭，坐井小天，诚可憾也。岂知双解煎以葱须、豆豉，涌而汗之，一剂

立雪所苦。纵不全瘥③，亦可小瘥。向所谓热证，亦复不作。俟六经传毕，微下而已。今医者不知其济物无穷之功，乃妄作损胃无穷之谤，愤刘河间有能医之名，设坚白之论，以求世誉。孰肯剖璞一试，而追悔和氏之刖足哉？

余之所以屡书此者，叹知音之难遇也。近者，余之故人某官，不欲斥言其名。因病头项强，状类伤寒，服通圣散，虽不得其法，犹无害也。医者见其因通圣散也，立毁其非仲景之药也。渠不察其热已甚矣，复以辛热发之。汗出不解，发黄血泄，竟如前所言。后虽以承气下之，不能已。又复下之，至绝汗出，其脉犹搏击。然余亲见其子，言之甚详。至今士大夫，皆不知辛热一发之过也，独归罪于通圣散。呜呼！甚矣，道之难明也！

顷，余之旧契，读孟坚《汉书·艺文志》，载五苦六辛之说，而颜师古辈，皆无注解。渠特以问余。余顾其《内经》诸书中，亦不见其文。既相别矣，乘蹇且十里外，飒然而悟。欲复回以告，予之旧契已归且远。乃令载之以示来者。夫五者，五脏也。脏者，里也。六者，六腑也。腑者，表也。病在里者，属阴分，宜以苦寒之药，涌之泄之；病在表者，属阳分，宜以辛温之剂，发之汗之。此五苦六辛之意也。颜师古不注，盖阙其疑。乃知学不博而欲为医难矣。余又徐思，五积六聚，其用药亦不外于是。夫五积在脏，有常形属里，宜以苦寒之药，涌之泄之；六聚在腑，无常形，属表，宜以辛温之药，发之

---

① 内贼：邪气停留体内而造成危害。贼，危害。

② 瞤瘛：抽搐痉挛。瞤（rǔn），肌肉抽搐跳动。瘛（chì），痉挛。

③ 全瘥：璧本、成本为"痊愈"。

汗之。与前五苦六辛亦合。亦有表热而可用柴胡之凉者，犹宜热而行之。里寒而可用姜附之热者，犹宜寒而行之。余恐来者不明《内经》发表攻里之旨，故并以孟坚五苦六辛之说，附于卷末。

汗吐下三法该尽治病诠十三

人身不过表里，气血不过虚实。表实者，里必虚；里实者，表必虚；经实者，络必虚；络实者，经必虚，病之常也。良工之治病者，先治其实，后治其虚，亦有不治其虚时。粗工之治病，或治其虚，或治其实，有时而幸中，有时而不中。谬工之治病，实实虚虚，其误人之迹常著，故可得而罪也。惟庸工之治病，纯补其虚，不敢治其实，举世皆曰平稳，误人而不见其迹。渠亦自不省其过，虽终老而不悔，且曰："吾用补药也，何罪焉？"病人亦曰："彼以补药补我，彼何罪焉？"虽死而亦不知觉。夫粗工之与谬工，非不误人，惟庸工误人最深，如鲧湮洪水，不知五行之道。夫补者，人所喜；攻者，人所恶。医者与其逆病人之心而不见用，不若顺病人之心而获利也，岂复计病者之死生乎？呜呼！世无真实，谁能别之？今余著此吐汗下三法之诠，所以该治病之法也，庶几来者有所凭藉耳。

夫病之一物，非人身素有之也。或自外而入，或由内而生，皆邪气也。邪气加诸身，速攻之可也，速去之可也，揽而留之何也？虽愚夫愚妇，皆知其不可也。及其闻攻则不悦，闻补则乐之。今之医者曰："当先固其元气，元气实，邪自去。"世间如此妄人，何其多也！夫邪之中人，轻则传久而自尽，颇甚则传久而难已，更甚则暴死。若先论固其元气，以补剂补之，真气未胜，而邪已交驰横鹜而不可制矣。惟脉脱[①]下虚、无邪无积之人，始可议补。其余有邪积之人而议补者，皆鲧湮洪水之徒也。今予论吐、汗、下三法，先论攻其邪，邪去而元气自复也。况予所论之法，识[②]练日久，至精至熟，有得无失，所以敢为来者言也。

天之六气，风、暑、火、湿、燥、寒；地之六气，雾、露、雨、雹、冰、泥；人之六味，酸、苦、甘、辛、咸、淡。故天邪发病，多在乎上；地邪发病，多在乎下；人邪发病，多在乎中。此为发病之三也。处之者三，出之者亦三。诸风寒之邪，结搏皮肤之间，藏于经络之内，留而不去，或发疼痛走注，麻痹不仁及四肢肿痒拘挛，可汗而出之。风痰宿食，在膈或上脘，可涌而出之。寒湿固冷，热客下焦，在下之病，可泄而出之。《内经》散论诸病，非一状也。流言治法，非一阶也。《至真要大论》等数篇，言运气所生诸病，各断以酸苦甘辛咸淡以总括之。其言补，时见一二。然其补，非今之所谓补也。文具于补论条下，如辛补肝，咸补心，甘补肾，酸补脾，苦补肺。若此之补，乃所以发腠理，致津液，通血气。至其统论诸药，则曰：辛甘淡三味为阳，酸苦咸三味为阴。辛甘发散，淡渗泄，酸苦咸涌泄。发散者归于汗，涌者归于吐，泄者归于下。渗为解表归于汗，泄为利小溲归于下。殊不言补，乃知圣人止有三法，无第四法也。

然则圣人不言补乎？曰：盖汗下吐，以若草木治病者也。补者，以谷、肉、果、菜养口体者也。夫谷、肉、果、菜之属，犹君之德教也；汗、下、吐之属，犹君之刑罚也。故曰：德教，兴平之粱肉；刑罚，治乱之药石。若人无病，粱肉而

———————

① 脉脱：脉微细欲绝。

② 识：库本、璧本为"谙"。

已。及其有病，当先诛伐有过。病之去也，梁肉补之，如世已治矣，刑措而不用，岂可以药石为补哉？必欲去大病大瘵，非吐、汗、下末由也已。然今之医者，不得尽汗、下、吐法，各立门墙，谁肯屈已之高而一问哉？且予之三法，能兼众法，用药之时，有按有跷，有揃有导，有减有增，有续有止。今之医者，不得予之法，皆仰面傲笑曰："吐者，瓜蒂而已矣；汗者，麻黄、升麻而已矣；下者，巴豆、牵牛、朴硝、大黄、甘遂、芫花而已矣。"既不得其术，从而诬之，予固难与之苦辩，故作此诠。

所谓三法可以兼众法者，如引涎、漉涎①、嚏气②、追泪③，凡上行者，皆吐法也。炙、蒸、熏、渫、洗、熨、烙④、针刺、砭射⑤、导引、按摩，凡解表者，皆汗法也。催生下乳、磨积逐水、破经泄气，凡下行者，皆下法也。以余之法，所以该众法也。然予亦未尝以此三法，遂弃众法，各相其病之所宜而用之。以十分率之，此三法居其八九，而众所当才一二也。或言《内经》多论针，而少论药者，盖圣人欲明经络。岂知针之理，即所谓药之理。即今著吐汗下三篇，各条药之轻重寒温于左。仍于三法之外，别著《原补》一篇，使不预三法。恐后之医者泥于补，故置之三篇之末，使用药者知吐中有汗，下中有补，止有三法。《内经》曰：知其要者，一言而终。是之谓也。

凡在上者皆可吐式十四

夫吐者，人之所畏。且顺而下之，尚犹不乐，况逆而上之，不说者多矣。然自胸以上，大满大实，病⑥如胶粥，微丸微散，皆儿戏也。非吐，病安能出？仲景之言曰：大法春宜吐。盖春时阳气在上，人气与邪气亦在上，故宜吐也。涌吐之药，

或丸或散，中病则止，不必尽剂，过则伤人。然则四时有急吐者，不必直待春时也。但仲景言其大法耳。

今人不得此法，遂废而不行，试以名方所记者略数之。如仲景《伤寒论》中，以葱根白豆豉汤，以吐头痛；栀子厚朴汤，以吐懊侬；瓜蒂散，以吐伤寒六七日，因下后腹满无汗而喘者。如此三方，岂有杀人者乎？何今议予好涌者多也！又如孙氏《千金方》风论中散方⑦，往往皆效。近代《本事方》中稀涎散，吐膈实中满、痰厥失音、牙关紧闭、如丧神守。《万全方》以郁金散吐头痛、眩运、头风、恶心、沐浴风。近代《普济方》以吐风散、追风散，吐口噤不开、不省人事；以皂角散吐涎潮。《总录》方中，以常山散吐疟。孙尚方以三圣散吐发狂，神验方吐舌不正。《补亡篇》以远志去心，春分前服之，预吐瘟疫。此皆前人所用之药也，皆有效者，何今之议予好涌者多也！惟《养生必用方》言：如吐其涎，令人跛躄。《校正方》已引风门中碧霞丹为证，予不须辨也。但《内经》明言：高者越之。然《名医录》中，惟见太仓公、华元化、徐文伯能明律用之，自余无闻。乃知此法废之久矣。今予骤用于千载寂寥之后，宜其惊且骇也。惜乎黄帝、岐伯之书，伊挚、仲景之论，弃为闲物，纵有用者，指为山野无韵之人，岂不谬哉？予之用此吐法，非偶然也。曾见病之在上者，诸医尽其技

---

① 引涎漉涎：使涎液流出。
② 嚏气：用药吹入鼻孔，使其打出喷嚏，通气开窍。
③ 追泪：用药搐入鼻孔，使泪流出。
④ 烙：用金属烙器煨热烫患处。
⑤ 砭射：用砭石磨刮患处。
⑥ 病：余本均为"痰"。
⑦ 散方：库本、璧本为"数方"。

而不效。余反思之，投以涌剂，少少用之，颇获征应。既久，乃广访多求，渐臻精妙，过则能止，少则能加。一吐之中，变态无穷，屡用屡验，以至不疑。

故凡可吐令条达者，非徒木郁然。凡在上者，皆宜吐之。且仲景之论，胸上诸实郁而痛不能愈，使人按之，及有涎唾，下痢十余行，其脉沉迟，寸口脉微滑者，此可吐之，吐之则止。仲景所谓胸上诸实，按之及有涎唾者，皆邪气在上也。《内经》曰：下痢，脉迟而滑者，内实也；寸口脉微滑者，上实也。皆可吐之。王冰曰：上盛不已，吐而夺之。仲景曰：宿食在上脘，当吐之。又如宿饮酒积在上脘者，亦当吐之。在中脘者，当下而去之。仲景曰：病人手足厥冷，两手脉乍结，以客气在胸中，心下满而烦，欲食不能食者，知病在胸中，当吐之。余尝用吐方，皆是仲景方，用[①]瓜蒂散，吐伤寒头痛；用葱根白豆豉汤，以吐杂病头痛；或单瓜蒂，名独圣，加茶末少许，以吐痰饮食；加全蝎梢，以吐两胁肋刺痛、濯濯水声者。《内经》所谓"湿在上，以苦吐之"者，其是谓欤！

今人亦有窃予之法者，然终非口授，或中或否，或涌而不能出，或出而不能止。岂知上涌之法，名曰撩痰。"撩"之一字，自有擒纵卷舒。顷有一工，吐陈下一妇人，半月不止，涎至数斗，命悬须臾。仓皇失计，求予解之。予使煎麝香汤，下咽立止。或问：麝香何能止吐？予谓之曰：瓜苗闻麝香即死。吐者，瓜蒂也，所以立解。如藜芦吐者不止，以葱白汤解之；以石药吐者不止，以甘草、贯众解之；诸草木吐者，可以麝香解之。以《本草》考之，吐药之苦寒者，有豆豉、瓜蒂、茶末、栀子、黄连、苦参、大黄、黄芩；辛苦而寒者，有郁金、常山、藜

芦；甘苦而寒者，有地黄汁；苦而温者，有木香、远志、厚朴；辛苦而温者，有薄荷、芫花；辛而温者，有谷精草、葱根须；辛而寒者，有轻粉；辛甘而温者，有乌头、附子尖；酸而寒者，有晋矾、绿矾、齑汁；酸而平者，有铜绿；甘酸而平者，有赤小豆；酸而温者，有饭浆；酸辛而寒者，有胆矾；酸而寒者，有青盐、白米饮；辛咸而温者，有皂角；甚咸而寒者，有沧盐；甘而寒者，有牙硝；甘而微温且寒者，有参芦头；甘辛而热者，有蝎梢。凡此三十六味，惟常山、胆矾、瓜蒂有小毒，藜芦、芫花、轻粉、乌附尖有大毒，外二十六味，皆吐药之无毒者。各对证擢而用之。此法宜先小服，不满，积渐加之。

余之撩痰者，以钗股、鸡羽探引不出，以齑投之，投之不吐，再投之，且投且探，无不出者。吐至昏眩，慎勿惊疑。《书》曰：若药不瞑眩，厥疾弗瘳[②]。如发头眩，可饮冰水立解。如无冰时，新汲水亦可。强者可一吐而安，弱者可作三次吐之，庶无损也。吐之次日，有顿快者，有转甚者，盖饮之而吐未平也。俟数日，当再涌之。如觉渴者，冰水、新水、瓜、梨、柿及凉物，皆不禁[③]，惟禁贪食过饱、硬物、干脯难化之物。心火既降，中脘冲和，阴道必强，大禁房劳、大忧、悲思。病人既不自责，众议因而噪之，归罪于吐法，起谤其由此也。故性行刚暴、好怒喜淫之人，不可吐；左右多嘈杂之言，不可吐；病人颇读医书，实非深解者，不

---

① 用：原本为"中"，据江本、成本及上下文改。

② 若药不瞑眩，厥疾弗瘳：服药不达到头晕眼花的程度，病就不能痊愈。

③ 禁：原本作"药"，据库本改。

可吐；主病者不能辨邪正之说，不可吐；病人无正性，妄言妄从，反复不定者，不可吐；病势巇①危，老弱气衰者，不可吐；自吐不止，亡阳血虚者，不可吐；诸吐血、呕血、咯血、衄血、嗽血、崩血、失血者，皆不可吐。吐则转生他病，浸成不救，反起谤端。虽恳切求，慎勿强从。恐有一失，愈令后世不信此法，以小不善，累大善也。必标本相得，彼此相信，真知此理，不听浮言，审明某经某络，某脏某腑，某气某血，某邪某病，决可吐者，然后吐之，是予之所望于后之君子也。庶几不使此道湮微，以新传新耳！

凡在表者皆可汗式十五

风、寒、暑、湿之气，入于皮肤之间而未深，欲速去之，莫如发汗。圣人之刺热五十九刺，为无药而设也，皆所以开玄府而逐邪气，与汗同。然不若以药发之，使一毛一窍，无不启发之为速也。

然发汗亦有数种。世俗止知惟温热者为汗药，岂知寒凉亦能汗也，亦有熏渍而为汗者，亦有导引而为汗者。如桂枝汤、桂枝麻黄各半汤、五积散、败毒散，皆发汗甚热之药也。如升麻汤、葛根汤、解肌汤、逼毒散，皆辛温之药也。如大柴胡汤、小柴胡汤、柴胡饮子，苦寒之药也。如通圣散、双解散、当归散②子，皆辛凉之药也。故外热内寒宜辛温，外寒内热宜辛凉。平准所谓导引而汗者，华元化之虎、鹿、熊、猴、鸟五禽之戏，使汗出如傅粉，百疾皆愈。所谓熏渍而汗者，如张苗治陈廪丘，烧地布桃叶蒸之，大汗立愈。又如许胤宗治许太后感风不能言，作防风汤数斛，置于床下，气如烟雾，如其言，遂愈能言。此皆前人用之有验者。

以《本草》校之，荆芥、香白芷、陈皮、半夏、细辛、苍术，其辛而温者乎；蜀椒、胡椒、茱萸、大蒜，其辛而大热者乎；生姜，其辛而微温者乎；天麻、葱白，其辛而平者乎；青皮、薄荷，其辛苦而温者乎；防己、秦艽，其辛而且苦者乎；麻黄、人参、大枣，其甘而温者乎；葛根、赤茯苓，其甘而平者乎；桑白皮，其甘而寒者乎；防风、当归，其甘辛而温者乎；附子，其甘辛而大热者乎；官桂、桂枝，其甘辛而大热者乎；厚朴，其苦而温者乎；桔梗，其苦而微温者乎；黄芩、知母、枳实、地骨皮，其苦而寒者乎；前胡、柴胡，其苦而微寒者乎；羌活，其苦辛而微温者乎；升麻，其苦甘且平者乎；芍药，其酸而微寒者乎；浮萍，其辛酸而寒者乎。凡此四十味，皆发散之属也。

惟不善择者，当寒而反热，当热而反寒，此病之所以变也。仲景曰：大法春夏宜汗。春夏阳气在外，人气亦在外，邪气亦在外，故宜发汗。然仲景举其略耳。设若秋冬得春夏之病，当不发汗乎？但春夏易汗而秋冬难耳。凡发汗欲周身漐漐然③，不欲如水淋漓，欲令手足俱周遍汗出一二时为佳。若汗暴出，邪气多不出，则当重发汗，则使人亡阳。凡发汗中病则止，不必尽剂。要在剂当，不欲过也。此虽仲景调理伤寒之法，至于杂病，复何异哉？且如伤寒，麻黄之类，为表实而设也；桂枝汤之类，为表虚而设也；承气汤，为阴虚而设也；四逆汤，为阳虚而设也。表里俱实者，所谓阳盛阴虚，下之则愈；表里俱虚者，所谓阴盛阳虚，汗之则愈也。所谓阳为表而阴为里也。如表虚亡阳，发汗则死。发汗之法，辨阴阳，别表里，定虚实，然后汗之，随治随应。

---

① 巇：本意山路危险，此指病势危机。

② 散：江本、成本为"饮"。

③ 漐漐然：微汗潮润的样子。

设若飧泄不止，日夜无度，完谷下出，发汗可也。《内经》曰："春伤于风，夏生飧泄。"此以风为根，风非汗不出。昔有人病此者，腹中雷鸣泄注，水谷不分，小便涩滞，皆曰脾胃虚寒故耳。豆蔻、乌梅、罂粟壳、干姜、附子，曾无一效；中脘脐下，灸已数十，燥热转甚，小溲涸竭，瘦削无力，饮食减少。命予视之，余以谓《应象论》曰：热气在下，水谷不分，化生飧泄；寒气在上，则生膜胀。而气不散，何也？阴静而阳动故也。诊其两手脉息，俱浮大而长，身表微热。用桂枝麻黄汤，以姜枣煎，大剂连进三服，汗出终日，至旦而愈。次以胃风汤，和平脏腑，调养阴阳，食进病愈。

又贫家一男子，年二十余，病破伤风，搐，牙关紧急，角弓反张。弃之空室，无人问者，时时呻呼。余怜其苦，以风药投之。口噤不能下，乃从两鼻窍中灌入咽喉，约一中碗，死中求生。其药皆大黄、甘遂、牵牛、硝石之类。良久，上涌下泄，吐且三四升，下一二十行，风搐立止，肢体柔和，旦已自能起。口虽开，尚未能言。予又以桂枝麻黄汤三两，作一服，使啜之汗出，周匝如洗，不三日而痊。

又如小儿之病，惊风搐搦，涎潮热郁，举世皆用大惊丸、抱龙丸、镇心丸等药。间有不愈者，余潜用瓜蒂、赤小豆等分，共为细末，以猪胆汁浸，蒸饼为丸，衣以螺青或丹砂，以浆水、乳汁送之。良久，风涎涌出一两掬，三五日一涌，涌三五次。渐以通圣散稍热服之，汗漐漐然，病日已矣。

顷又治一狂人，阴不胜其阳，则脉流薄厥[1]，阳并乃狂。《难经》曰：重阳者狂，重阴者癫。阳为腑，阴为脏，非阳热而阴寒也。热并于阳则狂，狂则生。寒并于阴则癫，癫则死。《内经》曰：足阳明有[2]实则狂。故登高而歌，弃衣而走，无所不为，是热之极也。以调胃承气，大作汤，下数十行。三五日，复上涌一二升，三五日又复下之。凡五六十日，下百余行，吐亦七八度，如吐时，暖室置火，以助其热，而汗少解，数汗方平。

又治一酒病人，头痛、身热、恶寒，状类伤寒，诊其脉，两手俱洪大，三两日不圊。余以防风通圣散约一两，用水一中碗，生姜二十余片，葱须根二十茎，豆豉一大撮，同煎三五沸，去滓，稍热，分作二服，先服一服多半。须臾，以钗股探引咽中，吐出宿酒，酒之香味尚然，约一两掬，头上汗出如洗，次服少半，立愈。《内经》曰：火郁发之。发为汗之，令其疏散也。

又尝治一税官，病风寒湿痹，腰脚沉重，浮肿，夜则痛甚，两足恶寒，经五、六月间，犹绵胫靴足。腰膝皮肤，少有跣[3]露，则冷风袭之，流入经络，其痛转剧。走注上下，往来无定。其痛极处，便挛急而肿起，肉色不变，腠理间如虫行。每遇风冷，病必转增。饮食转减，肢体瘦乏，须人扶掖，犹能行立。所服者，乌、附、姜、桂，种种燥热；燔针着灸，莫知其数，前后三年，不获一愈。一日，命予脉之，其两手皆沉滑有力。先以导水丸、通经散各一服，是夜泻三十余行，痛减半。遂渐服赤茯苓汤、川芎汤、防风汤。此三方在《宣明论》中，治痹方是也。日三服，煎七八钱，漐漐然汗出。余又作玲珑灶法熏蒸，血热病必增剧。诸汗法古方

① 厥：璧本、成本为"疾"。
② 有：璧本、成本为"胃"。
③ 跣：原意光着脚。此指露出。

亦多有之，惟以此①发汗者，世罕知之。故予尝曰：吐法兼汗，良以此夫！

凡在下者皆可下式十六

下之攻病，人亦所恶闻也。然积聚陈莝于中，留结寒热于内，留之则是耶？逐之则是耶？《内经》一书，惟以气血通流为贵。世俗庸工，惟以闭塞为贵。又止知下之为泻，又岂知《内经》之所谓下者，乃所谓补也。陈莝去而肠胃洁，癥瘕尽而荣卫昌。不补之中，有真补者存焉。然俗不信②下之为补者，盖庸工妄投下药，当寒反热，当热反寒，未见微功，转成大害，使聪明之士，亦复不信者此也。

所以谓寒药下者，调胃承气汤泄热之上药也；大、小桃仁承气，次也；陷胸汤，又其次也；大柴胡又其次也。以凉药下者，八正散泄热兼利小溲；洗心散抽热兼治头目；黄连解毒散，治内外上下蓄热而不泄者；四物汤凉血而行经者也；神芎丸解上下蓄热而泄者也。以温药而下者，无忧散下诸积之上药也；十枣汤下诸水之上药也。以热药下者，煮黄丸、缠金丸之类也。急则用汤，缓则用丸，或以汤送丸，量病之微甚，中病即止，不必尽剂，过而生愆。

仲景曰：大法秋宜泻。谓秋则阳气在下，人气与邪气亦在下，故宜下。此仲景言其大概耳。设若春夏有可下之疾，当不下乎？此世上之庸工踢踖③迁延，误人大病者也。皆曰：夏月岂敢用过药泻脱胃气？呜呼！何不达造化之甚也？《内经》称：土火之郁，发四时之气，以五月先取化源，泻土补水。又曰：土郁则夺之。王太仆注曰：夺，谓下之，令无壅碍也。然则于五月先防土壅之发，令人下夺，《素问》之言非欤？然随证不必下夺，在良工消息之也。予所以言此者，矫世俗，期不

误大病暴病者④耳。故土郁之为夺，虽大承气汤亦无害也。试举大承气之药论：大黄苦寒，通九窍，利大、小便，除五脏六腑积热；芒硝咸寒，破痰散热润肠胃；枳实苦寒为佐使，散滞气，消痞满，除腹胀；厚朴辛温，和脾胃，宽中通气。此四味虽为下药，有泄有补，卓然有奇功。刘河间又加甘草以为三一承气，以甘和其中，最得仲景之秘也。余尝以大承气改作调中汤，加以姜、枣煎之。俗见姜枣，以为补脾胃而喜服，不知其中有大黄、芒硝也。恶寒喜暖取补，故自古及今，天下皆然。此《内经》之法抑屈而不伸也。此药治中满痞气不大便者，下五七行，殊不困乏，次日必神清气快，膈空食进。《内经》曰：脾为之使，胃为之市。人之食饮酸咸甘苦百种之味，杂凑于此，壅而不行，荡其旧而新之，亦脾胃之所望也。况中州之人食杂而不劳者乎！中州土也，兼载四象，木金水火，皆聚此中。故脾胃之病，奈何中州之医，不善扫除仓廪，使陈莝积而不能去也。犹曰：我善补。大罪也。此药有奇功，皆谓服之，便成伤败，乃好丹而非素者也⑤。

或言：男子不可久泄，妇人不可久吐。何妄论之甚也！可吐则吐，可下则下，岂问男女乎？大人小儿，一切所伤之物在胃脘，如两手脉迟而滑者，内实也，宜下之。何以别乎？盖伤宿食者恶食，伤风者恶风，伤寒者恶寒，伤酒者恶酒，至易辨也。故凡宿食在胃脘，皆可下之，则

---

① 此：库本、璧本为"吐"。

② 俗不信：原本做"信不俗"，据库本改。

③ 踢踖：本意为弯腰驼背，步履艰难。此指庸工不明辨证而耽误病情。

④ 者：璧本、成本无此字。

⑤ 乃好丹而非素者也：药虽好，可惜医生没能掌握它的性能，用之不当往往伤害病人。

三部脉平，若心下按之而硬满者，犹宜再下之。如伤寒大汗之后，重复劳发而为病者，盖下之后热气不尽故也，当再下之。若杂病腹中满痛不止者，此为内实也。《金匮要略》曰：痛而腹满，按之不痛为虚，痛者为实。《难经》曰：痛者为实。腹中满痛，里壅为实，故可下之。不计杂病、伤寒，皆宜急下之。宜大承气汤，或导水丸，或泄水丸等药，过十余行。如痛不已，亦可再服，痛已则止。至如伤寒大汗之后，发热，脉沉实，及寒热往来，时时有涎嗽者，宜大柴胡汤加当归煎服之，下三五行，立愈。产后慎不可作诸虚不足治之，必变作骨蒸寒热，饮食不入，肌肤瘦削，经水不行。《经》曰：寒则衰饮食，热则消肌肉。人病瘦削，皆粗工以药消烁之故也。呜呼！人之死者，岂为命乎？《难经》曰：实实虚虚。损不足而益有余，如此死者，医杀之耳！

至如目黄、九疸、食劳，皆属脾土，可下之，宜茵陈蒿汤。或用导水丸、禹攻散，泻十余行，次以五苓散、桂苓甘露散、白术丸等药，服之则愈矣。或腰脚胯痛，可用甘遂粉二三钱，以豮①猪腰子薄批七八片，掺药在内，以湿纸包数重，文武火烧熟，至临卧细嚼，以温酒或米饮汤调下。至平明见一二十行，勿讶②，意欲止泻，则饮水或新水顿服之，泻立止。次服通经和气定痛乌金丸、蹁马丹之类则愈矣。《内经》有不因气动而病生于外者，太仆以为瘴气贼魅虫毒、蜚尸鬼击、冲薄坠堕、风寒暑湿、斫射剥割撞扑之类。至如诸落马堕井、打扑闪肭损折、汤沃火烧、车碾犬伤、肿发焮痛、日夜号泣不止者，予寻常谈笑之间，立获大效。可峻泻三四十行，痛止肿消，乃以通经散下导水丸等药。如泻水少，则可再加汤剂泻之，后服和血消肿散毒之药，病去如扫。此法得之睢阳高大明、侯德和，使外伤者，不致癃残跛躄之患。余非敢掩人之善，意在救人耳！

曾有邻人，杖疮发作肿痛，焮及上下，语言错乱，时时呕吐，数日不食，皆曰不救。余以通经散三四钱下神祐丸百余丸，相并而下，间有呕出者，大半已下膈矣！良久，大泻数行，秽不可近，脓血、涎沫、瘀毒约一二斗，其病人困睡不醒一日一夜。邻问予，予曰：喘息匀停，肿消痛减，故得睡也。来旦语清食进，不数日，痊。救杖疮欲死者，四十年间二三百，余追思举世杖疮死者，皆枉死也。自后凡见冤人被责者，急以导水丸、禹攻散，大作剂料，泻惊涎一两盆，更无肿发痛焮之难。如导水丸、禹攻散泄泻不动，更加之通经散、神祐丸泻之。泻讫，须忌热物，止可吃新汲水一二顿，泻止立愈。至如沉积多年羸劣者，不可便服陡攻之药，可服缠积丹、三棱丸之类。《内经》曰：重者，因而减之。若人年老衰弱，有虚中积聚者，止可五日一服万病无忧散。故凡积年之患，岂可一药而愈，即可减而去之。

以《本草》考之：下之寒者，有戎盐之咸，犀角之酸咸，沧盐、泽泻之甘咸，枳实之苦酸，腻粉之辛，泽漆之苦辛，杏仁之苦甘；下之之③微寒者，有猪胆之苦，下之大寒者，有牙硝之甘，大黄、瓜蒂、牵牛、苦瓠子、蓝汁、牛胆、羊蹄苗根之苦，大戟、甘遂之苦甘，朴硝、芒硝之苦辛；下之温者，有槟榔之辛，芫花之苦辛，石蜜之甘，皂角之辛咸；下之热者，有巴豆之辛；下之辛凉者，有猪羊血

---

① 豮（fén）：阉割过的牲畜。
② 讶：原本做"呀"，据库本改。
③ 之：据上下文后一"之"字疑为衍文。

之咸；下之平者，有郁李仁之酸，桃花萼之苦。上三十味，惟牵牛、大戟、芫花、皂角、羊蹄苗①根、苦瓠子、瓜蒂有小毒，巴豆、甘遂、腻粉、杏仁之有大毒，余皆无毒。

设若疫气，冒风中酒，小儿疮疹，及产后潮热，中满败血，勿用银粉、杏仁大毒之药，下之必死，不死即危。且如槟榔、犀角、皂角皆温平，可以杀虫，透关节，除肠中风火燥结；大黄、芒硝、朴硝等咸寒，可以治伤寒热病，时气瘟毒，发斑泻血，燥热发狂，大作汤剂，以荡涤积热；泽泻、羊蹄苗根、牛胆、蓝叶汁、苦瓠子亦苦寒，可以治水肿遍身，腹大如鼓，大、小便不利，及目黄、湿毒、九疸、食痨、痔虫、食土生米等物，分利水湿，通利大小便，荡涤肠胃间宿谷相搏。又若备急丸，以巴豆、干姜、大黄三味，蜜和丸之，亦是下药。然止可施于辛苦劳力，贫食粗辣之辈，或心腹胀满、胁肋刺痛、暴痛不住，服五七丸或十丸，泻五七行以救急。若施之富贵城郭之人则非矣！此药用砒石治疟相类，止可施之于贫食之人。若备急丸，治伤寒风温，中酒冒风，及小儿疮疹，产后满闷，用之下膈，不死则危。及夫城郭之人，富贵之家，用此下药，亦不死则危矣！奈何庸人畏大黄而不畏巴豆，粗工喜巴豆而不喜大黄？盖庸人以巴豆性热而不畏，以大黄性寒而畏②，粗工以巴豆剂小而喜，以大黄剂大而不喜，皆不知理而至是也。岂知诸毒中，惟巴豆为甚。去油匮之蜡，犹能下后使人津液涸竭，留毒不去，胸热口燥，他病转生，故下药以巴豆为禁。

余尝用前十余药，如身之使臂，臂之使手。然诸洞泄寒中者，不可下，俗谓休息痢也。伤寒脉浮者，不可下。表里俱虚者，不宜下。《内经》中五痞心证，不宜下。厥而唇青，手足冷，内热深者，宜下。寒者，不宜下，以脉别之。小儿内泻，转生慢惊，及两目直视，鱼口③出气者，亦不宜下。若十二经败甚，亦不宜下，止宜调养，温以和之，如下则必误人病耳！若其余大积大聚，大病大秘，大涸大坚，下药乃补药也。余尝曰：泻法兼补法，良以此夫。

推原补法利害非轻说十七

《原补》一篇，不当作，由近论补者，与《内经》相违，不得不作耳。夫养生当论食补，治病当论药攻。然听者皆逆耳，以予言为怪。盖议者尝知补之为利，而不知补之为害也。论补者盖有六法：平补，峻补，温补，寒补，筋力之补，房室之补。以人参、黄芪之类为平补；以附子、硫黄之类为峻补；以豆蔻、官桂之类为温补；以天门冬、五加皮之类为寒补；以巴戟、苁蓉之类为筋力之补；以石燕、海马、起石、丹砂之类为房室之补。此六者，近代之所谓补者也。若施之治病，非徒功效疏阔，至其害不可胜言者。

《难经》言东方实，西方虚，泻南方，补北方。此言肝木实而肺金虚，泻心火，补肾水也。以此论之，前所谓六补者，了不相涉。试举补之所以为害者，如疟，本夏伤于暑，议者以为脾寒而补之，温补之则危，峻补之则死。伤寒热病下之后，若以温辛之药补之，热当复作，甚则不救。泻血，血止之后，若温补之，血复热，小

---

① 苗：江本、库本无此字。

② 畏：璧本、成本“畏”后有一之字。

③ 鱼口：含义有二，一指便毒之溃破者，因其疮口溃大，身立则口必合，屈则口必张，如鱼口开合之状，故名。二指痘疮之唇下自呷，如鱼之接水者。此脾败气泄，欲成惊厥，多不治。

溲不利，或变水肿。霍乱吐泻，本风湿暍合而为之，温补之则危，峻补之则死。小儿疮疱之后，有①温补之，必发痈肿燋痛。妇人大产之后，心火未降，肾水未升，如黑神散补之，轻则危，甚则死；老人目暗耳聩②，肾水衰而心火盛也，若峻补之，则肾水弥涸，心火弥盛。老人肾虚，腰脊痛，肾恶燥，腰者肾之府也，峻补之则肾愈虚矣。老人肾虚无力，夜多小溲，肾主足，肾水虚而火不下，故足痿；心火上乘肺而不入脬囊，故夜多小溲。若峻补之，则火益上行，脬囊亦寒矣！老人喘嗽，火乘肺也，若温补之则甚，峻补之则危。停饮之人不可补，补则痞闷转增。脚重之人不可补，补则胫膝转重。

男子二十上下而精不足，女人二十上下而血不流，皆二阳之病也。时人不识，便作积冷极瘵治之，以温平补之。夫积温尚成热，而况燔针于脐下，火灸手足腕骨。《内经》本无劳证，由此变而为劳。烦渴、咳嗽涩痰、肌瘦、寒热往来、寝汗不止，日高则颜赤，皆以为传尸劳③，不知本无此病，医者妄治而成之耳！夫二阳者，阳明也，胃之经也。心受之则血不流，脾受之则味不化。故男子少精，女子不月，皆由使内太过。故隐蔽委屈之事，各不能为也。惟深知涌泻之法者能治之。又如春三月，风伤于荣，荣为血，故阴受之。温伤于卫，卫为气，故阳受之。初发之后，多与伤寒相似。头痛身热，口干潮热，数日不大便，仲景所谓阴阳俱浮，自汗出，身重多眠睡，目不欲开者是也。若以寒药下之，则伤脏气；若以温药补之，则火助风温，发黄发斑，温毒热增剧矣！风温外甚，则直视、潮热谵语、寻衣撮空、惊惕而死者，温补之罪也。《内经》虽言形不足者，温之以气；精不足者，补之以味。气属阳，天食人以五气；血属

阴，地食人以五味者，戒乎偏胜，非便以温为热也。又若《经》云：损者补之，劳者温之。此温乃温存之温也，岂以温为热哉？又如"虚则补其母，实则泻其子"者，此欲权衡之得其平也。又乌在燔针壮火，炼石烧砒，硫、姜、乌、附，然后为补哉？所谓补上欲其缓，补下欲其急者，亦焉在此等而为急哉？自有酸、苦、甘、辛、咸、淡、寒、凉、温、热、平，更相君、臣、佐、使耳。所谓平补者，使阴阳两停，是谓平补。奈时人往往恶寒喜温，甘受酷烈之毒，虽死而不悔也，可胜叹哉？

余用补法则不然。取其气之偏胜者，其不胜者自平矣。医之道，损有余，乃所以补其不足也。余尝曰：吐中自有汗，下中自有补，岂不信然！余尝用补法，必观病人之可补者，然后补之。昔维阳府判赵显之，病虚羸，泄泻褐色，乃洞泄寒中证也。每闻大黄气味即注泄。余诊之，两手脉沉而软，令灸分水④穴一百余壮，次服桂苓甘露散、胃风汤、白术丸等药，不数月而愈。又息城酒监赵进道，病腰痛，岁余不愈。诊其两手脉，沉实有力，以通经散下五七行，次以杜仲去粗皮，细切，炒断丝为细末，每服三钱，猪腰子一枚，薄批五七片，先以椒盐淹，去腥水，掺药在内，裹以荷叶，外以湿纸数重封，以文武火烧熟，临卧细嚼，以温酒送下。每旦以无比山药丸一服，数日而愈。又相台监酒岳成之，病虚滑泄，日夜不止，肠鸣而口

---

① 有：璧本、成本为"若"。

② 耳聩：耳聋。

③ 传尸瘵：即劳瘵。因传染性强可致灭门，故名。

④ 分水：即"水分"穴，腹正中线上脐上一寸处，出自《圣惠方》。

疮，俗呼为心劳口疮，三年不愈。予以长流水，同姜枣煎五苓散五七钱，空心使服之，以治其下；以宣黄连与白茯苓去皮，二味各等分为末，以白面糊为丸，食后温水下三五十丸，以治其上，百日而愈。又汝南节度副使完颜君宝，病脏毒，下瘀血发渴，寒热往来，延及六载，日渐瘦弱无力，面黄如染。余诊其两手脉沉而身凉。《内经》寒以为荣气在，故生，可治。先以七宣丸下五七行，次以黄连解毒汤加当归、赤芍药，与地榆散同煎服之，一月而愈。

　　若此数证，余虽用补，未尝不以攻药居其先，何也？盖邪未去而不可言补，补之则适足资寇。故病蠲之后，莫若以五谷养之，五果助之，五畜益之，五菜充之，相五脏所宜，毋使偏倾可也。凡药皆毒也，非止大毒、小毒谓之毒，虽甘草苦参，不可不谓之毒，久服必有偏胜。气增而久，夭之由也。是以君子贵流不贵滞，贵平不贵强。卢氏云：强中①生百病，其知言哉！人惟恃强，房劳之病作矣，何贵于补哉？以太宗宪宗高明之资，犹陷于流俗之蔽，为方士燥药所误；以韩昌黎、元微之犹死于小溲不通、水肿。有服丹置数妾，而死于暴脱；有服草乌头如圣丸，而死于须疮；有服乳石、硫黄，小溲不通；有习气求嗣，而死于精血；有嗜酒，而死于发狂见鬼；有好茶而为癖。乃知诸药皆不可久服，但可攻邪，邪去则已。近年运使张伯英病宿伤，服硫黄、姜、附数月，一日丧明。监察陈威卿病嗽，服钟乳粉数年，呕血而殒。呜呼！后之谈补者，尚监兹哉！

证口眼㖞斜是经非窍辩十八

　　口眼㖞斜者，俗工多与中风掉眩证一概治之。其药则灵宝、至宝、续命、清心、一字急风乌犀铁弹丸。其方非不言治此病也，然而不愈者，何也？盖知窍而不知经，知经而不知气故也。何谓知窍而不知经？盖人之首有七窍，如日月、五星、七政之在天也。故肝窍目，目为肝之外候；肺窍鼻，鼻为肺之外候；心窍舌，舌无窍，心与肾合而寄窍于耳。故耳与舌，俱为心之外候。俗工止知目病归之肝，口病归之脾，耳病归之肾，舌病归之心，更无改张。岂知目之内眦，上、下二网，足太阳及足阳明起于此；目之锐眦，足少阳起于此，手少阳至于此；鼻之左右，足阳明、手阳明侠乎此；口之左右，亦此两经环②乎此。故七窍有病，不可独归之五脏，当归之六阳经也。余曰：俗工知窍而不知经者，此也。

　　何谓知经而不知气？盖世之谈方药者，不啻③千万④，止不过坚执《本草》性味，其知十二经所出所入，所循所环，所交所合，所过所注，所起所会，所属所络，所上所下，所侠所贯，所布所散，所结所绕，所抵所连，所系所约，所同所别，千万人中，或见一二名明，可谓难其人矣！然而不过执此十二经，便为病本，将阳经为热，阴经为寒，向《本草》中寻药，药架上检方而已矣。病之不愈，又何讶焉？岂知《灵枢经》曰：足之阳明，手之太阳，筋急则口目为僻，此十二经乃受病之处也，非为病者也。及为病者，天之六气也。六气者何？风、暑、燥、湿、火、寒是也。故曰：俗工知经而不知气

---

①　强中：病证名。症见阴茎经常勃起坚硬，有时精液自行溢出。多因房事过度，或久服丹石所致。

②　环：璧本、成本为“还”。

③　啻：止。

④　千万：璧本、江本后有“人”。

者，此也。

然则口目㖞斜者，此何经也？何气也？足之太阳，足之阳明，左目有之，右目亦有之；足之阳明，手之阳明，口左有之，口右亦有之。此两道也。《灵枢》又言：足阳明之筋，其病颊筋，有寒则急引颊移口，热则筋弛纵，缓不胜收，故僻[1]。是左寒右热，则左急而右缓；右寒左热，则右急而左缓。故偏于左者，左寒而右热；偏于右者，右寒而左热也。夫寒不可径用辛热之剂，盖左中寒则逼热于右，右中寒则逼热于左，阳气不得宣行故也。而况风者，甲乙木也。口眼阳明，皆为胃土。风偏贼之，此口目之所以僻也，是则然矣。

七窍惟口目㖞斜，而耳鼻独无此病者，何也？盖动则风生，静者风息，天地之常理也。考之《易》象，有足相符者。震巽主动，坤艮主静。动者皆属木，静者皆属土。观卦者，视之理也。视者，目之用也。目之上网则眨，下网则不眨。故观卦上巽而下坤。颐卦者，养之理也。养者，口之用也。口之下颔则嚼，上颔则不嚼。故颐卦上艮而下震。口目常动，故风生焉。耳鼻常静，故风息焉。当思目虽斜，而目之眶未尝斜；口之㖞，而口之辅车未尝㖞。此经之受病，非窍之受病明矣！而况目有风轮，唇有飞门者耶！

余尝治此证，未尝用世俗之药。非故与世参商[2]，方凿圆枘，自然龃龉者。过颍，一长吏病此，命予疗之。目之斜，灸以承泣；口之㖞，灸以地仓，俱效。苟不效者，当灸人迎。夫气虚风入而为偏，上不得出，下不得泄，真气为风邪所陷，故宜灸。《内经》曰：陷下则灸之。正谓此也，所以立愈。又尝过东杞，一夫亦患此，予脉其两手，急数如弦之张，甚力而实。其人齿壮气充，与长吏不同，盖风火

交胜。予调承气汤六两，以水四升，煎作三升，分四服，令稍热啜之。前后约泻四五十行，去一两盆，次以苦剂投之解毒数服，以升降水火，不旬日而愈。《脉诀》云：热则生风。若此者，不可纯归其病于窗隙之间而得，亦风火素感而然也。盖火胜则制金，金衰则木茂，木茂则风生。若东杞之人，止可流湿润燥。大下之后，使加餐通郁为大。《灵枢》虽有马膏桂酒双涂之法，此但治其外耳，非治其内也。今人不知其本，欲以单服热水，强引而行之，未见其愈者也。向之用姜附、乌、桂、起石、硫黄之剂者，是耶？非耶？

疝本肝经宜通勿塞状十九

疝有七，前人论者甚多。非《灵枢》、《素问》、《铜人》之论，余皆不取。非余好异也，但要穷其原耳！七疝者何？寒疝、水疝、筋疝、血疝、气疝、狐疝、癞疝，是谓七疝。俗工不识，因立谬名，或曰膀胱，或曰肾冷，或曰小肠气，小儿曰偏气。立名既谬，并丧其实，何哉？盖医者既断为膀胱、肾冷、小肠气，又曰虚寒所致，其药之用也，不鹿茸、巴戟，则杜仲、苁蓉；不附子、乌头，则干姜、官桂；不楝实、茴香，则金铃、补骨脂。朝吞暮饵，曾无殊效，三二十年，牢不可去。间因微病，稍似开通。执此微芒，浸成大错。标既不除，本必归甚。处处相传，曾无觉者。

岂知诸疝，皆归肝经。其奈通流，归之小肠脬囊。夫膀胱水府，专司渗泄；小肠水道，专主通流。肾为少阴，总统二水，人之小溲，自胃入小肠，渗入膀胱。

---

① 僻：偏，不正。

② 非故与世参商：不是故意和世人意见不一致。

膀胱者，脬囊也。气化则水出茎端，此常道也，及其为疝，乃属足厥阴肝经。盖环阴器而上入小腹者，足厥阴肝经也。夫肝肾皆属于下，与冲、任、督相附。然《灵枢经》言：足厥阴肝经病，则有遗溺、癃闭、狐疝，主肾与膀胱、小肠三经，则不言疝，是受疝之处，乃肝之部分也。且《内经》男子宗筋，为束骨之会也。而肝主筋，睾者，囊中之丸。虽主外肾，非厥阴环而引之，与玉茎无由伸缩。在女子则为篡户。其内外为二：其一曰廷孔，其二曰窈漏①，此足厥阴与冲任督之所会也。《灵枢》言：足厥阴之经筋聚于阴器，其病伤于寒则阴缩入，伤于热则纵挺不收。治在行水清阴气。故阳明与太阴厥阴之筋，皆会于阴器。惟厥阴主筋，故为疝者，必本之厥阴。《灵枢》又言：足厥阴之别，名曰"蠡沟"，去内踝五寸，别走少阳，循胫上睾，结于茎。其病气逆，睾肿、卒疝。实则挺长，虚则暴痒，取之所别矣。岂非厥阴为受病之处耶？《灵枢》又言：邪在小肠，连睾，系属于肾，贯肝络肺，结心系。气盛厥逆，上冲肠胃，熏肝，散于肓，结于脐。故取之肓原以散之，刺太阴以平之，取厥阴以下之，取巨虚下廉以去之，按其所过之经以调之。此其初，虽言邪在小肠，至其治法，必曰取厥阴以下之，乃知诸疝关于厥阴，可以无疑。以脉考之，《素问》云：厥阴滑，为狐疝；少阳滑，为肺风疝；太阴滑，为脾风疝；阳明滑，为心风疝；太阳滑，为肾风疝；少阴滑，为肝风疝。凡此六疝，虽见于他脉中，皆言风疝者，足厥阴肝经之气也。《灵枢》亦曰：心脉微滑，为心疝；肝脉滑甚，为癀癃②；肾脉滑甚，为癃癀。凡此三脏脉之疝，亦以滑为疝也。《素问》又云：脉大急，皆为疝。心脉滑，传为心疝；肺脉沉，传为肺疝。三阴急为

疝，三阳急为瘕。王太仆云：太阳受寒，血凝为瘕；太阴受寒，气聚为疝。此言太阴受寒，传之肝经也。可以温药逐之，不可以温药补之。若补之者，是欲病去而强挽留之也。历考《素问》：三阳为病，发寒热，其传为癫疝。此亦言膀胱非受病之处，必传于厥阴部分，然后为疝也。又言病在少腹，腹痛，不得大小便，病名曰疝。得之寒，言脉急者曰疝瘕，少腹痛。凡言少腹者，岂非厥阴之部分耶？又言脾风传胃，名曰疝瘕。此谓非肝木不能为风气，名曰厥疝。盖脾土虚而不能制水，又为肝木所凌也。又言督脉为冲疝。盖厥阴与冲、任、督俱会于前阴也，岂不明哉！至如运气中，又言岁太阳在泉，寒淫所胜，民病少腹控睾。盖寒客于小肠、膀胱，则肝木缩而不得伸行，母传之子也。阳明司天，燥淫所胜，丈夫癫疝，妇人少腹痛。此言肝气不得上行，为金所抑，鬼贼故也。又言太阴在泉，土胜则寒气逆满，食饮不下，甚则为疝。此亦言寒客太阴湿土，土不胜水，水传之肝经也。又尝遍阅《铜人》俞穴，亦相表里。如背上十三椎俞，肝经言寒疝。腹部中行，惟阴交一穴言寒疝，任脉之所发也；关元一穴，言暴疝，小肠之募，足三阴任脉之会也；中极一穴，言疝瘕，膀胱之募，亦足三阴任脉之会也；曲骨一穴，言㿗疝，任脉足厥阴之会也。其腹部第二行肓俞二穴，言寒疝，冲脉足少阴之会也；四病上穴③，言疝瘕，冲任脉，足少阴肾之会也；其腹部第三行大巨二穴，言㿗疝，足阳明脉气之所发也；气冲二穴，言癫疝，茎中痛，两丸寒痛，亦足阳明脉气之所发也。其腹

────────

① 窈漏：女子阴器下极前处之称。
② 癀癃：江本、成本为"疝"。
③ 四病上穴：江本、成本为"四满二穴"。

部第四行，府合二府①，言疝痛，足太阴、厥阴、阴维之交会也，亦太阴部三阴阳明之别也；冲门二穴，言阴疝，足太阴厥阴之会也；其在侧胁者，五枢二穴，言寒疝，阴邪上入少腹，带脉下三寸也。其在足六经者，足厥阴穴十名，言疝者七，谓大敦、行间、太冲、中封、蠡沟、中都、曲泉。足少阳穴十四名，言疝者一，谓丘墟穴也。足太阴穴十一名，言疝者一，谓阴陵泉也。足阳明穴十五名，言疝者一，谓阴市穴也。足少阴穴十名，言疝者五，谓然谷、太溪、照海、交信、筑宾也。足太阳穴十八名，言疝者二，谓金门、合阳也。由是言之，惟厥阴言疝独多，为疝之主也。其余②经穴，虽亦治疝，终非受疝之地，但与足厥阴相连耳。或在泉寒胜，木气挛缩，禁于此经；或司天燥胜，木气抑郁于此经；或忿怒悲哀，忧抑顿挫，结于此经；或药淋外固闭，尾缩精壅于此经。其病差别如此。

不知世间之药多热补，从谁而受其方也？信其方，则《素问》、《灵枢》、《铜人》皆非也。信《素问》、《灵枢》、《铜人》，则俗方亦皆非也。不知后之君子，以孰为是？呜呼！余立于医四十余岁，使世俗之方，人人可疗，余亦莫知敢废也。谙练日久，因经识病，然后不惑。且夫遗溺、闭癃，阴痿、腨痹，精滑、白淫，皆男子之疝也，不可妄归之肾冷。血涸不月，月罢腰膝上热，足躄，嗌干，癃闭，少腹有块，或定或移，前阴突出，后阴痔核，皆女子之疝也。但女子不谓之疝，而谓之瘕。若年少而得之，不计男子妇人皆无子。故隐蔽委曲之事，了不干腨肾小肠之事，乃足厥阴肝经之职也。奈俗方止言腨、肾、小肠，殊不言肝木一句，惑人甚矣！且肝经，乙木也。木属东方，为心火之母也。凡疝者，非肝木受邪，则肝木自

甚也，不可便言虚而补之。《难经》所谓东方实，西方虚；泻南方，补北方，此言泻火，木自平，金自清，水自旺也。

昔审言为蔡之参军也，因坐湿地，疝痛不可堪，诸药莫救。余急以导水丸、禹功散，泻三十余行，肿立消，痛立减。又项关一男子，病卒疝暴痛不任，倒于街衢，人莫能动，呼予救之。余引经证之：邪气客于足厥阴之络，令人卒疝，故病阴丸痛也。余急泻大敦二穴，大痛立已。夫大敦穴者，乃是厥阴之二穴也。珍寇镇一夫，病痎疟发渴，痛饮蜜浆，剧伤冰水。医者莫知泻去其湿，反杂进姜、附。湿为燥热所壅，三焦闭涩，水道不行，阴道不兴，阴囊肿坠，大于升斗。余先以导水百余丸，少顷，以猪肾散投之，是夜泻青赤水一斗，遂失痛之所在。近颍尾一夫，病卒疝，赤肿大痛，数日不止，诸药如水投石。余以导水一百五十丸，令三次咽之。次以通经散三钱，空腹淡酒调下。五更，下脏腑壅积之物数行，痛肿皆去。不三日，平复如故。《内经》曰：木郁则达之。达，谓吐也，令条达。肝之郁，本当吐者，然观其病之上下，以顺为贵。仲景所谓上宜吐，下宜泻者，此也。敢列七疝图于下，以示后之君子，庶几有所凭藉者焉。

寒疝，其状囊冷，结硬如石，阴茎不举，或控睾丸而痛。得之坐卧湿地，或寒月涉水，或冒③雨雪，或卧坐砖石，或风冷处使内过劳。宜以温剂下之，久而无子。

水疝，其状肾囊肿痛，阴汗时出，或囊肿而状如水晶，或囊痒而燥出黄水，或

---

① 府合二府：库本、璧本为"府合二穴"。
② 余：原本为"穴"，据璧本、成本改。
③ 冒：原本做"置"，据库本、璧本改。

少腹中按之作水声。得于饮水醉酒，使内过劳，汗出而遇风寒湿之气，聚于囊中，故水多，令人为卒疝。宜以逐水之剂下之。有漏针去水者，人多不得其法。

筋疝，其状阴茎肿胀，或溃或脓，或痛而里急筋缩，或茎中痛，痛极则痒，或挺纵不收，或白物如精，随溲而下。久而得于房室劳伤，及邪术所使。宜以降心之剂下之。

血疝，其状如黄瓜，在少腹两旁，横骨两端约中，俗云便痈。得于重感，春夏大燠①，劳动使内，气血流溢，渗入脬囊，留而不去，结成痈肿，脓少血多。宜以和血之剂下之。

气疝，其状上连肾区，下及阴囊，或因号哭忿怒，则气郁之而胀，怒哭号罢，则气散者是也。有一治法，以针出气而愈者。然针有得失，宜以散气之药下之。或小儿亦有此疾，俗曰偏气。得于父已年老，或年少多病，阴痿精怯，强力入房，因而有子，胎中病也。此疝不治，惟筑宾一穴言②之。

狐疝，其状如瓦，卧则入小腹，行立则出小腹入囊中。狐则昼出穴而溺，夜则入穴而不溺。此疝出入，上下往来，正与狐相类也。亦与气疝大同小异。今人带钩钤③是也。宜以逐气流经之药下之。

癫疝，其状阴囊肿缒④，如升如斗，不痒不痛者是也。得之地气卑湿所生。故江淮之间，湫塘之处，多感此疾。宜以祛湿之药下之。女子阴户突出，虽亦此类，乃热则不禁固也。不可便谓虚寒而涩之、燥之、补之。本名曰㿗，宜以苦下之，以苦坚之。王冰云：阳气下坠，阴气上争，上争则寒多，下坠则筋缓，故睾垂纵缓，因作癫疝也。

以上七疝，下去其病之后，可调则调，可补则补，各量病势，勿拘俗法。

《经》所谓阴盛而腹胀不通者，癫瘕疝也，不可不下。

五虚五实攻补悬绝法二十

虚者补之，实者泻之，虽三尺之童，皆知之矣。至于五实五虚，岂可与⑤泛泛虚实用药哉？《内经》明言其状，如俗工不识何？此二证所以见杀于委靡之手也。坐视人之死，犹相夸曰："吾药稳。"以诳病家。天下士大夫亦诚以为然，以诳天下后世，岂不怪哉！夫一身犹一国也，如寻邑百万围昆阳，此五实证也。故萧王亲犯中原而笃战。如河内饥，而又经火灾，此五虚证也，故汲黯不避矫诏而发仓。此可与达权知变者论，不可与贪常嗜琐者说也。故曰：庸人误天下，庸工误病人，正一理也。

《内经》曰：五实者死，五虚者亦死。夫五实者，谓五脏皆实也；五虚者，谓五脏皆虚也。腑病为阳，易治而鲜死；脏病为阴，难治而多死。《经》明言：脉盛，皮热，腹胀，前后不通，闷瞀者，五实也。脉盛为心，皮热为肺，腹胀为脾，前后不通为肾，闷瞀为肝，五脏皆实之证也。五虚者反是：脉细，皮寒，气少，泻利前后，饮食不入者，五虚也。脉细为心，皮寒为肺，气少为肝，泄利前后为肾，饮食不入为脾，此五脏皆虚之证也。夫五实为五脏俱太过，五虚为五脏俱不及。《内经》言此二证皆死，非谓必死也，谓不救则死，救之不得其道，亦死也。其下复言：将粥入胃则虚者活，身汗后利则

---

① 燠：热。
② 言：璧本、成本为"针"。
③ 钤：锁。
④ 缒：下垂。
⑤ 与：璧本、成本为"以"。

实者活，此两证自是前二证之治法也。后人不知是治法，只作辨验生死之断句，直谓病人有此则生，无此则死。虚者听其浆粥自入胃，实者听其自汗自利，便委之死地，岂不谬哉！夫浆粥入胃而不注泄，则胃气和，胃气和则五虚皆实也，是以生也。汗以泄其表，利以泄其里，并泄则上下通，上下通则五实皆启矣，是以生也。此二证异常，却不宜用。班氏所谓有病不服药之言，盖其病大且笃故也。

余向日从军于江淮之上。一舟子病，予诊之，乃五实也。余自幼读医经，尝记此五实之证，竟未之遇也。既见其人，窃私料之，此不可以常法治，乃可大作剂而下之。殊不动摇，计竭智穷，无如之何。忽忆桃花萼丸，顿下七八十丸，连泻二百余行，与前药相兼而下，其人昏困，数日方已。盖大疾之已去，自然卧憩，不如此，则病气无由衰也。徐以调和胃气之药，馇粥①日加，自尔平复。

又尝过鸣鹿邸中，闻有人呻吟声息，瘦削痿然无力。余视之，乃五虚也。余急以圣散子，二服作一服。此证非三钱二钱可塞也。续以胃风汤、五苓散等药，各大作剂，使顿服，注泻方止，而浆粥入胃，不数日，而其人起矣。

故五虚之受，不加峻塞，不可得而实也。彼庸工治此二证，草草补泻，如一杯水，救一车薪之火也。竟无成功，反曰：虚者不可补，实者不可泻。此何语也？吁！不虚者强补，不实者强攻，此自是庸工不识虚实之罪也。岂有虚者不可补，实者不可泄之理哉？予他日又思之：五实证，汗、下、吐三法俱行更快；五虚证，一补足矣！今人见五实证，犹有塞之者，见五虚证，虽补之而非其药。本当生者，反钝滞迁延，竟至于死耳！夫圣散子有干姜，寻常泻利勿用，各有标本；胃风、五苓有桂，所以温经散表而分水道。圣散子之涩燥，胃风、五苓之能分，皆辛热辛温之剂也。俗工往往聚讪，以予好用寒凉，然予岂不用温补？但不遇可用之证也。谯谯谤嗟②，咸欲夸己以标名，从谁断之？悲夫！

---

① 馇粥：稠粥。

② 谯谯谤嗟：众人纷纷攻击诽谤。

儒门事亲卷三

喉舌缓急砭药不同解二十一

咽与喉，会厌与舌，此四者，同在一门，而其用各异。喉以候气，故喉气通于天；咽以咽物，故咽气通于地；会厌与喉，上下以司开合，食下则吸而掩，气上则呼而出。是以舌抵上腭，则会厌能闭其咽矣。四者相交为用，阙一则饮食废而死矣！此四者，乃气与食出入之门户最急之处。故《难经》言"七冲门"。而会厌之下为吸门，及其为病也，一言可了。一言者何？曰火。《内经》曰：一阴一阳结，谓之喉痹。王太仆注云：一阴者，手少阴君火，心主之脉气也；手少阳相火，三焦之脉气也。二火皆主脉，并络于喉。气热则内结，结甚则肿胀，肿胀甚则痹，痹甚而不通则死矣！

夫足少阴，循喉咙，挟舌本，少阴上挟咽。此二者，诚是也。至于足阳明，下人迎，循喉咙；足太阴，挟咽连舌本；手太阳，循咽下膈；足厥阴，循喉咙之后。此数经皆言咽喉，独少阳不言咽喉。而《内经》言"一阴一阳，谓之喉痹。"何也？盖人读十二经，多不读《灵枢经》中别①第十一篇，具载十二经之正。其文云：足少阳之正，绕髀入毛际，合于厥阴，别者入季胁间，循胸里属胆，散之，上肝贯心，以上挟咽，出颐颔，散于面，系目系，合少阳于外眦也，又手心主之正，别下渊腋三寸，入胸中，别属三焦，出循喉咙，出耳后，合少阳完骨之下。是

手少阳三焦之气，与手心主少阴之气相合，而行于喉咙也。推十二经，惟足太阳别项下，其余皆凑于喉咙。然《内经》何为独言一阴一阳结为喉痹？盖君相二火独胜，则热结正络，故痛且速也。

余谓一言可了者，火是也。故十二经中，言嗌干嗌痛，咽肿颔肿，舌本强，皆君火为之也。唯喉痹急速，相火之所为也。夫君火者，犹人火②也；相火者，犹龙火③也。人火焚木其势缓，龙火焚木其势速。《内经》之言喉痹，则咽与舌在其间耳。以其病同是火，故不分也。后之医者，各详其状，强立八名，曰单乳蛾、双乳蛾、单闭喉、子舌胀、木舌胀、缠喉风、走马喉闭。热气上行，结薄于喉之两旁，近外肿作，以其形似，是谓乳蛾。一为单，二为双也。其比乳蛾差小者，名闭喉。热结于舌下，复生一小舌子，名曰子舌胀。热结于舌中，舌为之肿，名曰木舌胀。木者，强而不柔和也。热结于咽，项肿绕于外，且麻且痒，肿而大者，名曰缠喉风。喉痹暴发暴死者，名走马喉痹。此八种之名虽详，若不归之火，则相去远矣。

其微者可以咸软之，而大者以辛散

---

① 别：璧本、成本为"经别"。

② 人火：即君火。王冰曰："夫病之微小者，犹人火也。"

③ 龙火：即相火。王冰曰："病之大甚者，犹龙火也。"

之。今之医者，皆有其药也，如薄荷、乌头、僵蚕、白矾、朴硝、铜绿之类也。至于走马喉痹，何待此乎？其生死人，反掌之间耳！其最不误人者，无如砭针出血，血出则病已。《易》曰：血去惕出①，良以此夫。昔余以治一妇人木舌胀，其舌满口，诸药不愈，余以鈹针小而锐者砭之五、七度，肿减，三日方平。计所出血，几至盈斗。又治一男子缠喉风，肿，表里皆作，药不能下。余以凉药灌于鼻中，下十余行，外以拔毒散傅②之，阳起石烧赤，与伏龙肝各等分，细末，每日以新水扫百遍，三日热始退，肿始消。又尝治一贵妇喉痹，盖龙火也，虽用凉药而不可使冷服，为龙火宜以火逐之。人火者，烹饪之火是也。乃使曝于烈日之中，登于高堂之上，令侍婢携火炉，坐药铫于上，使药常极热，不至大沸，通口时时呷之百余次，龙火自散。此法以热行寒，不为热病扞格③故也。大抵治喉痹，用针出血，最为上策。但人畏针，委曲旁求，瞬息丧命。凡用针而有针创者，宜捣生姜一块，调以热白汤，时时呷之，则创口易合。《铜人》中亦有灸法，然痛微者可用，病速者，恐迟则杀人。故治喉痹之火，与救火同，不容少待。《内经》：火郁发之。发，谓发汗。然咽喉中，岂能发汗。故出血者，乃发汗之一端也。后之君子，毋执小方，而曰吾药不动脏腑，又妙于出血，若幸遇小疾而获功，不幸遇大病而死矣！毋遗后悔可矣！

五积六聚治同郁断二十二

先贤说五积六聚甚明，惟治法独隐。其言五积曰：肝之积，名曰肥气，在左胁下，如覆杯，有头足，久不已，令人发咳逆痎疟，连岁不已者是也。心之积，名曰伏梁，起于脐，大如臂，上至心下，久不已，令人病烦心。脾之积，名曰痞气，在胃脘，大如覆盘，久不已，令人四肢不收，发黄疸，饮食不为肌肤，俗呼为食劳黄也。肺之积，名曰息贲，在右胁下，大如覆杯，久不愈，令人洒淅寒热，喘嗽，发肺痈。肾之积，名曰贲豚，发于少腹，上至心下，若豚状，或上或下无时。久不已，令人喘逆，骨痿，少气。此五积之状，前贤言之，岂不分明。遍访医门，人人能道。及问治法，不过三棱、广茂、干漆、硇砂、陈皮、礞石、巴豆之类。复有不明标本者，又从而补之。岂有病积之人，大邪不出，而可以补之乎。至于世之磨积取积之药，余初学医时，亦曾用之，知其不效，遂为改辙。因考《内经》，骤然大悟。《内经》曰：木郁则达之，火郁发之，土郁夺之，金郁泄之，水郁折之。王太仆曰：达谓吐，发谓汗，夺谓下，泄为利小便，折谓折其冲逆。此五者，五运为司天所制，故立此五法，与五积若不相似然。盖五积者，因受胜己之邪，而传于己之所胜，适当旺时，拒而不受，复还于胜己者，胜己者不肯受，因留结为积。故肝之积，得于季夏戊巳日；心之积，得于秋庚辛日；脾之积，得于冬壬癸日；肺之积，得于春甲乙日；肾之积，得于夏丙丁日。此皆抑郁不伸而受其邪也。岂待司天克运，然后为之郁哉？且积之成也，或因暴怒、喜、悲、思、恐之气，或伤酸、苦、甘、辛、咸之食，或停温、凉、热、寒之饮，或受风、暑、燥、寒、火、湿之邪。其初甚微，可呼吸按导方寸大而去之。不幸而遇庸医，强补而留之，留而不去，遂成五积。

---

① 血去惕出：血液急速流出。惕：急速。

② 傅：通"敷"。下同。

③ 扞格：互相抵触。

夫肥气者，不独气有余也，其中亦有血矣。盖肝藏血故也。伏梁者，火之郁也，以热药散之则益甚，以火灸之则弥聚。况伏梁证有二，名同而实异，不可不详焉。其一伏梁，上下左右皆有根，在肠胃之外，有大脓血，此伏梁义同肚痈。其一伏梁，身体髀股胻①皆肿，环脐而痛，是为风根，不可动，动则为水溺涩之病。此二者，《内经》虽言不可动，止谓不可大下，非谓全不可下，恐病去而有害痞气者。举世皆言寒则痞，《内经》以为湿则痞。虽因饮冷而得，其阳气为湿所蓄，以热攻之则不散，以寒攻之则湿去而寒退矣。

息贲者，喘息愤而上行也。此旧说也。余以谓贲者，贲门也。手太阴之筋，结胸里而贯贲，入贲下抵季胁，其病支转筋，痛甚则成息贲。手心主结于臂，其病胸痛息贲。又云：肺下则居贲迫，肝善胁下痛，肝高则上支贲，两胁悗为息贲。若是言之，是积气于贲而不散。此《灵枢》说五脏处，言此贲自是多，故予发之。

贲豚者，贲与奔同。《铜人》言或因读书得之，未必皆然也。肾主骨，此积最深，难疗，大忌吐涌，以其在下，止宜下之。故予尝以独圣散吐肥气，揃②以木架，必燠室中吐兼汗也。肝之积，便言风也，吐出数升，后必有血一二滴，勿疑，病当然也。续以磨积之药调之。尝治伏梁，先以茶调散吐之兼汗，以禹功、导水夺之，继之以降火之药调之。又尝治痞气，万举万全。先以瓜蒂散，吐其酸苦黄胶腥腐之物三二升，次以导水、禹功，下二三十行，末以五苓淡剂等药调之。又尝治息贲，用瓜蒂散，不计四时，置之燠室中，更以火一炉，以助其汗，吐汗二法③齐行。此病不可逗留，久则伤人。又尝治贲豚，以导水、通经，三日一下之，一月十下，前后百行，次用治血化气磨积之药调之。此积虽不伤人，亦与人偕老。

若六聚之物，在腑属阳而无形，亦无定法。故此而行之，何难之有？或言余之治积太峻。予曰：不然。积之在脏，如陈茎之在江河。且积之在脏，中间多着脂膜曲折之处，区臼之中；陈茎之在河江，不在中流，多在汀湾洄薄之地。遇江河之溢，一漂而去。积之在脏，理亦如之。故予先以丸药驱逐新受之食，使无梗塞。其碎着之积，已离而未下。次以散药满胃而下。横江之筏，一壅而尽。设未尽者，以药调之。惟坚积不可用此法，宜以渐除。《内经》曰：坚者削之。今人言块癖是也。因述九积图，附于篇末，以俟来哲，知余用心独苦久矣，而世无知者。

食积，酸心腹满，大黄、牵牛之类，甚者礞石、巴豆。

酒积，目黄口干，葛根、麦糵之类，甚者甘遂、牵牛。

气积、噫气、痞塞，木香、槟榔之类，甚者枳壳、牵牛。

涎积，咽如拽锯，朱砂、腻粉之类，甚者瓜蒂、甘遂。

痰积，涕唾稠黏，半夏、南星之类，甚者瓜蒂、藜芦。

癖积，两胁刺痛，三棱、广茂之类，甚者甘遂、蝎梢。

水积，足胫胀满，郁李、商陆之类，甚者甘遂、芫花。

血积，打扑肭瘀，产后不月，桃仁、地榆之类，甚者虻虫、水蛭。

---

① 髀股胻：髀，大腿上部。股指大腿，胻是指小腿。

② 揃：修剪。

③ 吐汗二法：江本、库本为"吐汗下三法"。

肉积，赘瘤核疬，腻粉、白丁香，砭刺出血，甚者硇砂、信石。

九积皆以气为主，各据所属之状而对治之。今人总此诸药，并为一方，曰可治诸积，大谬也！吾无此病，焉用此药？吾无彼病，焉用彼药？十羊九牧，何所适从？非徒无益，而又害之。

斥十膈五噎浪分支派疏二十三

病派之分，自巢氏始也。病失其本，亦自巢氏始也。何者？老子曰：少则得，多则惑。且俗谓噎食一证，在《内经》苦无多语，惟曰：三阳结，谓之膈。三阳者，谓大肠、小肠、膀胱也。结，谓结热也。小肠热结则血脉燥；大肠热结则后不圊；膀胱热结则津液涸。三阳既结则前后闭塞。下既不通，必反上行，此所以噎食不下，纵下而复出也。

谓胃为水谷之海，日受其新，以易其陈，一日一便，乃常度也。今病噎者，三日五日，或五七日不便，是乖其度也，亦明矣。岂非三阳俱结于下，广肠枯涸，所食之物，为咽所拒。纵入太仓，还出咽嗌。此阳火不下，推而上行也。故经曰：少阳所至为呕涌，溢食不下。此理岂不晓然？又《气厥论》云：肝移寒于心为狂。膈中阳气与寒相薄，故膈食而中不通，此膈阳与寒为之也，非独专于寒也。《六节脏象》又云：人迎四盛[1]以上为格阳。王太仆云：阳盛之极，故膈拒而食不得入。《正理论》曰：格则吐逆。故膈亦当为格。

后世强分为五噎，谓气、忧、食、思、劳也。后又分为十膈五噎。其派既多，其惑滋甚。人之溢食，初未必遽然也。初，或伤酒食，或胃热欲吐，或胃风欲吐。医氏不察本原，火里烧姜，汤中煮桂，丁香未已，豆蔻继之，荜茇未已，胡椒继之。虽曰和胃，胃本不寒；虽曰补

胃，胃本不虚。设如伤饮止可逐饮；设如伤食，止可逐食。岂可言虚，便将热补？《素问》无者，于法犹非。素热之人，三阳必结，三阳既结，食必上潮[2]。医氏犹云：胃寒不纳。燔针钻肉，炷艾灼肌，苦楚万千。三阳热结，分明一句，到了难从。不过抽薪最为紧要，扬汤止沸，愈急愈增。岁月弥深，为医所误。人言可下，退阳养阴[3]。张眼吐舌，恐伤元气。止在冲和，闭塞不通，经无来路，肠宜通畅，是以鸣肠。肠既不通，遂成噎病。

世传五噎宽中散，有姜有桂；十膈散，有附有乌。今予既斥其方，信乎与否，以听后贤。或云：忧恚气结，亦可下乎？余曰：忧恚磐礴[4]，便同火郁，太仓公见此皆下。法废以来，千年不复。今代刘河间治膈气噎食，用承气三汤，独超近代。今用药者，不明主使，如病风狂嘻嘻，不及观其效，犹昧本原，既懒问咨，妄兴非毁。今予不恤，姑示后人。用药之时，更详轻重。假如闭久，慎勿陡攻，纵得攻开，必虑后患，宜先润养，小着汤丸，累累加之，关扃[5]自透。其或咽噎，上阻涎痰，轻用苦酸，微微涌出，因而治下，药势易行。设或不行，蜜盐下导，始终勾引，两药相通，结散阳消，饮食自下。莫将巴豆，耗却天真，液燥津枯，留毒不去。人言此病，曾下夺之，从下夺来，转虚转痞。此为巴豆，非大黄牵牛之过。箕城一酒官，病呕吐，逾年不愈，皆以胃寒治之，丁香、半夏、青陈、姜附，

----

① 人迎四盛：颈部两侧的人迎脉增大四倍。

② 食必上潮：食物必然从胃中向上涌出。

③ 退阳养阴：指滋阴降火的治疗方法。

④ 忧恚磐礴：此指忧愁很深，怨恨很大。

⑤ 关扃：扃（jiǒng），门闩。此指气结火郁之实邪闭阻。

种种燥热，烧锥燎艾，莫知其数。或少愈，或复剧，且十年，大便涩燥，小便赤黄。命予视之。予曰：诸痿喘呕，皆属于上。王太仆云：上，谓上焦也。火气炎上之气，谓皆热甚而为呕。以四生丸下三十行，燥粪肠垢，何啻数升？其人昏困一二日，频以冰水呷之，渐投凉乳酪、芝麻饮，时时咽之。数日外，大啜饮食，精神气血如昔。继生三子，至五旬而卒。

饮当去水温补转剧论二十四

留饮，止证也，不过蓄水而已。王氏《脉经》中，派之为四：痰饮、悬饮、支饮、溢饮。《千金方》又派之为五饮，皆观病之形状而定名也。今予皆不论，此论饮之所得。其来有五：有愤郁而得之者，有困乏而得之者，有思虑而得之者，有痛饮而得之者，有热时伤冷而得之者。饮证虽多，无出于此。

夫愤郁而不得伸，则肝气乘脾，脾气不化，故为留饮。肝主虑，久虑而不决，则饮气不行。脾主思，久思而不已，则脾结，故亦为留饮。人因劳役远来，乘困饮水，脾胃力衰，因而嗜卧，不能布散于脉，亦为留饮。人饮酒过多，肠胃已满，又复增之，脬经不及渗泄，久久如斯，亦为留饮。因隆暑津液焦涸，喜饮寒水，本欲止渴，乘快过多，逸而不动，亦为留饮。人若病饮者，岂能出此五者之外乎？

夫水者，阴物也。但积水则生湿，停酒则生燥，久则成痰。在左胁者，同肥气；在右胁者，同息贲；上入肺则多嗽；下入大肠则为泻；入肾则为涌水，濯濯如囊浆。上下无所之，故在太阳则为支饮，皆由气逆而得之。故湿在上者，目黄面浮；在下者，股膝肿厥；在中者，支满痞隔痰逆。在阳不去者，久则化气；在阴不去者，久则成形。

今之用方者，例言饮为寒积，皆用温热之剂，以补之燥之。夫寒饮在中，反以热药从上投之，为寒所拒。水湿未除，反增心火；火既不降，水反下注；其上焦枯，其下寒栗。《内经》曰：出入废则神机化灭，升降息则气立孤危。渠不信夫？况乎留饮下无补法，气方隔塞，补则转增。岂知《内经》所谓"留者攻之"，何后人不师古之甚也！且以白术、参、苓，饮者服之，尚加闭塞，况燔针艾火，其痞可知。前人处五饮丸三十余味，其间有矾石、巴豆、附子、乌头，虽是下攻，终同燥热，虽亦有寒药相参，力孤无援。

故今代刘河间依仲景十枣汤，制三花神祐丸，而加大黄、牵牛。新得之疾，下三五十丸，气流饮去。昔有病此者，数十年不愈。予诊之，左手脉三部，皆微而小，右手脉三部，皆滑而大。微小为寒，滑大为燥。余以瓜蒂散，涌其寒痰数升，汗出如沃；次以导水、禹功，去肠胃中燥垢亦数升，其人半愈；然后以淡剂流其余蕴，以降火之剂开其胃口，不逾月而痊。夫黄连、黄柏，可以清上燥湿；黄芪、茯苓，可以补下渗湿。二者可以收后，不可以先驱[①]。复未尽者，可以苦葶苈、杏仁、桑白皮、椒目逐水之药，伏水皆去矣。

夫治病有先后，不可乱投。邪未去时，慎不可补也。大邪新去，恐反增其气，转甚于未治之时也。昔河内有人病饮，医者断为脾湿，以木香、牵牛二味散之，下十余行，因给病人；复变散为丸，又下十余行；复变丸为散，又十余行。病

---

① 二者可以收后，不可以先驱：意为黄芪、茯苓不能刚开始治疗时就使用，而只能到最后阶段再使用。

者大困，睡几一①昼夜。既觉，肠胃宽润，惟思粥，食少许，日渐愈。虽同断为湿，但补泻不同，其差至此。

《内经》曰：岁土太过，雨湿流行，肾水受邪，甚则饮发中满。太阳司天，湿气变物，水饮内蓄，中满不食。注云：此年太阴在泉，湿监于地，病之原始，地气生焉。少阴司天，湿土为四之气，民病龂衄饮发。又土郁之发，民病饮发注下，跗肿身重。又太阴所至，为积饮痞隔。又太阴所至，蓄满。又太阴之胜与太阴之复，皆云饮发于中。以此考之，土主湿化，不主寒；水主寒化，不主湿。天多黅②雨，地有积潦，皆以为水。在《内经》属土，冰霜凝冱，风气凄凛，此水之化也。故曰：丑未太阴湿土，辰戌太阳寒水。二化本自不同，其病亦异。夫湿土太过，则饮发于中。今人以为脾土不足，则轩岐千古之书，可从乎？不可从乎？

嗽分六气毋拘以寒述二十五

嗽与咳，一证也。后人或以嗽为阳，咳为阴，亦无考据。且《内经·咳论》一篇，纯说嗽也，其中无咳字。由是言之，咳即嗽也，嗽即咳也。《阴阳应象大论》云：秋伤于湿，冬生咳嗽。又《五脏生成篇》云：咳嗽上气。又《诊要经终》云：春刺秋分，环为咳嗽。又《示从容篇》云：咳嗽烦冤者，肾气之逆也。《素问》惟以四处连言咳嗽，其余篇中，止言咳，不言嗽。乃知咳嗽一证也。或言嗽为别一证，如《伤寒》书中说咳逆，即咽中作梯磴之声者是也。此一说，非《内经》止以嗽为咳。《生气通天论》云：秋伤于湿，上逆而咳。《应象大论》文义同，而无嗽字，乃知咳即是嗽明矣！余所以苦论此者，孔子曰：必也正名乎？

嗽之为病，自古归之肺，此言固不易

也。《素问》言：肺病，喘咳逆。又曰：咳嗽上气，厥在胸中，过在手太阴、阳明。《灵枢》十二经，惟太阴肺经云：肺胀满，膨膨而喘咳，他经则不言。《素问·咳论》虽言五脏六腑皆有咳，要之止以肺为主。《素问》言：皮毛者，肺之合也。皮毛先受邪气。注云：邪为寒气。《经》又曰：邪气以从其合也。其寒饮食入胃，从脾脉上至于肺则肺寒，肺寒则内外合邪，因而客之，则为肺咳。

后人见是言，断嗽为寒，更不参较他篇。岂知六气皆能嗽人？若谓咳止为寒邪，何以"岁火太过，炎暑流行，金肺受邪，民病咳嗽"？岁木不及，心气晚治，上胜肺金，咳而龂。从革之纪③，金不及也，其病嚏咳。坚成之纪④，金太过也，上征与正商同，其病咳。少阳司天，火气下临，肺金上从，咳、嚏、衄。少阳司天，火淫所胜，咳、唾血、烦心。少阳司天，主胜则胸满咳。少阳司天之气，热郁于上，咳逆、呕吐。三之气，炎暑至，民病咳、呕。终之气，阳气不藏而咳。少阳之复，枯燥烦热，惊瘈咳衄，甚则咳逆而血泄。少阴司天，热气生于上，清气生于下，寒热凌犯而生于中，民病咳、喘。三之气，天政布，大火行，余火内格，肿于上咳喘，甚则血溢。少阴司天，客胜则龂嚏，甚则咳喘。少阴之复，燠热内作，气动于左，上行于右，咳，皮肤痛，则入肺，咳而鼻渊。若此之类，皆生于火与热也。岂可专于寒乎？

---

① 一：璧本、成本无此字。

② 黅（jīn）：黄色。

③ 从革之纪：金运不及，则刚劲之气不足。

④ 坚成之纪：金运太过，则坚实闭塞，故名。

谓咳止于热与火耶？厥阴司天，客胜则耳鸣掉眩，甚则咳。若此之类，乃生于风。岂可专于热与火也？

谓咳专于风耶？太阴司天，湿淫所胜，咳唾则有血，太阴之复，湿变乃举，饮发于中，咳喘有声。若此之类，乃生于湿。岂可专于风也？

谓咳止于湿耶？金郁之发，民病咳逆，心胁痛，岁金太过，燥气流行，肝木受邪，民病咳，喘逆，逆甚而呕血。阳明司天，金火合德，民病咳、嗌塞。阳明司天，燥淫所胜，咳，腹中鸣。阳明司天，清复内余，则咳、衄、嗌塞，心膈中热。咳不止而目血出者死。阳明之胜，清发于中，溢塞而咳。阳明之复，清气大举，咳哕烦心。若此之类，皆生于燥，岂可专于湿也？

谓咳止于燥耶？太阳司天，客气胜则胸中不利，出清涕，感寒则咳。若此之类，乃生于寒。岂可专于燥也？

又肺风之状，多汗恶风，色皏然白，时咳短气，昼日则瘥，夜幕则甚，亦风咳也。劳风，咳出青黄涕，其状如脓，大如弹丸，亦风咳也。有所亡失，所求不得，则发肺鸣。鸣则肺热叶焦，亦热咳也。阳明厥逆，喘咳身热，亦热咳也。一阳发病，少气善咳，亦火咳也。喘咳者，水气并于阳明，亦湿咳也。风水不能正偃①则咳，亦湿咳也。肾气腹大胫肿，喘咳身重，亦湿咳也。脾痹者，四肢懈堕，发咳呕汁，上为大寒，亦寒咳也。咳之六气，固然可以辨其六者之状：

风乘肺者，日夜无度，汗出头痛，涎痰不利，非风咳之云乎？

热乘肺者，急喘而嗽，面赤潮热，手足寒，乳子亦多有之，非暑咳之云乎？

火乘肺者，咳喘上壅，涕唾出血，甚者七窍血溢，非火咳之云乎？

燥乘肺者，气壅不利，百节内痛，头面汗出，寒热往来，皮肤干枯，细疮燥痒，大便秘涩，涕唾稠黏，非燥咳之云乎？

寒乘肺者，或因形寒饮冷，冬月坐卧湿地，或冒冷风寒，秋冬水中感之。嗽急而喘，非寒咳之云乎？

其治法也，风之嗽，治以通圣散加半夏、大人参半夏丸，甚者汗之；暑之嗽，治以白虎汤、洗心散、凉膈散，加蜜一匙为呷之；火之嗽，治以黄连解毒汤、洗心散、三黄丸，甚者加以咸寒大下之；湿之嗽，治以五苓散、桂苓甘露散及白术丸，甚者以三花神祐丸下之；燥之嗽，治以木香葶苈散、大黄黄连阿胶丸，甚者以咸寒大下之；寒之嗽，治以宁神散、宁肺散，有寒痰在上者，以瓜蒂散越之。此法虽已几于万全，然老幼强弱，虚实肥瘦不同，临时审定权衡可也。病有变态，而吾之方，亦与之俱变，然则枯矾、干姜、乌梅、罂粟壳，其误人也，不为少矣！呜呼！有人自幼咳嗽，至老不愈而亦不死者，余平生见此等无限。或小年咳嗽，不计男女，不数月而殒者，亦无限矣！夫宁神、宁肺散，此等之人，岂有不曾服者哉？其不愈而死者，以其非寒嗽故也。彼执款冬花、佛耳草，至死不移者，虽与之割席而坐可也。曹魏时，军吏李成，苦咳嗽，昼夜不寐，时吐脓血，华佗以谓"咳之所吐，非从肺来"，以苦剂二钱匕，吐脓血二升余而瘥。若此之嗽，人不可不知也。

九气感疾更相为治衍二十六

天以气而煮，地以气而持。万物盈乎天地之间，咸以气而生。及其病也，莫不

---

① 正偃：仰卧。

以气而得。且风之气，和平而莹启①；热之气，暄而舒荣；火之气，炎暑而出行，湿之气，埃溽而贠盈②，燥之气，清劲而凄怆；寒之气，寒雰而归藏。此六气时化，司化之常也。

及其变，风之气，飘怒而反大凉；热之气，大暄而反寒；火之气，飘风燔燎而反霜凝；湿之气，雷霆骤注而反烈风；燥之气，散落而反湿；寒之气，寒雪霜雹而反白埃。此六气之变也。故天久寒则治之以暑；天久凉则治之以暄；天久晦则治之以明；天久晴则治之以雨。夫天地之气，常则安，变则病。而况人禀天地之气，五运迭侵于其外，七情交战于其中。是以圣人啬气，如持至宝；庸人役物，而反伤大和。此轩岐所以论诸痛，皆因于气。百病皆生于气，遂有九气不同之说。

气本一也，因所触而为九。所谓九者，怒、喜、悲、恐、寒、暑、惊、思、劳也。其言曰：怒则气逆，甚则呕血及飧泄，故气逆上矣。王太仆曰：怒则阳气逆上，而肝木乘脾，故甚则呕血及飧泄也。喜则气和志达，荣卫通利，故气缓矣。悲则心系急，肺布叶举而上焦不通，荣卫不散，热气在中，故气消矣。恐则精却，却则上焦闭，闭则气还，还则下焦胀，故气不行矣。王太仆云：恐则阳精却上而不下流，下焦阴气，亦还回而不散，故聚而胀也。然上焦固禁，下焦气还，故气不行也。《新校正》云：不行当作下行。寒则腠理闭，气不行，故气收矣。王太仆云：身凉③则卫气沉，故皮肤文理及渗泄之处，皆闭密而气不流行，卫气收敛于中而不散。炅则腠理开，荣卫通，汗大出，故气泄矣。王太仆云：人在阳则舒，在阴则惨。故热则肤腠开发，荣卫大通，津液外渗，汗大出④。惊则心无所依，神无所归，虑无所定，故气乱矣。劳则喘息汗出，内外皆越，故气耗矣。王太仆云：疲劳役则气奔速，故喘息。气奔速，则阳外发，故汗出。内外皆逾越于常纪，故气耗损也。思则心有所存，神有所归，正气留而不行，故气结矣。王太仆云：系心不散，故气亦停留。此《素问》之论九气，其变甚详，其理甚明。

然论九气所感之疾则略，惟论呕血及飧泄，余皆不言。惟《灵枢》论思虑、悲哀、喜乐、愁忧、盛怒、恐惧而言其病。其言曰：知者，知养生也。必顺四时而适寒暑，和喜怒而安居处，节阴阳而和刚柔。如是则辟邪不至，而长生久视。是故怵惕思虑则伤神，神伤则恐惧，流淫而不止。因悲哀动中者，竭绝而失生；喜乐者，神荡散而不藏；愁忧者，气闭塞而不行；盛怒者，神迷惑而不治；恐惧者，神荡惮而不收。怵惕思虑而伤神，神伤则恐惧自失，破䐃脱肉，毛悴色夭，死于冬；脾忧愁而不解则伤意，意伤则悗乱，四肢不举，毛悴色夭，死于春；肝悲哀动中则伤魂，魂伤则狂忘不精不正，当人阴缩挛筋，两胁不举，毛悴色夭，死于秋；肺喜乐无极则伤魄，魄伤则狂，狂者意不存人⑤，皮革焦，毛悴色夭，死于季夏；肾盛怒而不止则伤志，志伤则喜忘其前言，腰脊不可俯仰屈伸，毛悴色夭，死于季夏；恐惧不解则伤精，精伤则骨痠痿厥，精时自下。是故五脏主藏精者也，不可伤，伤则失守而阴虚，虚则无气，无气则死矣。

《灵枢》论神、意、魂、魄、志、精

----

① 莹启：善于变化运动。
② 贠盈：充满。
③ 凉：余本均为"寒"。
④ 出：余本均为"泄"。
⑤ 意不存人：意识丧失，旁若无人。

所主之病，然无寒暑惊劳四证。余以是推而广之。怒气所至，为呕血，为飧泄，为煎厥，为薄厥，为阳厥，为胸满胁痛；食则气逆而不下，为喘渴烦心，为消瘅，为肥气，为目暴盲，耳暴闭，筋解，发于外为疽痈；喜气所至，为笑不休，为毛发焦，为内病，为阳气不收，甚则为狂；悲气所至，为阴缩，为筋挛，为肌痹，为脉痿，男为数溲血，女为血崩，为酸鼻辛頞，为目昏，为少气不足以息，为泣则臂麻；恐气所至，为破䐃脱肉，为骨酸痿厥，为暴下绿水，为面热肤急，为阴痿，为惧而脱颐；惊气所至，为潮涎，为目眮①，为口呿②，为痴痫，为不省人，为僵仆，久则为痛痹；劳气所至，为咽噎病，为喘促，为嗽血，为腰痛、骨痿，为肺鸣，为高骨坏，为阴痿，为唾血，为瞑视，为耳闭，男为少精，女为不月，衰甚则溃溃乎若坏都，汨汨乎不可止；思气所至，为不眠，为嗜卧，为昏瞀，为中痞，三焦闭塞，为咽嗌不利，为胆瘅呕苦，为筋痿，为白淫，为得后与气快然如衰，为不嗜食；寒气所至，为上下所出水液澄澈清冷，下痢清白，吐痢腥秽，食已不饥，坚痞腹满急痛，症瘕癫疝，屈伸不便，厥逆禁固，热气所至，为喘呕吐酸，暴注下迫，转筋，小便混浊，腹胀大而鼓之有声如鼓，疮疽痬疹，瘤气结核，吐下霍乱，瞀郁肿胀，鼻窒鼽衄，血溢血泄淋闭，身热恶寒，甚则瞀瘛③，目昧不明，耳鸣或聋，躁扰狂越，骂詈惊骇，禁栗如丧神守，气逆冲上，嚏腥涌溢，食不下，跗肿疼酸，暴喑暴注，暴病暴死。

凡此九者，《内经》有治法，但以五行相胜之理治之。夫怒伤肝，肝属木，怒则气并于肝，而脾土受邪；木太过，则肝亦自病。喜伤心，心属火，喜则气并于心，而肺金受邪；火太过，则心亦自病。

悲伤肺，肺属金，悲则气并于肺，而肝木受邪；金太过，则肺亦自病。恐伤肾，肾属水，恐则气并于肾，而心火受邪；水太过，则肾亦自病。思伤脾，脾属土，思则气并于脾，而肾水受邪；土太过，则脾亦自病。寒伤形，形属阴，寒胜热，则阳受病；寒太过，则阴亦自病。热伤气，气属阳，热胜寒，则阴受病；热太过，则阳亦自病。凡此七者，更相为治。故悲可以治怒，以怆恻苦楚之言感之；喜可以治悲，以谑浪亵狎之言娱之；恐可以治喜，以恐惧死亡之言怖之；怒可以治思，以污辱欺罔之言触之；思可以治恐，以虑彼志此之言夺之。凡此五者，必诡诈谲怪④，无所不至，然后可以动人耳目，易人听视。若胸中无材器之人，亦不能用此五法也。热可以治寒，寒在外者，以焠针、焫熨、烙灸、汤而汗之；寒在内者，以热食温剂平之。寒可以治热，热在外者，以清房、凉榻、薄衣，以清剂汗之；热在内者，以寒饮、寒剂平之。惟逸可以治劳，《经》曰：劳者温之。温，谓温存而养之。今之医者，以温为温之药，差之久矣！岐伯曰："以平为期"。亦谓休息之也，惟习可以治惊。《经》曰：惊者平之。平，谓平常也。夫惊以其忽然而遇之也，使习见习闻则不惊矣。此九者，《内经》自有至理，庸工废而不行。今代刘河间治五志，独得言外之意。谓五志所发，皆从心造。故凡见喜、怒、悲、惊、思之证，皆以平心火为主。至于劳者伤于动，动便属阳；惊者骇

---

① 目眮：突然睁眼注视。

② 口呿：张口。

③ 瞀瘛：因热盛而导致的神志混乱、筋脉抽搐的病症。

④ 诡诈谲怪：语言真真假假，表情神气活现。

于心，心便属火，二者亦以平心为主。今之医者，不达此旨，遂有寒凉之谤。群而聚谑之，士大夫又从而惑之，公议何时而定耶？

昔余治一书生，劳苦太过，大便结燥，咳逆上气，时喝喝然有音，唾呕鲜血。余以苦剂，解毒黄连汤加木香、汉防己，煎服，时时啜之；复以木香槟榔丸，泄其逆气，不月余而痊。

余又尝以巫跃妓抵，以治人之悲结者。余又尝以针下之时便杂舞，忽笛鼓应之，以治人之忧而心痛者。余尝击拍门窗，使其声不绝，以治因惊而畏响，魂气飞扬者。余又尝治一妇人，久思而不眠，余假醉而不问，妇果呵怒，是夜困睡。又尝以酸枣仁丸，治人多忧。以白虎汤，不计四时，调理人之暑。余又尝以无忧散，泻人冬月得水中之寒痹，次以麻黄汤，数两作一剂，煎以枣姜，热服汗出而愈。如未愈者，以瓜蒂散涌之，以火助其汗，治寒厥亦然。余尝治大暑之病，诸药无效，余从其头，数刺其痏①，出血立愈。余治此数者，如探囊。然惟劳而气耗，恐而气夺者，为难治。喜者少病，百脉舒和故也。昔闻山东杨先生，治府主洞泄不已。杨初未对病人，与众人谈日月星辰缠度，及风云雷雨之变，自辰至未，而病者听之，而忘其圊。杨尝曰：治洞泄不已之人，先问其所好之事。好棋者，与之棋；好乐者，与之笙笛，勿辍。又闻庄先生者，治以喜乐之极而病者。庄切其脉，为之失声，佯曰：吾取药去。数日更不来，病者悲泣，辞其亲友曰：吾不久矣。庄知其将愈，慰之。诘其故，庄引《素问》曰：惧胜喜。此二人可谓得玄关者也。然华元化以怒郡守而几见杀；文挚以怒齐王而竟杀之。千万人中，仅得一两人，而反招暴祸。若乃医，本至精至微之术，不能自保，果贱技

也哉？悲夫！

三消之说当从火断二十七

八卦之中，离能烜②物；五行之中，惟火能焚物；六气之中，惟火能消物。故火之为用，燔木则消而为炭；焚土则消而为伏龙肝③；炼金则消而为汁；煅石则消而为灰；煮水则消而为汤；煎海则消而为盐；干汞则消而为粉；熬锡则消而为丹。故泽中之潦，涸于炎晖；鼎中之水，干于壮火。盖五脏，心为君火正化；肾为君火对化；三焦为相火正化；胆为相火对化。得其平，则烹炼饮食，糟粕去焉；不得其平，则燔灼脏腑，而津液竭焉。故入水之物，无物不长；入火之物，无物不消。夫一身之心火，甚于上为膈膜之消；甚于中，则为肠胃之消；甚于下，为膏液之消；甚于外为肌肉之消。上甚不已，则消及于肺；中甚而不已，则消及于脾；下甚而不已，则消及于肝肾；外甚而不已，则消及于筋骨。四脏皆消尽，则心始自焚而死矣。故《素问》有消瘅、消中、消渴、风消、膈消、肺消之说。消之证不同，归之火则一也。

故消瘅者，众消之总名；消中者，善饥之通称；消渴者，善饮之同谓。惟风消、膈消、肺消，此三说，不可不分。风消者，二阳之病。二阳者，阳明也。阳明者，胃与大肠也。心受之，则血不流，故女子不月；脾受之则味不化，故男子少精，皆不能成隐曲之事。火伏于内，久而不已，为风所鼓，消渴肠胃，其状口干，虽饮水而不咽，此风热格拒于贲门也。口

————

① 痏（wěi）：疮，伤口。此指穴位及针孔。

② 烜（xuǎn）：晒干。

③ 伏龙肝：即灶心土。

者，病之上源，故病如是。又《经》曰：二阳结，谓之消。此消乃肠胃之消也。其善食而瘦者，名曰食㑊，此消乃肌肉之消也。膈消者，心移热于肺，传为膈消。王太仆云：心肺两间中有斜膈膜，下际内连横膈膜。故心移热于肺，久久传化，内为膈热。消渴而多饮者，此虽肺金受心火之邪，然止是膈消，未及于肺也。故饮水至斗，亦不能已其渴也，其状多饮而数溲，或不数溲变为水肿者，皆是也。此消乃膈膜之消也。肺消者，心移寒于肺，肺主气，《经》曰："饮食入胃，游溢精气，上输于脾，脾之精气，上归于肺，通调水道，下输膀胱，水精四布，五经并行，以为常也。《灵枢》亦曰：上焦如雾，中焦如沤，下焦如渎。今心为阳火，先受阳邪，阳火内郁，火郁内传，肺金受制，火与寒邪，皆来乘肺，肺外为寒所薄，阳气得施，内为火所燥，亢极水复，故皮肤索泽而辟著，溲溺积湿而频并，上饮半升，下行十合。故曰：饮一溲二者，死。膈消不为寒所搏，阳气得宣散于外，故可治。肺消为寒所搏，阳气自溃于中，故不可治。此消乃消及于肺脏者也。又若脾风传之肾，名曰疝瘕。少腹冤热而痛，出白液，名曰蛊。王太仆云：消灼脂肉，如虫之蚀，日渐损削，此消乃膏液之消也。故后人论三焦，指以为肾消。此犹可治，久则变瘗，不救必死。此消乃消及于肾脏者也。

夫消者必渴。渴亦有三：有甘之渴，有石之渴，有火燥之渴。肥者令人内热，甘者令人中满，其气上溢，转为消渴。《经》又曰：味厚者发热。《灵枢》亦曰：咸走血，多食之人渴。咸入于胃中，其气上走中焦，注于肺，则血气走之，血与咸相得，则凝干而善渴。血脉者，中焦之道也。此皆肥甘之渴。夫石药之气悍，适足

滋热，与热气相遇，必内伤脾，此药石之渴也。阳明司天，四之气，嗌干引饮，此心火为寒水所郁故然；少阳司天，三之气，炎暑至，民病渴；太阳司天，甚则渴而欲饮，水行凌火，火气郁故然。少阴之复，渴而欲饮；少阳之复，嗌络焦槁，渴饮水浆，色变黄赤。又伤寒五日，少阴受之，故口燥舌干而渴。肾热病者，苦渴数饮，此皆燥热之渴也。故膏粱之人，多肥甘之渴、石药之渴；藜藿奔走之人，多燥热之渴。二者虽殊，其实一也。故火在上者，善渴；火在中者，消谷善饥；火在上中者，善渴多饮而数溲；火在中下[①]者，不渴而溲白液；火偏上中下者，饮多而数溲，此其别也。后人断消渴为肾虚，水不胜火则是也。

其药则非也，何哉？以八味丸治渴，水未能生而火反助也。此等本不知书，妄引王太仆之注"壮水之主，以制阳光；益火之源，以消阴翳"。但益心之阳，寒热通行，强肾之阴，热之犹可。岂知王太仆之意，以寒热而行之也！肾本恶燥，又益之以火，可乎？今代刘河间自制神芎丸，以黄芩味苦入心，牵牛、大黄驱火气而下，以滑石引入肾经。此方以牵牛、滑石为君，以大黄、黄芩为臣，以芎、连、薄荷为使，将离入坎，真得黄庭之秘旨也。而又以人参白术汤、消痞丸、大人参散、碧玉鸡苏散，数法以调之。故治消渴，最为得体。

昔有消渴者，日饮数升，先生以生姜自然汁一盆，置于密室中，具罌勺于其间，使其人入室，从而锁其门。病人渴甚，不得已而饮汁尽，渴减。《内经》"辛以润之"之旨。《内经》治渴，以兰除其陈气，亦辛平之剂也。先生之汤剂，虽用

① 下：库本为"上"。

此一味，亦必有旁药助之。初虞世曰：凡渴疾未发疮疡，便用大黄寒药利其势，使大困大虚自胜。如发疮疡，脓血流漓而飧，此真俗言也。故巴郡太守凑三黄丸能治消渴。余尝以膈数年不愈者，减去朴硝，加黄连一斤，大作剂，以长流千里水煎五七沸，放冷，日呷之数百次，以桂苓甘露散、白虎汤、生藕节汁、淡竹沥、生地黄汁，相间服之，大作剂料，以代饮水，不日而痊。故消渴一证，调之而不下，则小润小濡，固不能杀炎上之势；下之而不调，亦旋饮旋消，终不能沃膈膜之干；下之调之，而不减滋味，不戒嗜欲，不节喜怒，病已而复作。能从此三者，消渴亦不足忧矣！

况《灵枢》又说：心脉滑为善渴。《经》又曰：滑者阳气胜。又言：五脏脉，心脉微小为消瘅。又言：五脏脆为消瘅。又言：消瘅之人，薄皮肤而目坚固以深，长冲直扬①，其心刚。刚者多怒，怒则气逆②上，胸中蓄积，血气逆留，䐃皮充肌③，血脉不行，转而为热，热则消肌肤，故为消瘅。又言：五脏皆柔弱者，善病消瘅。夫柔弱者，必有刚强，刚强者多怒，柔弱者易伤也。余以是遂悟气逆之人，非徒病消渴。若寒薄其外，亦为痈肿、少气、狂、膈中、肺消、涌水者。热客其脏，则亦为惊衄、膈消、柔痓。虚，肠澼死；客其腑，则为癃、溺血、口糜、伏瘕、为沉、食㑊、辛頞鼻渊、衄衊瞑目。盖此二十一证，皆在气厥论中。《经》曰：诸逆冲上，皆属于火④。一言可了，善读书者，以是求之。

虫䘌之生湿热为主诀二十八

巢氏之衍九虫三䘌详矣。然虫之变，不可胜穷，要之皆以湿热为主，不可纯归三气虚与食生具。巢氏之衍九虫也，曰

伏、蛔、白、肉、肺、胃、弱、赤、蛲。伏虫，长四分，群虫之主也。蛔虫，长一尺，亦有长五六寸，其发动则腹中痛，发肿聚行⑤，往来上下，痛有休息，亦攻心痛，口喜吐涎，及吐清水，贯伤心则死。诊其脉，腹中痛，其脉法当沉弱，今脉反洪大，是蛔虫也。白虫，长一寸，相生子孙转大⑥，长四五尺，亦能杀人。寸白虫色白，头⑦扁小，因饮白酒，以桑枝贯牛肉炙食之，并生粟所成。又云：食生鱼后，即饮乳酪亦生。其发动则损人精气，腰脚疼。此虫长一尺，则令人死。肉虫，状如烂杏，令人烦满。肺虫，状如蚕，令人咳嗽。胃虫，状如虾蟆，令人呕逆吐喜哕。弱虫，状如瓜瓣，又名膈虫，令人多唾。赤虫，状如生肉，动则腹鸣。蛲虫至微，形如菜虫，居肚肠中，多则为痔，摇则为癞，因人疮处，以生痈、疽、癣、瘘、疠、痫、疥。䘌虫，无故⑧不为，人患亦不尽有，有亦不必尽多，或偏无者。此诸虫依肠胃之间，若人脏腑气实，则不为害，虚则侵蚀，随其虫之动，能变成诸疾也。

三䘌⑨者，湿䘌由脾胃虚为水湿所乘，腹内虫动，侵蚀成䘌，若上唇生疮，是虫蚀五脏，则心烦懊。若下唇生疮，是虫蚀下部，则肛门烂开。心䘌者，因虚而

---

① 冲直扬：眉毛竖起，目光直视。

② 逆：余本均无此字。

③ 䐃皮充肌：皮肤发胀，肌肉充塞。

④ 火：原本为"上"，据《内经》改。

⑤ 发肿聚行：余本均为"发作肿聚"。

⑥ 大：库本为"多"。

⑦ 头：余本为"形"。

⑧ 故：江本、成本为"所"。

⑨ 䘌：病名，指妇女阴户生疮。

动，攻食心，谓之心蛊。疳蟨①者有五，曰白、赤、蛲、蛊、黑。凡五疳，白者轻，赤者次，蛲者又次，蛊者又次，黑者最重。皆从肠里上食咽喉、齿龈，并生疮，下至谷道伤烂，下利脓血，呕逆，手足心热，腰脚痛，嗜卧。秋冬可，春夏甚。巢氏之论虫蛊为病之状固详矣。然虫之变此数者，天地之间，气之所至，百虫争出。如厥阴所至为毛化。其应春，其虫毛，其畜犬；其应夏，其虫羽，其畜马；其应长夏，其虫倮；其应秋，其虫介，其畜鸡；其应冬，其虫鳞，其畜彘。其畜犬鸡，其虫毛介；其畜彘，其虫羽鳞；其畜牛犬，其虫倮毛；其畜鸡羊，其虫介羽；其畜彘牛，其虫鳞倮。其脏肝脾，其虫毛介；其脏心肺，其虫羽鳞；其脏脾肾，其虫倮毛；其脏肺肝，其虫介羽；其脏肾心，其虫鳞倮。

地气制己胜，天气制胜己。天制色，地制形。色者，青、黄、赤、白、黑；形者，毛、羽、倮、介、鳞。其生也，胎卵湿化；其成也，跂行飞走。故五气、五味根于中，五色、五类形于外，而有一岁之中，互有胜复。故厥阴司天，毛虫静，羽虫育，介虫不成，居泉，毛虫育，倮虫耗，羽虫不育。少阴司天，羽虫静，介虫育，毛虫不成；居泉，羽虫育，介虫耗不育。太阴司天，倮虫静，鳞虫育，羽虫不成；居泉，倮虫育，鳞虫不成。少阳司天，羽虫静，毛虫育，倮虫不成；居泉，羽虫育，介虫耗，毛虫不育，阳明司天，介虫静，羽虫育，介虫不成；居泉，介虫育，毛虫耗，羽虫不成。太阳司天，鳞虫静，倮虫育；居泉，鳞虫耗，倮虫不育。如风胜则倮虫不滋。此之类也，皆五行之相克也。惟湿复则鳞见于陆，为湿土相克，水长则反增，水鳞虽灸，然见于陆则反当死，故不同也。切巢氏言，脾胃虚而

为水湿所乘者，非也。乃脾胃大甚热为水湿多也。以《玄珠》考之，虫得木之气乃生，得雨之气乃化，以知非厥阴风木之气不生，非太阴湿土之气不成。岂非风木主热，雨泽主湿所致耶？

故五行之中皆有虫，惟金之中其虫寡。冰之中无虫。且诸木有蠹，诸果有螟，诸菜有虫，诸菽有蚄，五谷有螟螣蟊蟝，麦朽蛾�，粟破虫出，草腐而萤蚊，粪积而游蛴。若此者，皆木之虫也。烈火之中有鼠，烂灰之中有蝇。若此者，皆火之虫也。土中盘蛇，坏中走蚓，穴蚁墙蝎，田蝼崖蝎。若此者，皆土之虫也。科斗孕于古池，蛭马跃于荒湫，鱼满江湖，蛟龙藏海。若此者，皆水中之虫也。

昔有冶者，碎一破釜，将入火炉，其铁断处，窠臼中有一虫，如米中虫，其色正赤，此釜烹饪，不啻千万，不知何以生了？不可晓，亦金火之气也。惟冰之中，未尝见虫焉。北方虽有冰鼠，止是食冰，非生于冰也。乃知木火属春夏，湿土属季夏，水从土化，故多虫；金从秋气，水从冬气，故无虫焉。若以生物有被，曲有曲虫，酱有酱虫，醯有醯虫，饮食停久皆有虫。若以为动物不生虫，如户枢不蠹之类。然动劳之人亦有虫，岂有不动者耶？且文籍衣服，故不阅不衣而不蠹。然非经季夏阴注，或暴干不待冷，纳于笥中，亦不生虫蠹也。或瓮傍地湿，鼠妇来朋，墙下壤干，狗蚤居中，岂均生于湿耶？盖蚤虽不生于湿，亦有生于冬。热则虫生，寒则不生，理故然也。

夫虫之所居，必于脾胃深处。药之所过，在于中流。虫闻药气而避之，群者安得取之？予之法，先令饥甚，次以槟榔、

---

① 疳蟨：即鼻疳。由乳食不周，上焦积热，壅滞肺中而起。

雷丸为引，予别下虫药，大下十数行，可以搐而空。澭上张子政用此法，下虫数百，相唧长丈余。若夫疮久而虫蛆者，以木香槟榔散，敷之神良。别有坠蛆之药，皆具方中，此不具陈也。

补论二十九

予幼岁留心于医，而未尝见其达者。贞祐间，自沃来河之南，至顿丘而从游张君仲杰之县舍，得遇太医张子和先生，诲仲杰以医，而及于游公君宝及不肖。猗欤大哉，先生之学！明妙道之渊源、造化之根本，讲五运之抑郁发越、六气之胜复淫郁，定以所制之法，配以所宜之方。准绳既陈，曲直自正；规矩既设，方圆自成。先生之学，其学者之准绳规矩欤！虽为人天师可也。望而知之，以尽其神；闻而知之，以尽其圣；问而知之，以尽其工；切而知之，以尽其巧。何假饮上池之水，而照见人五脏乎？一目而无余矣！

至约之法，其治有三；所用之药，其品有六；其治三，则汗、下、吐；其品六，则辛、甘、酸、苦、咸、淡也。虽不云补，理实具焉。予恐人之惑于补而莫之解，故续补说于先生汗、下、吐三论之后。我辈所当闻，医流所当观，而人之所当共知也。

予考诸经，检诸方，试为天下好补者言之。夫人之好补，则有无病而补者，有有病而补者。无病而补者谁与？上而缙绅之流，次而豪富之子。有金玉以荣其身，刍豢①以悦其口；寒则衣裘，暑则台榭；动则车马，止则裀褥；味则五辛，饮则长夜。醉饱之余，无所用心，而因致力于床第，以欲竭其精，以耗散其真，故年半百而衰也。然则奈何？以药为之补矣！或咨诸庸医，或问诸游客。庸医故要用相求，以所论者轻，轻之则草木而已，草木则苁

蓉、牛膝、巴戟天、菟丝之类；游客以好名自高，故所论者重，重之则金石而已，金石则丹砂、起石、硫黄之类。吾不知此为补也，而补何脏乎？

以为补心耶？而心为丁火，其经则手少阴，热则疮疡之类生矣！

以为补肝耶？肝为乙木，其经则足厥阴，热则掉眩之类生矣！

脾为己土，而经则足太阴，以热补之，则病肿满。

肺为辛金，而经则手太阴，以热补之，则病愤郁。

心不可补，肝不可补，脾不可补，肺不可补，莫非为补肾乎？人皆知肾为癸水，而不知经则子午君火焉。补肾之火，火得热而益炽；补肾之水，水得热而益涸。既炽其火，又涸其水，上接于心之丁火，火独用事，肝不得以制脾土，肺金不得以制肝木。五脏之极，传而之六腑；六腑之极，遍而之三焦，则百病交起，万疾俱生。小不足言，大则可惧。不疽则中，不中则暴喑而死矣。以为无病而补之者所得也。

且如有病而补之者谁欤？上而仕宦豪富之家，微而农商市庶之辈。呕而补，吐而补，泄而补，痢而补，疟而补，咳而补，劳而补，产而补。呕吐则和胃丸、丁沉煎；泻痢，豆蔻丸、御米壳散；咳不五味，则宁神散，劳，不桂附，则山药；产，不乌金，则黑神，吾不知此为补，果何意耶？殊不知呕得热而愈酸，吐得热而愈暴，泄得热而清浊不分，痢得热而休息继至，疟得热而进不能退，咳得热而湿不能除，劳得热而火益烦，产得热而血愈崩。盖如是而死者八九，生者一二。死者枉，生者幸。幸而一生，憔悴之态，人之

---

① 刍豢：此泛指家畜。

所不堪也。视其寒，用热以补之矣。若言其补，则前所补者，此病何如？

予请为言补之法。大抵有余者损之，不足者补之，是则补之义也。阳有余而阴不足，则当损阳而补阴；阴有余而阳不足，则当损阴而补阳。热则芒硝、大黄，损阳而补阴也；寒则干姜、附子，损阴而补阳也。岂可以热药而云补乎哉？而寒药亦有补之义也。《经》曰："因其盛而减之，因其衰而彰之。"此之谓也。或曰：形不足者，温之以气；精不足者，补之以味。执此温补二字，便为温补之法，惟用温补之药。且温补二字，特为形精不足而设，岂为病不病而设哉？虽曰温之，止言其气；虽曰补之，止言其味。曷尝言热药哉？至于天之邪气，感则害人五脏，实而不满，可下而已；水谷之寒热，感则害人六腑，满而不实，可吐而已；地之湿气，感则害人皮肉筋脉，邪从外入，可汗而已。然发表不远热，而无补之意。

人之所禀，有强有弱。强而病，病而愈，愈而后必能复其旧矣；弱而病，病而愈，愈而后不必复其旧矣。是以有保养之说。然有是说，热药亦安所用哉？慎言语，节饮食是矣。以日用饮食言之，则黍稷禾麦之余，食粳者有几？鸡豚牛羊之余，食血者有几？桃杏李梅之余，食梨者有几？葱韭薤蒜之余，食葵者有几？其助则姜桂椒莳，其和则盐油醯酱，常而粥羹，别而焦炒，异而烧炙，甚则以五辣生鲊。而荐酒之肴，以姜醋羹羊，而按酒之病，大而富贵，比此尤甚，小而市庶，亦得以享，此吾不知何者为寒，何物为冷，而以热药为补哉？日用饮食之间，已为太过矣！尝闻人之所欲者生，所恶者死，今反忘其寒之生，甘于热之死，则何如？由其不明《素问》造化之理，《本草》药性之源，一切委之于庸医之手。医者曰：寒

凉之药，虽可去疾，奈何腑脏不可使之久冷，脾胃不可使之久寒，保养则固可温补之是宜。斯言方脱诸口，已深信于心矣。如金石之不可变，山岳之不可移，以至于杀身而心无少悔。呜呼！医者之罪，固不容诛；而用之者，亦当分受其责也。病者之不诲，不足怪也。而家家若是，何难见而难察耶？人惟不学故耳！

亦有达者之论，以《素问》为规矩准绳，以《本草》为斤斧法则矣。其药则寒凉，其剂则两，其丸则百。人之闻者，如享美馔而见蛆蝇，惟恐去之不亟也，何哉？而所见者丘垤，及见谈泰山则必骇，不取唾而远则幸矣，尚敢冀其言之能从乎？兹正之所以难立，而邪之所以易行也。吾实忧之。且天下之不知，过不在天下而已。在医流尚不知，何责于天下哉？噫！春秋之法，责贤不责愚。所谓我辈者，犹且弃道学之本源而拘言语之末节，以文章自富，以谈辨自强，坐而昂昂，立而行行，阔其步，翼其手，自以为高人而出尘表，以天下聪明莫己若也，一旦疾之临身，曚然无所知。茫若扪风[1]之不可得，迷若捕影之不可获。至于不得已，则听庸医之裁判。疾之愈则以为得人，不愈则以为疾之既极，无可奈何，委之于命而甘于泉下矣！呜呼！实与愚夫殆去相远，此吾所以言之喋喋也。然而未敢必其听之何如耳！虽然吾之说非止欲我辈共知，欲医流共知，欲天下共知也。我辈共知，医流共知，天下共知，惬吾之意，满吾所望矣！

水解三十

余昔访灵台间太史，见铜壶之漏水焉。太史召司水者曰：此水已三环周，水

滑则漏迅，漏迅则刻差，当易新水。余划然而悟曰：天下之水，用之灭火则同，濡槁则同。至于性从地变，质与物迁，未尝罔焉。故蜀江濯锦则鲜，济源烹楮则溫。南阳之潭渐于菊，其人多寿；辽东之洞通于参，其人多发。晋之山产矾石，泉可愈痘；戎之麓伏硫黄，汤可浴疠。扬子宜荈，淮菜宜醪。沧卤能盐，阿井能胶。澡垢以污，茂田以苦。瘿消于藻带之波，痰破于半夏之洳①。冰水咽而霍乱息，流水饮而癃闭通。雪水洗目而赤退，咸水濯肌而疮干。菜之以为蔷，铁之以为浆，曲之以为酒，柏之以为醋。千派万种，言不容尽。

至于井之水，一也，尚数名焉，况其他者乎？及酌而倾曰"倒流"，出甃②未放曰"无根"；无时初出曰"新汲"，将旦首汲曰"井华"。夫一井之水，而功用不同，岂烹煮之间，将行药势，独不择夫水哉？昔有患小溲闭者，众工不能瘥，予易之长川之急流，取前药而沸之，一饮立溲。元③畴闻之曰：精乎哉，论也！近读《灵枢经》，有半夏汤治不瞑，以流水千里外者八升，扬之万遍，取其清五升，炊以苇薪火，正与此论合。乃知子和之与医，触一事一物，皆成治法。如张长史草书妙天下，得之公孙剑器，用心亦劳矣。后之用水者，当以子和之言为制。余于是乎作水解。

----

① 洳：本指水名，此指药物的水煎液。
② 甃（zhòu）：井。
③ 元：江本为"九"。

儒门事亲卷四

风　一

夫风者，厥阴风木之主也。诸风掉眩，风痰风厥，涎潮不利，半身不遂，失音不语，留饮飧泄，痰实呕逆，旋运，口㖞抽搦，僵仆目眩，小儿惊悸狂妄，胃脘当心而痛，上支两胁，咽膈不通，偏正头痛，首风沐风①，手足挛急，肝木为病，人气在头。

防风通圣散　防风天麻汤　防风汤
祛风丸　排风汤　小续命汤　消风散

暑　二

夫暑者，为少阴君火之主也。诸痛痒疮疡，痈疽肿毒，及胃烦热，嗌干咳喘，唾血泄血，胕肿，肩胛皆内痛，心痛，肺胀，腹胀，郁闷。风温病多发，风伤于荣，温伤于卫。血为荣，气为卫。其脉两手多沉，自汗出，身重，多睡必鼾。三日以里，且宜辛凉解之，或辛温解之。如不已，表②证未罢，大不可下，如下则胃中虚空。四日之外，表热入里，则谵语口干，发疹潮热，直视失溲者，十死八九。肺金为病，人气在胸③。及小儿疮疹丹熛，但发人气在腹。

白虎汤　桂苓甘露散　化痰玉壶丸
益元散　玉露散　石膏散

湿　三

夫湿者，为太阴湿土之主也。诸湿肿满，霍乱泄注，胕肿骨痛，及腰膝头项痛，风痹痿厥，唾有血，心悬如饥，热痛始作。三阳受之，一日太阳，二日阳明，三日少阳，可汗而已。如四日太阴，五日少阴，六日厥阴，可下而已。或七日不愈，再传至十三日，大邪皆去，六经悉和则愈矣，肾水为病。

五苓散　葶苈木香散　白术木香汤
益元散　大橘皮汤　神助散　桂苓白术丸

火　四

夫火者，少阳相火之主也。诸暴死，发热恶寒，痛病大作，传为水肿，面黄身痿，泄注脓血，赤白为利，痈肿疽毒，丹熛疡疹，小儿疳泻，腹胀，暴下如水，心胸中热，甚则衄衊，胸胁皆痛，耳聋口苦舌干，与脏毒下血，米谷不化，肠鸣切痛，消渴上喘，肺金为病。

凉膈散　黄连解毒汤　泻心散　神芎丸　八正散　调胃散　调胃承气汤

燥　五

夫燥者，是阳明燥金之主也。诸气愤郁，肠胃干涸，皮肤皴揭，胁痛，寒疟，喘咳，腹中鸣，注泄鹜溏④，胁肋暴痛，不可反侧，嗌干面尘，肉脱色恶，及丈夫癫疝，妇人少腹痛，带下赤白，疮疡痤

---

① 沐风：因洗头发受风而发病。
② 表：库本为“里”。
③ 人气在胸：肺金发病时，多发于胸部。
④ 鹜溏：指大便溏泄，状如鸭粪。

疬，喘咳潮热，大便涩燥，及马刀挟瘿之疮，肝木为病。

神功丸　脾约丸　麻仁丸　润体丸四生丸

寒　六

夫寒者，是太阳寒水之主也。诸寒冷湿痹，肘臂挛急，秋湿既多，寒咳为嗽。痰厥心痛，心中澹澹大动，胸胁胃脘痛不可食，食已不饥，吐利腥秽，屈伸不便，上下所出不禁[1]，目盲，坚痞，色炱[2]，渴而饮冷积水，足浮肿，囊缩，四肢冷，爪甲青，心火为病。

姜附汤　四逆汤　二姜汤　术附汤大已寒丸　理中汤

解利伤寒七

夫冒风、时气、温病、伤寒，三日以里，头痛身热恶寒，可用通圣散、益元散各五七钱，水一大碗，入生姜十余片，葱白连须者十余茎，豆豉一撮，同煎三五沸，去滓，稍热，先以多半投之；良久，用钗子于咽喉中探引吐了，不宜漱口；次用少半，亦稍热投之，更用葱醋酸辣汤投之，衣被盖覆，汗出则愈矣。如遇世乱，《内经》曰：岁火太过，炎暑流行，火气太盛，肺金受邪，上应荧惑，大而明现，若用辛凉之剂解之，则万举万全也。若遇治世人安，可用升麻汤、葛根汤、败毒散，辛温之剂解之。亦加葱根白、豆豉，上涌而表汗。《内经》曰：因其轻而扬之。扬者，发也。吐汗发扬寒热之邪。既吐汗之后，必大将息，旬日之后，其邪不复作也。

又一法，或于无药之处，可用酸虀汁一大碗，煎三五沸，去菜叶，猛服讫；少间，用钗子咽喉中探引吐了，如此三次；后煎葱酸辣汤投之，以衣被盖覆，汗出则

解。《内经》曰：酸苦涌泄为阴。涌者，吐也。伤寒三日，头痛身热，是病在上也。在上者，固宜涌之，然后以淡浆粥养之，一二日则愈矣。

又一法，可用不卧散解之，于两鼻内闻之，连嚏喷三二十次，以衣被盖覆。用此药时，当于暖室中，嚏罢，以酸辣浆粥投之，汗出如洗。嚏喷者，用吐法也。此法可与双解散为表里也。

又有导引一法，可于一间[3]处用之。先教病人盘脚而坐，次用两手交十指，攀脑后风池风府，二穴乃是风门也；向前叩首，几至于地，如此连点一百二十数；急以葱醋粥辛辣汤投之，汗出立解。

伤寒、温疫、时气、冒风、中暑，俱四时不正之气也。人若初感之，皆头痛、恶寒、身热，及寒热往来，腰脊强，是太阳经受之也。《内经》曰：可先治外而后治内。先用生姜、葱白、豆豉煎双解散，上涌及汗出则解。如不解者，至五六日，或不大便，喘满谵语实热，两手脉沉，可用调胃、大小承气汤下之，慎不可用银粉、巴豆霜、杏仁、芫花热药，下之则必死。此先治外，而后治内也。如大汗之后，慎不可食葵羹、藿菜及羊、猪、鸡、犬、鱼、兔等肉。惟不先明，必致重困，后必难治也。伤寒七八日，发黄有斑，潮热腹满者，或痰实作止，虽诸承气汤下过者，仲景曰：寸口脉浮滑者，可用瓜蒂散吐之。然伤寒寸口脉浮滑者可用，杂病寸口脉沉者可吐。叔和云：寸脉沉兮胸有痰。启玄子曰：上盛不已，吐而夺之是也。

---

① 上下所出不禁：泪、涎、涕增多，大小便失禁。

② 炱：此指面色晦暗。

③ 间：璧本为"闲"。

风　八

夫中风，失音闷乱，喝斜口眼。《内经》曰：风之为病，善行而数变。故百病皆生于风也。可用三圣散吐之。如不省人事，牙关紧闭，粥菜不能下者，煎三圣散，鼻内灌之，吐出涎，口自开也。次服通圣散、凉膈散、大人参半夏丸、桂苓甘露散等，大忌鸡、猪、鱼、兔、酒、醋、荞面动风引痰之物。吐痰之法，在方论中。

头风眩运，手足时复麻痹，胃脘发痛，心腹满闷，按之如水声，可用独圣散吐之。吐讫，可服辛凉清上之药。仲景曰：此寒痰结于胸中之致然也。

痹　九

夫大人小儿，风、寒、湿三气，合而为痹。及手足麻木不仁者，可用郁金散吐之。吐讫，以导水丸、通经散泄之。泄讫，以辛温之剂发散汗出，则可服当归、芍药、乳没行经和血等药。如不愈，则便不宜服此等药。

痿　十

夫男女年少，面黄身热肌瘦，寒热往来如疟，更加涎嗽不止，或喘满面浮，此名曰肺痿。可用独圣散吐之。吐讫，次用人参柴胡饮子、小柴胡饮子，加当归、桂苓甘露散之类。《内经》曰：男女之病皆同也。男子精不足，是味不化也；女子血不流，是气不用也。又曰：形不足者，温之以气；精不足者，补之以味是也。

厥　十一

夫厥之为病，手足及膝下或寒或热也。举世传为脚气寒湿之病，岂知《内经》中本无脚气。阳气衰于下，则为寒厥；阴气衰于下①，则为热厥。热厥为手足热，寒厥为手足寒也。阳经起于足指之表，阴经起于足心之下。阳气胜则足下热，阴气胜则足下寒。热厥者，寒在上也；寒厥者，热在上也。寒在上者，以温剂补肺金；热在上者，以凉剂清心火则愈矣。若尸厥、痿厥、风厥、气厥、酒厥，可以涌而醒，次服降火益水、和血通气之药，使粥食调养，无不瘥者。若其余诸厥，仿此行之，慎勿当疑似之间，便作风气，相去邈矣。

痫　十二

夫痫病不至于目瞪如愚者，用三圣散投之。更用大②盆一个，于暖室中，令汗、下、吐三法俱行。次服通圣散，百余日则愈矣。至于目瞪愚者，不可治。《内经》曰：神不得守，谓神乱也。

疟　十三

夫富贵膏粱之人病疟，或间日，或频日，或作热，或作寒，或多寒少热，或多热少寒，宜以大柴胡汤下之。下过三五行。次服白虎汤、玉露散、桂苓甘露散之类。如不愈者，是积热大甚，宜以神芎藏用丸、三花神祐丸、调胃承气汤等药，大作剂料下之。下讫，以长流水煎五苓散服之，或服小柴胡汤数服亦可。如不愈，复以常山散吐之；后服凉膈散、白虎汤之类，必愈矣。大忌热面及羊肉、鸡、猪、鱼、兔等物。如食之，疟疾复作，以致不救。

贫贱刍荛之人病疟，以饮食疏粝，衣服寒薄，劳力动作，不可与膏粱之人同法而治。临发日，可用野夫多效方、温脾散

① 下：江本、库本为"上"。
② 大：江本、璧本为"火"。

治之。如不愈，用辰砂丹治之则愈矣。如服药讫，宜以长流水煎白虎汤、五苓散服之，不宜食热物及燥热之药，以疟疾是伤暑伏热之故也。《内经》曰：夏伤于暑，秋必痎疟。可不信哉！忌物同前。

泄利十四

夫大人小儿暴注，泻水不已。《内经》曰：注，下也。注下者，水利也。火运太过之病，火主暴逆之故也。急宜用水调桂苓甘露散、五苓散、益元散，或以长流水煎过，放冷服则愈。慎不可骤用罂粟壳、干姜、豆蔻、圣散子之类，纵泻止则肠胃不通，转生他疾。止可以分阴阳，利水道而已。

疳利十五

夫病疳利①，米谷不化，日夜无度，腹中雷鸣，下利完谷出。可用导水丸、禹功散。泻讫一二日，可服胃风汤。不愈则又可与桂枝麻黄汤，发汗则愈矣。《内经》曰：久风入中为肠澼、飧泄。启玄子云：风在肠中，上熏于胃，所食不化而出。又云：飧泄者，是暮食不化也。又《经》云：春伤于风，夏必飧泄。故可汗而愈。《内经》曰：风随汗出，痛随利减。若服豆蔻、罂粟壳之类，久而不辍，则变为水肿，以成不救也。

脏毒下血十六

夫脏毒下血，可用调胃承气汤加当归。泻讫，次用芍药柏皮丸、黄连解毒汤、五苓、益元各停②，调下五七钱服之。《内经》曰：肠澼便血何如？答曰：澼者，肠间积水也。身热则死，寒则生。热为血气败，故死；寒为荣气在，则生。七日而死者，死于火之成数也。

下利脓血十七

夫下利脓血，腹痛不止，可用调胃承气汤，加生姜、枣煎。更下藏用七八十丸，量虚实加减。泻讫，次用长流水，调五苓散五七钱，或加灯芯煎，调下亦得。调益元散五七钱亦可。大忌油腻一切热物则愈矣。

水泄不止十八

夫男子妇人，病水湿泻注不止，因服豆蔻、乌梅、姜附峻热之剂，遂令三焦闭涩，水道不行，水满皮肤，身体否肿，面黄腹大，小便赤涩，两足按之陷而复起。《内经》曰：诸湿肿满，皆属脾土。可用独圣散吐之。如时月寒凉，宜于暖室不透风处，用火一盆，以借火力出汗。次以导水禹功散，量虚实泻十余行，湿去肿减则愈矣，是汗、下、吐三法齐行。既汗、下、吐讫，腑脏空虚，宜以淡浆粥养肠胃二三日。次服五苓散、益元散同煎，灯心汤调下。如势未尽，更宜服神助散，旧名葶苈散，可以流湿润燥，分阴阳，利小便。不利小便，非其法也。既平之后，宜大将息。忌鱼、盐、酒、肉、果木、房室等事，如此三年则可矣。如或不然，决死而不救也。

痔漏肿痛十九

夫痔漏肿痛，《内经》曰：因而大饱，筋脉横解，肠澼为痔。痔而不愈，变而为漏③，同治湿法而治之。可先用导水丸、禹功散；泻讫，次服枳壳丸、木香槟榔丸；更加以葵羹、菠菜、猪羊血等，通利

---

① 疳利：病名。因疳疾而致泄泻。
② 停：江本、成本为"散"。
③ 漏：同"瘘"。

肠胃。大忌房室，鸡、鱼、酒、醋等物勿食之。

霍乱吐泻二十

夫霍乱吐泻不止者，可用五苓散、益元散各停，冰水调下五七钱。如无冰水，可用新汲水调下桂苓甘露散、玉露散、清凉饮子，调下五七钱。或香薷汤调下五七钱亦可。如无以上诸药，可服地浆三五盏亦可。地浆者，可于净地掘一井子，用新汲水一桶，并于井子搅令浑，候澄清。连饮三五盏立愈。大忌白术汤、姜桂乌附、种种燥热之药。若服之则必死矣。巢氏云：霍者，挥霍而成疾；乱者，阴阳乱也。皆由阴阳清浊二气相干故也。

大便涩滞二十一

夫老人久病，大便涩滞不通者，可服神功丸、麻仁丸、四生丸则愈矣。时复服葵菜、菠菜、猪羊血，自然通利也。《内经》云：以滑养窍是也。此病不愈，令人失明也。

五种淋沥二十二

夫大人小儿病沙石淋，及五种淋沥闭癃，并脐腹痛，益元散主之，以长流水调下。八正散、石韦散依方服用。此三药皆可加减服之。

酒食不消散二十三

夫一切冷食不消，宿酒不散，亦同伤寒，身热恶寒，战栗，头项痛，腰脊强及两手脉沉，不可用双解，止可用导饮丸五六十丸，量虚实加减，利五七行。所伤冷食宿酒，若推尽则头痛等病自愈也。次以五苓散、生姜、枣，长流水煎服，五六服。不可服酒症进食丸，此药皆犯巴豆，有热毒之故也。

酒食所伤二十四

夫膏粱之人，起居闲逸，奉养过度，酒食所伤，以致中脘留饮胀闷，痞膈醋心，可服木香导饮丸以治之。

夫刍荛之人，饮食粗粝，衣服寒薄，劳役动作，一切酒食所伤，以致心腹满闷，时呕酸水，可用进食丸治之。

沉积水气二十五

夫一切沉积水气，两胁刺痛，中满不能食，头目眩者，可用茶调散，轻涌讫冷涎一二升，次服七宣丸则愈矣。木香槟榔丸、导饮丸亦妙。不可用巴豆银粉等药。

诸积不化二十六

夫诸积不化，可服无忧散，每月泻三五次。可用桂苓白术丸散，妙功丸。大忌生硬黏滑动风发热等物。

骨蒸热劳二十七

夫男子妇人，骨蒸热劳，皮肤枯干，痰唾稠黏，四肢疼痛，面赤唇干烦躁，睡卧不宁，或时喘嗽，饮食少味，困弱无力，虚汗黄瘦等疾，《内经》曰：男子因精不足而成；女子因血不流而得也。可先以茶调散轻涌讫；次以导水禹功散，轻泻三两行；后服柴胡饮子、桂苓甘露散、搜风丸、白术调中汤、木香槟榔丸、人参犀角散之类，量虚实选而用之。如咯血、吐血、便血，此乃亡血也，并不宜吐，吐之则神昏。《内经》曰：血者，人之神也。故亡血则不宜吐。慎不可服峻热姜附之药。若服之则饮食难进，肌肉消削，转成危笃也。五劳之病，乃今人不明发表攻里之过也。大忌暑月于手腕、足外踝上着灸。手腕者，阳池穴也，此穴皆肌肉浅薄之处，灸疮最难痊。可及胸，次中脘、脐下、背俞、三里等穴，或有灸数十者，及以燔针，终无一效，病人反受苦，可不思之？劳疾多馋，所思之物，但可食者，宜《食疗本草》而与之。菠菜、葵羹，冰水、凉物，慎不可禁，以图水谷入胃，脉道乃行也。若过忌慎，则胃口闭，胃口闭则形必瘦，形瘦脉空，乃死之候也。诸劳皆可仿此。

虚损二十八

夫病人多日虚损无力，补之以无比山药丸则愈矣。

上喘中满二十九

夫上喘中满，醋心腹胀，时时作声，痞气上下，不能宣畅。叔和云：气壅三焦不得昌是也。可用独圣散吐之。吐讫，次用导水禹功，轻泻三五行。不愈，更以利膈丸泻之，使上下宣通，不能壅滞。后服平胃散、五苓散、益元散、桂苓甘露散、三和散、分阴阳、利水道之药则愈。

一切涎嗽三十

夫富贵之人，一切涎嗽，是饮食厚味，热痰之致然也。先用独圣散吐之；吐讫，可服人参散、通圣散加半夏，以此止嗽；更服大人参半夏丸，以之化痰也。大忌酸咸油腻生硬热物也。

咳嗽三十一

夫贫难之人咳嗽，内外感风冷寒湿之致然也。《内经》曰：秋伤于湿，冬生咳嗽。可服宁神散、宁肺散，加白术之类则愈矣。忌法同前。

咳逆三十二

夫男子妇人咳逆，俗呼曰呃忒①，乃阴阳不和也。乃伤寒亦有咳逆者，并可用既济散治之。忌寒热物，宜食温淡物，以养胃气耳。

风痰三十三

夫风痰酒痰，或热在膈上，头目不清，涕唾稠黏，或咳嗽上喘，时发潮热，可用独圣散吐之。吐讫，可服搜风丸、凉膈散之类。《内经》曰：流湿润燥是也。

咯血衄血嗽血三十四

夫男子妇人，咯血、衄血、嗽血、咳脓血，可服三黄丸、黄连解毒汤、凉膈散，加桔梗、当归，大煎剂料，时时呷之。《内经》曰：治心肺之病最近，药剂不厌频而少，时时呷之者是也。

消渴三十五

夫三消渴，《内经》曰：三消渴者，肺消、膈消、风消也。右以缲丝煮茧汤，澄清，顿服之则愈；或取生藕汁，顿服之亦愈矣。

雷头三十六

夫雷头②懒干③，乃俗之谬名也。此疾是胸中有寒痰，多沐之致然也。可以茶调散吐之；吐讫冷痰三二升；次用神芎丸，下三五行；然后服愈风饼子则愈矣。雷头者，是头上赤、肿核，或如生姜片、酸枣之状，可用鈹针刺而出血，永除根本也。

头痛不止三十七

夫头痛不止，乃三阳之受病也。三阳

①　呃忒：即呃逆。
②　雷头：即雷头风。多因风邪外袭，或痰热生风所致。
③　干：库本为"于"。

者，各分部分：头与项痛者，是足太阳膀胱之经也；攒竹痛，俗呼为眉楞痛者是也；额角上痛，俗呼为偏头痛者，是少阳经也；如痛久不已，则令人丧目。以三阳受病，皆胸膈有宿痰之致然也。先以茶调散吐之；后以香薷饮、白虎汤投之则愈。然头痛不止，可将葱白须豆豉汤吐之。吐讫，可服川芎、薄荷，辛凉清上，搜风丸、香芎散之类。仲景曰：葱根、豆豉，亦吐伤寒头痛。叔和云：寸脉急而头痛是也。

两目暴赤三十八

夫两目暴赤，发痛不止，可以长流水煎盐汤吐之。次服神芎丸、四物汤之类。《内经》曰：暴病皆属火也。又曰：治病有缓急，急则治其标，缓则治其本。标者，赤肿也；本者，火热也。以草茎①鼻中，出血最妙。

目肿三十九

夫目暴赤肿痛，不能开者，以清金散鼻内搐之，鼻内出血更捷。

病目经年四十

夫病赤目，经年不愈者，是头风所加之，令人头痛。可用独圣散、八正散之类。赤目肿作，是足厥阴肝经有热。利小便能去肝经风热也。

风冲泣下四十一

夫风冲泣下者，俗呼风冷泪者是也。《内经》曰：太阳经不禁固也。又曰：热则五液皆出。肝热，故泪出。风冲于外，火发于内，风火相搏，由此而泣下也。治之以贝母一枚，白腻者，胡椒七粒，不犯铜铁，研细，临卧点之，愈。

风蛀牙疼四十二

夫风蛀牙疼久不愈者，用针插巴豆一枚，于灯焰上燎，烟未尽急存性，于牙窝根盘上熏之则愈。

口疮四十三

夫大人小儿口疮唇紧，用酸浆水洗去白痂，临困点绿袍散。如或不愈，贴赴筵散。又不愈，贴铅白霜散则愈。

喉闭四十四

夫男子妇人，喉闭肿痛不能言，微刺两手大拇指，去爪甲如韭叶，是少商穴。少商是肺金之井穴也，以锎针刺，血出立愈。如不愈，以温白汤口中含漱，是以热导热也。

瘿四十五

夫瘿囊肿闷，嵇叔夜《养生论》云：颈如险而瘿，水土之使然也。可用人参化瘿丹，服之则消也。又以海带、海藻、昆布三味，皆海中之物，但得三味，投之于水瓮中，常食，亦可消矣。

背疽四十六

夫背疮初发，便可用藏用丸、玉烛散，大作剂料，下脏腑一二十行。以②锎针于肿嫩处乱刺血出，如此者三。后以阳起石散傅之。不可便服内托散，内犯官桂，更用酒煎。男子以背为阳，更以热投热，无乃太热乎？如疮少愈，或疮口未合，疮痂未敛，风痒时作，可服内托散，以辟风邪耳！

---

① 茎：此指刺入。
② 以：璧本、库本为"次以"。

瘰疬四十七

夫人头目，有疮肿瘰疬，及胸臆胠[①]胁之间，或有疮痂肿核不消，及有脓水不止，可用沧盐一二两炒过，以长流水一大碗煎，放温，作三五次，顿服讫。候不多时，于咽喉中探引，吐涎三二升。后服和血通经之药，如玉烛散、四物汤之类是也。《内经》曰：咸味涌泄为阴。涌者，吐也；泻者，泄也。《铜人》曰：少阳起于目锐眦，行耳后，下胁肋，过期门。瘰疬结核，马刀挟瘿，是少阳胆经多气少血之病也。

便痈四十八

夫便痈者，乃男子之疝也，俗呼为便痈。言于不便处害一痈，故名便痈也。便痈者，谬名也，《难》《素》所不载也。然足厥阴肝之经络，是气血行流之道路也。冲、任、督脉，亦属肝经之旁络也。《难经》曰：男子有七疝是也。便痈者，血疝也。治之以导水丸、桃仁承气汤，或抵当汤投之，同瘀血不散而治，大作剂料，峻泻一二十行；次以玉烛散，和气血，通经络之类则是也。世之多用大黄、牡蛎而已。间有不愈者，是不知和血通经之道也。

恶疮四十九

夫一切恶疮久不愈者，以木香槟榔散贴之则愈。

下疳五十

夫下疳[②]久不愈者，俗呼曰臊疳是也。先以导水、禹功，先泻肝经，外以木香散傅之，日上三两度，然后服淡粥，一二日则止。

----

① 胠：腋下胁上的空软部位。
② 下疳：即梅毒。

儒门事亲卷五

疮疖瘤肿五十一

夫大人疮疖，小儿赤瘤，肿发之时，疼痛不止。《内经》曰：夫诸痛痒疮疡，皆生于心火。可用一咒法禁之。法者，是心法。咒曰：

龙鬼流兮诸毒肿，痈疮脓血甚被痛。忘心称意大悲咒，三唾毒肿随手消。

上一气念咒三遍，望日月灯火取气一口，吹在疮肿丹瘤之上，右手在疮上虚收虚撮三次，左手不动，每一气念三遍，虚收虚撮三次，百无禁忌。如用之时心正为是。此法得于祖母韩氏。相传一百余年，用之救人，百发百中。若不食荤酒之人，其法更灵。病疮肿者，大忌鸡、猪、鱼、兔，发热动风之物。此法不得轻侮，无药处可用之。

疮肿丹毒五十二

夫大人小儿，疮肿丹毒，发热疼痛不止者，又有一法：面北端，想北海雪浪滔天，冰山无际，大寒严冷之气，取此气一口，吹在疮肿处立止。用法之人，大忌五辛之菜，五厌之肉。所病之人，切忌鸡、猪、鱼、兔、酒、醋、湿面等物。无药之处，可用此法救之。

冻疮五十三

夫冻疮者，因寒月行于冰雪中而得之。有经年不愈，用陂野中净土曝干，以大蒜捣如泥，和土捏作饼子，如大观钱厚薄，量疮口大小而贴之；泥饼子上，以火艾灸之，不计艾壮数多少，以泥干为度。去干饼，以换湿饼，贴定灸之，不问灸数多少，有灸一二日者，直至疮痂内觉痒微痛，是冻疮活也。然后不[1]含浆水澄清，用鸡翎一二十茎，缚作刷子，于疮口上洗净，以此而洗之后，肌肤微痛也，用软帛拭干；次用木香槟榔散傅之。夏月医之大妙。

金疮五十四

夫一切刀箭所伤，有刀箭药。用风化石灰一斤，龙骨四两，二味为细末，先于端四日采下刺蓟菜，于端午日五更，合杵臼内，捣和得所，团作饼子，若酒曲，中心穿眼，悬于背阴处，干阴捣罗为细末，于疮口上掺贴。亦治里外臁[2]，并诸疮肿大效。又有咒法，咒曰：今日不祥，正被物[3]伤。一禁不疼，二禁不痛，三禁不脓不作血。急急如律令，奉敕摄。又每念一遍，以右手收一遍，收在左手中，如此七遍，则放手吹去。却望太阳取气一口，吹在所伤处。如阴晦夜间，望北斗取气亦得。所伤之人，大忌鸡、猪、鱼、兔、酒、醋、热面，动风之物。如食之，则疮必发。

又一法，默想东方日出，始取气一

---

① 不：璧本、库本为"口"。

② 臁：即臁疮。又名烂腿、裙边疮。

③ 物：库本为"其"。

口，日出一半，取气一口，日大圆满，取气一口，吹在所伤之处，如此三次则止。用法之人，并无所忌。所伤之人，禁忌同前。可于无药之处用之。

误吞铜铁五十五

夫误吞铜铁，以至羸瘦者，宜用肥猪豚①，与葵菜羹同飡数顿，则铜铁自然下也，神验。如不食荤腥者，宜以调胃承气汤，大作其剂，下之亦可也。

鱼刺麦芒五十六

夫鱼刺麦芒，一切竹木签刺咽喉，及须发惹伴，在咽嗌中不能下者，《内经》曰：不因气动而病生于外。可用《道藏经》一咒法治之。咒曰：

吾请老君东流顺，老君奉敕摄摄，摄法毒水，吾托大帝尊，不到称吾者，各各现帝身，急急如律令，奉敕摄。

一气念遍，又以左手屈中指，无名指，作三山印，印上坐净水一盏。右手掐卯文作金枪印，左手在下，右手在上，左手象地，右手象天，虚挽虚卓，九次为定。左足横，右足竖，作丁字立，如作法时，望日月灯火，取气一口，吹在盏内，此法百无禁忌。用法之时，以正神气是也。如所伤物下，不可便与米汤、米饭吃。恐米粒误入疮口中，溃作脓也。姑以拌面羹，养之数日可也。

蛇虫所伤五十七

夫犬咬蛇伤，不可便贴膏药及生肌散之类，谓毒气不出也。《内经》曰：先治内而后治外，可也。当先用导水丸、禹功散，或通经散，泻十余行，即时痛减肿消。然后用膏药生肌散傅贴，愈。此是先治内而后治外之法也。

杖疮五十八

夫一切虫兽所伤，及背疮肿毒，杖疮焮发，或透入里者，可服木香槟榔丸七八十丸至百丸，或百五十丸至二百丸，生姜汤下，过五七行，量虚实加减则可矣。

禁蝎五十九

夫禁蝎有一咒法，咒曰：玉女传仙摄，敕斩虶蚸灭。右如有蝎螫之人来求治者，于蝎螫处望而取气一口，默念七遍，怒着作法，吹在蝎螫处。《内经》曰，蜂蛋之毒，皆属于火，可用新水一盆浸之，如浸不得处，速以手帛蘸水搭之，则痛止也。用法之人，大忌五厌肉。

落马坠井六十

夫一切男子妇人，落马坠井，因而打扑，便生心恙，是痰涎发于上也。《内经》曰：不因气动而病生于外。可用三圣散，空心吐讫。如本人虚弱疲瘁，可用独圣散吐之；吐讫，可服安魂宁魄之药，定志丸、酸枣仁、茯神之类是也。

妇人月事沉滞六十一

夫妇人月事沉滞，数月不行，肌肉不减。《内经》曰：此名为瘕为沉也。沉者，月事沉滞不行也。急宜服桃仁承气汤加当归，大作剂料服，不过三服立愈。后用四物汤补之。更可用《宣明方》槟榔丸。

血崩六十二

夫妇人年及四十以上，或悲哀太甚。《内经》曰：悲哀太甚则心系急，心系急则肺布叶举，而上焦不通，热气在中，故经血崩下。心系者，血山也。如久不愈，

---

① 豚：璧本、成本为"脂"。

则面黄肌瘦，慎不可与燥热之药治之。岂不闻血得热而流散。先以黄连解毒汤，次以凉膈散、四物汤等药，治之而愈。四物者，是凉血也，乃妇人之仙药也。量虚实加减，以意消息用之。

腰胯疼痛六十三

夫妇人腰胯疼痛，两脚麻木，恶寒喜暖者。《内经》曰：乃是风、寒、湿痹。先可服除湿丹七八十丸，量虚实以意加减。次以禹功散投之，泻十余行清冷积水、青黄涎沫为验。后以长流水，同生姜、枣煎五苓散服之，风湿散而血气和也。

头风眩运六十四

夫妇人头风眩运，登车乘船亦眩运眼涩，手麻发退①，健忘喜怒，皆胸中有宿痰之使然也。可用瓜蒂散吐之。吐讫，可用长流水煎五苓散、大人参半夏丸，兼常服愈风饼子则愈矣。

经血暴下六十五

夫妇人年及五十以上，经血暴下者。妇人经血，终于七七之数，数外暴下，《内经》曰：火主暴速。亦因暴喜暴怒，忧结惊恐之致然也。慎不可作冷病治之，如下峻热之药则死。止可用黄连解毒汤，以清于上；更用莲壳灰、棕毛以渗于下。然后用四物汤加玄胡散，凉血和经之药是也。

赤白带下六十六

夫妇人赤白带下，或出白物如脂，可服导水丸、禹功散，或单用无忧散，量虚实加减；泻讫，次用桂苓丸、五苓散、葶苈木香散，同治湿治泻法治之。或用独圣散上涌亦可也。室女亦可。

月事不来六十七

夫妇人月事不来，室女亦同②。《内经》曰：月事不来者，是胞脉闭也。胞脉者，属火而络于胞③中。令气上迫肺，心气不得下通，故月事不来也。可用茶调散吐之，吐讫，可用玉烛散、当归散，或三和汤、桂苓白术散、柴胡饮子，量虚实选而用之。降心火，益肾水，开胃进食，分阴阳，利水道之药是也。慎勿服峻热之药。若服之，则变成肺痿，骨蒸潮热，咳嗽咯脓，呕血而喘，小便涩滞，寝汗不已，渐至形瘦脉大，虽遇良医，亦成不救。呜呼！人之死者，岂为命耶？

妇人无子六十八

夫妇人年及二三十者，虽无病而无子，经血如常，或经血不调，乃阴不升阳不降之故也。可独圣散，上吐讫冷痰三二升；后用导水丸、禹功散，泻讫三五行及十余行；或用无忧散，泻十余行；次后吃葱醋白粥三五日。胃气既通，肠中得实，可服玉烛散，更助以桂苓白术丸散。二药是降心火，益肾水，既济之道，不数月而必有孕也。

若妇人有癃闭、遗溺、嗌干之诸证，虽服药、针灸，亦不能孕也。盖冲、任、督三脉之病，故不治也。表证见内证及热论中。

小产六十九

夫妇人半产，俗呼曰小产也。或三月，或四、五、六月，皆为半产，已成男女故也。或因忧恐暴怒，悲哀太甚；或因

---

① 发退：即脱发。
② 同：库本为"可"。
③ 胞：原本做"脬"，据璧本改。

劳力，打扑伤损，及触风寒；或触暴热。不可用黑神散、乌金散之类，内犯干姜之故。止可用玉烛散、和经散汤之类是也。

大产七十

夫妇人大产，十月满足降诞者是也。或脐腰痛，乃败血恶物之致然也。举世便作虚寒，以燥热治之，误人多矣。《难经》曰：诸痛为实。实者，热也。可用导水丸、禹功散，泻五、七行。慎不可便服黑神散、乌金散燥之。同半①产治之则可矣。

产后心风七十一

夫妇人产后心风者，则用调胃承气汤一二两，加当归半两，细锉，用水三四盏，同煎去滓，分作二服，大下三五行则愈。如不愈，三圣散吐之。

乳汁不下七十二

夫妇人有天生无乳者，不治。或因啼哭、悲怒郁结，气溢闭塞，以致乳脉不行。用精猪肉清汤，调和美食，于食后调益元散五七钱，连服三五服，更用木梳梳乳，周回百余遍，则乳汁自下也。

又一法：用猪蹄汤调和美味服之，乳汁亦下。合用熟猪蹄四枚食之，亦效。

又一法：针肩井二穴，亦效。

产后潮热七十三

夫妇人产后一二日，潮热口干，可用新汲水调玉露散；或冰水调服之，亦可。或服小柴胡汤加当归，及柴胡饮子亦可。慎不可作虚寒治之。

乳痈七十四

夫乳痈发痛者，亦生于心也，俗呼曰吹乳是也。吹者，风也。风热结薄于乳房之间，血脉凝注，久而不散，溃腐为脓也。可用一法禁之。咒曰：

谨请东方护司族，吹奶是灰奶子。

右用之时，当先问病人曰：甚病。病人答曰：吹奶。取此气一口，但吹在两手坎字文上，用大拇指紧捏定，面北立，一气念七遍，吹在北方，如此看三遍。若作法时，以左右二妇人，面病人立，于病乳上痛揉一二百数，如此亦三次则愈。

双身大小便不利七十五

夫妇人双身②，大小便不利者，可用八正散，大作剂料，除滑石，加葵菜籽煎服。《内经》曰：膀胱不利为癃。癃者，是小便闭而不通也。如八正散加木香，取效更捷。《经》曰：膀胱气化则能出。然后服五苓散，三五服则愈矣。

双身病疟七十六

夫双身妇人病疟，可煎白虎汤、小柴胡、柴胡饮子等药。如大便结硬，可用大柴胡散，微溏过，不可大吐泻，恐伤其孕也。《内经》曰：夏伤于暑，秋必病疟。

双身伤寒七十七

夫双身妇人，伤寒、时气、温疫、头痛身热，可用升麻汤一两，水半碗，大煎剂料，去滓，分作二服，先一服吐了，后一服不吐。次以长流水加生姜枣，煎五苓散热啜之，汗出尽，头痛立止。

身重瘖哑七十八

夫妇人身重，九月而瘖哑不言者，是胞之③络脉不相接也，则不能言。《经》

---

① 半：江本为"一"。

② 双身：指妇人怀孕。

③ 胞之：库本为"脬生"。

曰：无治也。虽有此论，可煎玉烛散二两，水一碗，同煎至七分，去滓，放冷，入蜜少许，时时呷之，则心火下降，而肺金自清，故能作声也。

怀身入难七十九

夫妇人怀身入难月①，可用长流水调益元散，日三服，欲其易产也，产后自无一切虚热、血气不和之疾。如未入月则不宜服也，以滑石滑胎故也。

眉炼八十

夫小儿眉炼②，在面曰眉炼，在耳曰𬌗耳，在足曰靴癣。此三者，皆谬名也。《内经》曰：诸痛痒疮疡，皆属心火。乃心火热盛之致然也。可用铍针刺之而出血，一刺不愈，当再刺之，二刺则必愈矣。《内经》云：血实者，宜决之。决者，破其血也。眉炼者，不可用药傅之。其疮多痒则必爬，若药入眼，则眼必损矣。

牙疳八十一

夫小儿牙疳，牙疳者，齿龋也。龋者，是牙龈腐烂也。上下牙者，是手足阳明二经也。或积热于内，或服银粉、巴豆大毒之药，入于肠胃，乳食不能胜其毒，毒气循经而上，至于齿龈，齿龈牙缝，为嫩薄之分，反为害也。可以麝香玉线子治之。乳母临卧，当服黄连解毒汤一服，疳病则愈。

夜啼八十二

夫小儿夜啼不止者，当用灯花一枚，研细，随乳汁下，并三服。则每服用灯花一枚，服罢此药，于静室中卧一两日，则止也。

丹瘤八十三

夫小儿丹瘤，浮赤走引或遍身者，乃邪热之毒在于皮肤，以磁片撒出血则愈，如不愈，则以拔毒散，扫三二十度必愈矣。《内经》曰：丹熛赤瘤，火之色也，相火之病是也。

疳眼③八十四

夫小儿疳涩眼，数日不开者，乃肝木风热之致然也。可调服凉膈散数服，眼开而愈。

身瘦肌热八十五

夫小儿身瘦肌热，面黄腹大，或吐泻，腹有青筋，两胁结硬如碗之状，名乳痈癣，俗呼曰奶脾是也。乳痈得之绵帛太厚，乳食伤多。大热则病生肌，大饱则必伤于肠胃。生于肌表者，赤眼、丹瘤、疥癣、痈疖、眉炼、赤白口疮、牙疳宣烂及寒热往来。此乳母抱不下怀，积热熏蒸之故，两手脉浮而数也。伤于肠胃者，吐泻惊疳，哽气腹胀，肌瘦面黄，肚大筋直④，喜食泥土，揉鼻窍，头发作穗⑤，乳瓣不化，此皆大饱之致然也，久而不愈，则成乳痈，两手脉沉而紧也，此其辨也。以上诸症，皆乳母怀抱，奉养过度之罪。癣之疾，可以丁香化癖散，取过数服，牛黄通膈丸、甘露散、益黄散等药磨之。如不愈者，有揉脾一法。咒曰：日精月华，助吾手法，勒斩减消，驱毒敕摄。

---

① 难月：指分娩的月份。
② 眉炼：病名。症见眉间瘙痒，搔破流水。
③ 疳眼：病名。继发于小儿疳积。
④ 直：江本、成本为"青"。
⑤ 穗：余本为"穗"。

上用法之人，每念一遍，望日取气一口，吹在手心，自揉之。如小儿病在左臂上，用法之人亦左手揉之，在右臂以右手揉之。亦吹在乳脯上，令母揉之。男孩儿用单日，女孩儿用双日。大忌风雨、阴晦、产妇、孝子见之。用法之时宜于日中前，晴明好日色可矣。

大小便不利八十六

夫小儿大小便不通利者，《内经》曰：三焦约也。约者，不行也。可用长流水煎八正散，时时灌之，候大小便利即止也。

久泻不止八十七

夫小儿久泻不止者，至八九月间，变为秋深冷痢，泄泻清白，时腹撮痛，乳瓣不化。可用养脾丸，丸如黍米大，每服二三十丸，米饮下，日三服则愈。若治刍荛之儿，万举万全，富家且宜消息。

通身浮肿八十八

夫小儿通身浮肿，是水气肿也。小便不利者，通小便则愈。《内经》曰：三焦闭溢①，水道不行。水满皮肤，身体痞肿，是风乘湿之症也。可用长流水加灯芯，煎五苓散，时时灌之。更于不透风暖处频治②，汗出则肿消，肿消则自愈，内外兼治故也。

发惊潮搐八十九

夫小儿三五岁时，或七八岁至十余岁，发惊潮搐，涎如拽锯，不省人事，目瞪喘急，将欲死者，《内经》曰：此皆得于母胎中所授。悸惕怕怖，惊骇恐惧之气，故令小儿轻者为惊吊，重者为痫病风搐，为腹中积热，为脐风。以上证候，可用吐涎及吐之药。如吐讫，宜用硃、犀、脑、麝清凉坠涎之药。若食乳之子，母亦

宜服安魂定魄之剂，定志丸之类。如妇人怀孕之日，大忌惊忧悲泣，纵得子，必有诸疾。

拗哭不止九十

夫小儿拗哭不止，或一二日，或三四日，乃邪祟之气凑于心，拗哭不止也。有《藏经》一法：以绵绢带缚手足讫，用三姓妇人净驴槽，卧小儿于其中，不令旁人知而觑之，后移时则拗哭自止也。

身热吐下九十一

夫小儿身热，吐下腹满，不进乳者，可急用牛黄通膈丸，下过四五行则愈。

风热涎嗽九十二

夫小儿风热涎嗽，可用通圣加半夏，多煎，少少服之，不过三、五日愈。

水泻不止九十三

夫小儿水泻不止，可服五苓与益元各停，用新水调下一二钱，不拘时服。

疮疥风癣九十四

夫小儿疮疥风癣，可用雄黄散加芒硝少许，油调傅之。如面上有疮癣，不宜擦药。恐因而入眼，则损目矣。

甜疮九十五

夫小儿甜疮久不愈者，俗呼曰香疮是也。多于面部两耳前。有一法：令母口中嚼白米成膏子，临卧涂之，不过三五上则愈矣。小儿并乳母，皆忌鸡、猪、鱼、兔、酒、醋，动风发热之物。如治甜指亦可。

---

① 溢：璧本、成本为"塞"。
② 治：璧本、成本为"浴"。

白秃疮九十六

夫小儿白秃疮者，俗呼为鸡粪秃者是也。可用甜瓜蔓龙头，不以多少，河水浸之一宿，以砂锅熬取极苦汁，滤去瓜蔓，以文武慢火熬成如稀糖状，盛于瓷器中。可先剃头，去尽疮痂，死血出尽，着河水洗净。却用熬下瓜蔓膏子一水盏，加半夏末二钱，生姜自然汁一两匙，狗胆一枚同调，不过三两上立可。大忌鸡、猪、鱼、兔，动风发热之物。

疟疾不愈九十七

夫疟疾连岁不愈者，可用咒果法治之。果者，谓桃、杏、枣、梨、栗是也。咒曰：吾从东南来，路逢一池水，水里一条龙，九头十八尾，问伊食甚的，只吃疟病鬼。上念一遍，吹在果子上，念七遍，吹七遍在上，令病人于五更鸡犬不闻时，面东而立，食讫，于净室中安困①。忌食瓜果、荤肉、热物。此法十治八九，无药处可救人。

腰痛气刺九十八

夫一切男子妇人，或因咳嗽一声，或因悲哭啼泣，抬舁重物，以致腰痛气刺不能转侧，及不能出气者，可用不卧散嚏之，汗出痛止。如不食，可用通经散、导水丸，泻十余行。泻讫，服乌金丸、和血丹，痛减则止矣。

赤瘤丹肿九十九

夫小儿有赤瘤丹肿，先用牛黄通膈丸泻之。后用阳起石扫傅，则丹毒自散。如未散，则可用𨰿针砭刺出血而愈矣。

疮疱瘾疹一百

夫小儿疮疱瘾疹，跌②疮丹瘭等疾，如遇火运胜时，不可便用升麻汤解之。升麻汤者，是辛温之剂，止可用辛凉之剂解之。太平之时，可用辛温之剂发散，后便可用凉膈加当归、白虎汤、化斑汤、玉露散煎服之。甚者，解毒汤、调胃承气汤投之。古人云：疮疡者，首尾俱不可下。此言误人久矣。岂不闻扬汤止沸，釜底抽薪。《内经》曰：五寅五申岁，多发此病。此病③少阳相火之岁也。少阳客气胜，丹瘭痒疱瘾疹之疾生矣。又《内经》曰：诸痛痒疮疡，皆属于心火。由是言之，皆明心生，不可用辛温之剂发散，以致热势转增，渐成脏毒下血，咬牙搐搦，为大热之证明矣。如白虎汤加人参、凉膈加桔梗当归，不论秋冬，但有疮疱之症，便可用之。亦且疮疱、瘾疹丹瘭、跌疮者，是天之一气以伤人也。且如疮疱瘾疹，以少为吉，以稠为凶。稀少者，不服药而自愈；稠密者，以寒凉药舍死而治之，十全其一二。敝家亲眷相知，信服此药，获效多矣。

---

① 困：璧本、江本为"睡"。
② 跌：脚背。
③ 病：璧本、成本为"言"。

儒门事亲卷六

风　形

因惊风搐一

新寨马叟，年五十九。因秋欠税，官杖六十，得惊气，成风搐已三年矣。病大发则手足颤掉，不能持物，食则令人代哺①，口目张睒②，唇舌嚼烂，抖擞之状，如线引傀儡。每发，市人皆聚观。夜卧发热，衣被尽去，遍身燥痒，中热而反外寒。久欲自尽，手不能绳，倾产求医，至破其家而病益坚。叟之子，邑中旧小吏也，以父母病讯戴人。戴人曰：此病甚易治。若隆暑时，不过一涌，再涌，夺则愈矣。今已秋寒可三之；如未，更刺腧穴必愈。先以通圣散汗之，继服涌剂，则痰一二升，至晚又下五七行，其疾小愈。待五日，再一涌，出痰三四升，如鸡黄成块，状如汤热。叟以手颤不能自探，妻与代探，咽嗌肿伤，昏愦如醉，约一二时许稍稍省。又下数行，立觉足轻颤减，热亦不作，足亦能步，手能巾栉，自持匙箸。未至三涌，病去如濯。病后但觉极寒。戴人曰：当以食补之，久则自退。盖大疾之去，卫气未复，故宜以散风导气之药，切不可以热剂温之，恐反成它病也。

风搐反张二

吕君玉之妻，年三十余，病风搐目眩，角弓反张，数日不食。诸医皆作惊风、暗风、风痫治之，以天南星、雄黄、天麻、乌、附用之，殊无少效。戴人曰：诸风掉眩，皆属肝木。曲直动摇，风之用也。阳主动，阴主静。由火盛制金，金衰不能平木，肝木茂③而自病。先涌风痰二三升，次以寒剂下十余行，又以钅非针刺百会穴，出血二杯，愈。

飧泄三

赵明之，米谷不消，腹作雷鸣，自五月至六月不愈。诸医以为脾受大寒，故并与圣散子、豆蔻丸，虽止一二日，药力尽而复作。诸医不知药之非，反责明之不忌口。戴人至而笑曰：春伤于风，夏必飧泄。飧泄者，米谷不化，而直过下出也。又曰：米谷不化，热气在下，久风入中。中者，脾胃也。风属甲乙，脾胃属戊己，甲乙能克戊己，肠中有风故鸣。《经》曰：岁木太过，风气流行，脾土受邪，民病飧泄。诊其两手脉皆浮数，为风在表也，可汗之。直断曰：风随汗出。以火二盆，暗置床之下，不令病人见火，恐增其热。给之入室，使服涌剂，以麻黄投之，乃闭其户，从外锁之，汗出如洗。待一时许开户，减火一半，须臾汗止，泄亦止。

---

① 代哺：让别人喂着吃。
② 睒（shān）：眨眼。
③ 茂：过盛。

因风鼻塞四

常仲明，常于炎暑时风快处，披露肌肤以求爽，为风所贼，三日鼻窒，虽坐于暖处少通，终不大解。戴人使服通圣散，入生姜、葱根、豆豉，同煎三两服，大发汗，鼻立通矣。

风痰五

常仲明之子，自四岁得风痰疾，至十五岁转甚，每月发一两次。发必头痛，痛则击数百拳，出黄绿涎一两盏方已。比年[①]发益频，目见黑花，发作，昏不知人，三四日方省。诸医皆用南星、半夏化痰之药，终无一效。偶遇戴人于滍水之南乡。戴人以双解散发汗，次以苦剂吐痰，病去八九，续以分剂平调，自春至秋，如此数次，方获全瘳。

癫 六

朱葛解家，病癫疾，求治于戴人。戴人辞之：待五六月间，可治之时也。今春初尚寒，未可服药，我已具行装到宛丘，待五六月制药。朱葛解家以为托辞。后戴人果以六月间到朱葛，乃具大蒜、浮萍等药，使人召解家曰：药已成矣，可来就治。解为他药所惑，竟不至。戴人曰：向日我非托也，以春寒未可发汗，暑月易发汗。《内经》论治癫疾，自目眉毛再生，针同发汗也。但无药者，用针一汗，可抵千针。故高俅奉采萍歌曰：不居山兮不在岸，采我之时七月半；选甚瘫风与痪风，些小微风都不算；豆淋酒[②]内下三丸，铁幞头上也出汗。噫！文士相轻，医氏相疾。文士不过自损，医氏至于害人。其解家之谓与？

阳夏张主簿，病癫十余年，眉须皆落，皮肤皱涩如树皮。戴人断之曰：是有

汗者可治之。当大发汗，其汗出当臭，其涎当腥。乃置燠室中，遍塞风隙，以三圣散吐之。汗出周身，如卧水中。其汗果黏臭不可闻，痰皆腥如鱼涎，两足心微有汗。次以舟车丸、浚川散，大下五七行，如此数次乃瘳。

手足风裂七

阳夏胡家妇，手足风裂，其两目昏漫。戴人曰：厥阴所至为莹。又曰：鸣紊启坼，皆风之用。风属木，木郁者达之。达为吐也。先令涌之，继以调胃承气汤加当归泻之，立效。

胃脘痛八

一将军病心痛不可忍。戴人曰：此非心痛也，乃胃脘当心痛也。《内经》曰：岁木太过，风气流行，民病胃脘当心而痛。乃与神祐丸一百余粒，病不减。或间[③]曰：此胃脘有寒，宜温补。将军素知戴人明了，复求药于戴人。戴人复与神祐丸二百余粒，作一服，大下六七行，立愈矣。

搐搦九

黄如村一叟，两手搐搦，状如拽锯，冬月不能覆被。适戴人之舞阳，道经黄如，不及用药，针其两手大指后中注穴上。戴人曰：自肘以上皆无病，惟两手搐搦，左氏所谓风淫末疾者，此也。或刺后溪，手太阳穴也。屈小指握纹尽处是穴也。

---

① 比年：近年来。
② 豆淋酒：以黑豆五升，熬令烟尽，放于瓷器内，以酒一斗淬之，放一昼夜，去豆即成。有破血祛风之功。
③ 或间：有人挑拨。

面肿风十

南乡陈君俞，将赴秋试，头项遍肿连一目，状若半壶，其脉洪大。戴人出视。《内经》：面肿者，风，此风乘阳明经也。阳明气血俱多。风肿宜汗。乃与通圣散，入生姜、葱根、豆豉，同煎一大盏，服之，微汗；次日以草茎鼻中，大出血，立消。

惊风十一

戴人常曰：小儿风热惊搐，乃常病也。当搐时，切戒把捉手足，握持太急，必半身不遂也。气血偏胜，必痹其一臂，渐成细瘦，至老难治。当其搐时，置一竹簟①，铺之凉地，使小儿寝其上，待其搐，风力行遍经络，茂极自止，不至伤人。

风温十二

阳夏贺义夫，病伤寒，当三日以里，医者下之而成结胸，求戴人治之。戴人曰：本风温证也，不可下，又下之太早，故发黄结胸。此已有瘀血在胸中，欲再下之，恐已虚，惟一涌可愈，但出血勿惊。以茶调、瓜蒂散吐之。血数升而衄，且噎逆。乃以巾卷小针，而使枕其刃，不数日平复。

风水十三

张小一，初病疥，爬搔，变而成肿，喘不能食。戴人断为风水。水得风而暴肿，故遍身皆肿。先令浴之，乘腠理开发，就燠室中用酸苦之剂，加全蝎一枚吐之。节次用药末至三钱许，出痰约数升，汗随涌出，肿去八九。分隔一日，临卧，向一更来，又下神祐丸七十余粒，三次咽之。至夜半，动一行，又续下水。煮桃红丸六十丸，以麝香汤下，又利三四行。后二三日，再以舟车丸、通经散及白术散调之，愈。

又，曹典吏妻，产后忧患抱气，浑身肿绕，阴器皆肿，大小便如常，其脉浮而大，此风水肿也。先以疏水撩其痰，以火助之发汗，次以舟车丸、浚川散泻数行。后四五日，方用苦剂涌讫，用舟车丸、通经散过十余行。又六日，舟车、浚川复下之。末后用水煮桃红丸四十余丸，不一月如故。前后涌者二，泻凡四，通约百余行。当时议者，以为倒布袋法耳，病再来，则必死。世俗只见尘市货药者，用银粉、巴豆，虽肿者暂去，复来必死，以为惊俗。岂知此法乃《内经》治郁之玄②。

兼此药皆小毒，其毒之药，岂有反害者哉？但愈后忌慎房室等事。况风水不同从水，无复来之理。

小儿风水十四

郾之营兵秋家小儿，病风水。诸医用银粉、粉霜之药，小溲反涩，饮食不进，头肿如腹，四肢皆满，状若水晶。家人以为勉强，求治于戴人。戴人曰：此证不与壮年同。壮年病水者，或因留饮及房室。此小儿才七岁，乃风水证也，宜出汗。乃置燠室，以屏帐遍遮之，不令见火。若内火见外火，必昏愦也。使大服胃风汤而浴之。浴讫，以布单重覆之，凡三五重，其汗如水，肿乃减五分。隔一二日，乃依前法治之。汗出，肿减七分，乃二汗而全减。尚未能食，以槟榔丸调之，儿已喜笑如常日矣。

---

① 簟（diàn）：竹席。

② 玄：璧本、库本后有"缺"。

肾风十五

桑惠民病风，面黑色，畏风不敢出，爬搔不已，眉毛脱落作癞，医三年。一日，戴人到棠溪，来求治于戴人。戴人曰：非癞也。乃出《素问·风论》曰：肾风之状，多汗恶风，脊痛不能正立，其色炲，面疣然①浮肿。今公之病，肾风也。宜先刺其面，大出血，其血当如墨色，三刺血变色矣。于是下针，自额上下绯针，直至颅顶皆出血，果如墨色。偏肿处皆针之，惟不针目锐眦外两旁，盖少阳经，此少血多气也。隔日又针之，血色乃紫。二日外又刺，其血色变赤。初针时痒，再刺则额觉痛，三刺其痛不可任，盖邪退而然也。待二十余日，又轻刺一遍，方已。每刺必以冰②水洗其面血，十日黑色退，一月面稍赤，三月乃红白。但不服除根下热之药，病再作。戴人在东方，无能治者。

劳风十六

戴人见一男子，目下肿如卧蚕状。戴人曰：目之下，阴也，水亦阴也。肾以水为之主，其肿至于目下故也。此由房室交接之时，劳汗遇风，风入皮腠，得寒则闭，风不能出，与水俱行，故病如是。不禁房则死。

中风十七

高评事，中风稍缓，张令涌之。后服铁弹丸，在《普济》加减方中。或问张曰：君常笑人中风服铁弹丸，今以③用之，何也？张曰：此收后之药也。今人用之于大势方来之时，正犹蚍蜉撼大树，不识次第④故也。

暑　形

中暑十八

小郑年十五，田中中暑，头痛，困卧不起。戴人以双解散汗之，又以米醋汤投之，未解。薄晚，又以三花神祐丸大下之，遂愈。

又张叟年七十一，暑月田中，因饥困伤暑，食饮不进，时时呕吐，口中常流痰水，腹胁作痛。医者概用平胃散、理中丸、导气丸，不效，又加针灸，皆云胃冷，乃问戴人。戴人曰：痰属胃，胃热不收，故流痰水。以公年高，不敢上涌，乃使箸探之，不药而吐之痰涎一升。次用黄连清心散、导饮丸、玉露散以调之。饮食加进，惟大便秘，以生姜、大枣煎调胃承气汤一两夺之，遂愈。

痎疟十九

故息城一男子病疟，求治于戴人。诊两手脉，皆沉伏而有力，内有积也，此是肥气。病者曰：左胁下有肥气，肠中作痛，积亦痛，形如覆杯，间发止，今已三年，祈禳避匿，无所不至，终不能疗。戴人曰：此癖疟也。以三花神祐丸五七十丸，以冷水送，过五六行。次以冷水止之，冷主收敛故也。湿水既尽，一二日，煎白虎汤，作顿啜之，疟犹不愈，候五六日，吐之以常山散，去冷痰涎水六七次，

---

① 疣（máng）然：肿大的样子。

② 冰：璧本、成本均无此字。

③ 以：璧本、成本为"自"。

④ 次第：指顺序。

若翻浆①。次以柴胡汤和之，间用妙功丸磨之，疟悉除。

火　形

马刀②二十

襄陵马国卿，病左乳下二胁间期门穴中发痈，坚而不溃，痛不可忍。医疡者皆曰乳痈，或曰红系漏，或曰觑心疮。使服内托散百日，又服五香连翘汤数月，皆无验。国卿伛偻而来，求治于戴人。遇诸市，戴人见之曰：此马刀痈也，足少阳胆经之病。出《灵枢·十二经》以示之。其状如马刀，故曰马刀。坚而不溃。乃邀之于食肆中，使食水浸汤饼。国卿曰：稍觉缓。次日，先以沧盐上涌，又以凉剂涤去热势，约数十行，肿已散矣。

又朱葛黄家妾，左胁病马刀痈，憎寒发痛，已四五日矣。戴人适避暑于寺中，来乞药。戴人曰：此足少阳胆经病也。少血多气，坚而不溃，不可急攻。当以苦剂涌之，以五香连翘汤托之。既而痛止，然痈根未散。有一盗医过，见之曰：我有妙药，可溃而为脓，不如此，何时而愈？既纤③毒药，痛不可忍，外寒内热，呕吐不止，大便黑色，食饮不下，号呼闷乱，几至于死。诸姑惶惧，夜投戴人。戴人曰：当寻元医者，余不能治。其主母亦来告，至于再三。戴人曰：胁间皮薄肉浅，岂可轻用毒药！复令洗出，以凉剂下之，痛立止，肿亦消也。

项疮二十一

戴人在西华，寄于夏官人宅。忽项上病一疮，状如白头，疮肿根红硬，以其微小，不虑也。忽遇一故人见邀，以羊羔酒饮，鸡鱼醯蒜皆在焉。戴人以其故旧，不能辞，又忘其禁忌。是夜疮疼痛不可忍，项肿及头，口发狂言，因见鬼神。夏君甚惧，欲报其家。戴人笑曰：请无虑，来日当平。乃以酒调通经散六七钱，下舟车丸百余粒，次以热面羹投之。上涌下泄，一时齐作，合去半盆。明日日中，疮肿已平。一二日，肿消而愈。夏君见，大奇之。

代指痛二十二

麻先生妻，病代指④痛，不可忍。酒调通经散一钱，半夜大吐，吐毕而痛减。余因叹曰：向见陈五曾病此，医以为小虫伤，或以草上有毒物，手因触之。迁延数月，脓尽方已。以今日观之，可以大笑。

瘰疬二十三

一妇人病瘰疬，延及胸臆，皆成大疮，相连无好皮肉，求戴人疗之。戴人曰：火淫所胜，治以咸寒。命以沧盐吐之，一吐而着痂。次用凉膈散、解毒汤等剂，皮肉乃复如初。

咽喉肿塞二十四

一妇人病咽喉肿塞，浆粥不下，数日肿不退，药既难下，针亦无功。戴人以当归、荆芥、甘草煎，使热漱之，以冷水拔其两手。不及五六日，痛减肿消，饮食如故。咽喉之病甚急，不可妄用针药。

---

①　去冷痰涎水六七次，若翻浆：这里形容呕吐之剧烈、彻底。

②　马刀：病名。为瘰疬成串而生，其形长，质坚硬，状如马刀，故名。

③　纤：此指以白绵纸挫细捻，蘸上药末，插入疮口内。

④　代指：病名，又名代甲。

舌肿二十五

南邻朱老翁，年六十余岁，身热数日不已，舌根肿起，和舌尖亦肿，肿至满口，比元舌大二倍。一外科以燔针刺其舌下两旁廉泉穴，病势转凶，将至颠巇①。戴人曰：血实者宜决之。以铍针磨令锋极尖，轻砭之，日砭八九次，血出约一二盏，如此者三次，渐而血少痛减肿消。夫舌者，心之外候也。心主血，故血出则愈。又曰：诸痛痒疮疡，皆属心火。燔针艾火，是何义也？

腰胯痛二十六

戴人女僮，冬间自途来，面赤如火，至瀔阳，病腰胯大痛，里急后重，痛则见鬼神。戴人曰：此少阳经也，在身侧为相火。使服舟车丸、通经散，泻至数盆，病犹未瘥。人皆怪之，以为有祟。戴人大怒曰：驴鬼也！复令调胃承气汤二两，加牵牛头末一两，同煎服之，大过数十行，约一二缶，方舍其杖策。但发渴。戴人恣其饮水、西瓜、梨、柿等。戴人曰：凡治火，莫如冰。水，天地之至阴也。约饮水一二桶，犹觉微痛。戴人乃刺其阳陵穴，以伸其滞，足少阳胆经之穴也。自是方宁。女僮自言：此病每一岁须泻五七次，今年不曾泻，故如是也。常仲明悟其言，以身有湿病，故一岁亦泻十余行，病始已。此可与智者言，难与愚者论也。

狂二十七

一叟年六十，值徭役烦扰，而暴发狂。口鼻觉如虫行，两手爬搔，数年不已。戴人诊其两手脉，皆洪大如絙绳。断之曰：口为飞门，胃为贲门。曰：口者，胃之上源也，鼻者，足阳明经起于鼻交頞之中，旁纳太阳，下循鼻柱，交人中，环唇下，交承浆，故其病如是。夫徭役烦扰，便属火化。火乘阳明经，故发狂。故《经》言：阳明之病，登高而歌，弃衣而走，骂詈②不避亲疏。又况肝主谋，胆主决。徭役迫遽，则财不能支，则肝屡谋而胆屡不能决。屈无所伸，怒无所泄，心火磅礴，遂乘阳明经。然胃本属土，而肝属木，胆属相火，火随木气而入胃，故暴发狂。乃命置煖室中，涌而汗出，如此三次，《内经》曰：木郁则达之，火郁则发之。良谓此也。又以调胃承气汤半斤，用水五升，煎半沸，分作三服，大下二十行，血水与瘀血相杂而下数升，取之乃康。以通圣散调其后矣。

痰厥二十八

一夫病痰厥不知人，牙关紧急，诸药不能下，候死而已。戴人见之，问侍病者：口中曾有涎否？曰：有。戴人先以防风、藜芦煎汤，调瓜蒂末灌之。口中不能下，乃取长蛤甲磨去刃，以纸裹其尖，灌于右鼻窍中，咽然下咽有声。后灌其左窍亦然。戴人曰：可治矣。良久涎不出。遂以砒石一钱，又投之鼻中。忽偃然仰面，似觉有痛，斯须吐哕，吐胶涎数升，颇腥。砒石寻常勿用，以其病大，非如此莫能动。然无瓜蒂，亦不可便用，宜消息之。大凡中风涎塞，往往只断为风，专求风药，灵宝、至宝，误人多矣。刘河间治风，舍风不论，先论二火，故令将此法实于火形中。

滑泄干呕二十九

麻先生妻，当七月间，病脏腑滑泄。以祛湿降火之药治之，少愈。后腹胀及乳

---

① 将至颠巇：将到癫狂的危险程度。

② 詈：库本为"言"。

痛，状如吹乳，痛重壮热，面如渥丹[1]，寒热往来，嗌干呕逆，胸胁痛不能转侧，耳鸣，食不可下，又复泻。余欲泻其火，脏腑已滑数日矣；欲以温剂止痢，又禁上焦已热。实不得其法。使人就诸葛寺礼请戴人。比及戴人至，因检刘河间方，惟益元散正对此证，能降火解表，止渴利小溲[2]，定利安神。以青黛、薄荷末，调二升，置之枕右，使作数次服之。夜半遍身冷汗如洗。元觉足冷如冰，至此足大暖，头顿轻，肌凉痛减，呕定痢止。及戴人至，余告之已解。戴人曰：益元固宜。此是少阳证也，能使人寒热遍剧，他经纵有寒热，亦不至甚，既热而有痢，不欲再下，何不以黄连解毒汤服之？乃令诊脉。戴人曰：娘子病来，心常欲痛哭为快否？妇曰：欲如此，余亦不知所谓。戴人曰：少阳相火，凌烁肺金，金受屈制，无所投告。肺主悲，但欲痛哭而为快也。麻先生曰：余家诸亲，无不敬服。脉初洪数有力，自服益元散后已半[3]，又闻戴人之言，使以当归、芍药，以解毒汤中数味服之，大瘥矣。

笑不止三十

戴人路经古亳，逢一妇，病喜笑不止，已半年矣。众医治者，皆无药术矣。求治于戴人。戴人曰：此易治也。以沧盐成块者二两，余用火烧令通赤，放冷研细。以河水一大碗，同煎至三五沸，放温分三次啜之。以钗探于咽中，吐出热痰五升。次服大剂黄连解毒汤是也。不数日而笑定矣。《内经》曰：神有余者，笑不休。此所谓神者，心火是也。火得风而成焰，故笑之象也。五行之中，惟火有笑矣。

隔[4]食中满三十一

遂平李官人妻，病咽中如物塞，食不

下，中满，他医治之不效。戴人诊其脉曰：此痰隔[4]也。《内经》曰：三阳结[5]为隔。王启玄又曰：格阳云阳盛之极，故食格拒而不入。先以通经散越其一半，后以舟车丸下之，凡三次，食已下。又以瓜蒂散再越之，健啖如昔日矣。

目盲三十二

戴人女僮至西华，目忽暴盲不见物。戴人曰：此相火也。太阳阳明，气血俱盛。乃刺其鼻中攒竺穴与顶前五穴，大出血，目立明。

小儿悲哭不止三十三

夫小儿悲哭，弥日不休，两手脉弦而紧。戴人曰：心火甚而乘肺，肺不受其屈，故哭。肺主悲。王太仆云：心烁则痛甚。故烁甚悲亦甚。今浴以温汤，渍形以为汗也。肺主皮毛，汗出则肺热散矣。浴止而啼亦止。乃命服凉膈散加当归、桔梗，以竹叶、生姜、朴硝同煎服，泻膈中之邪热。

小儿手足搐搦三十四

李氏一小儿，病手足搐搦，以示戴人。戴人曰：心火胜也，勿持捉其手，当从搐搦。此由乳母保抱太极所致。乃令扫净地以水洒之，干，令复洒之，令极湿；俯卧儿于地上，良久，浑身转侧，泥浣[6]皆满；仍以水洗之，少顷而瘥矣。

---

① 渥丹：形容颜色赤红，如涂厚丹。

② 溲：璧本、江本为"便"。

③ 半：璧本、成本为"平"。

④ 隔：江本、成本为"膈"。

⑤ 三阳结：此指太阳膀胱和小肠经。

⑥ 浣：此指污泥。

目赤三十五

李民范，目常赤。至戊子年火运，君火司天。其年病目者，往往暴盲，运火炎烈故也。民范是年目大发，遂遇戴人，以瓜蒂散涌之，赤立消。不数日，又大发。其病之来也，先以左目内眦，赤发牵睛，状如铺麻，左之右。次锐眦发，亦左之右。赤贯瞳子，再涌之又退。凡五次，交亦五次，皆涌。又刺其手中出血及头上鼻中皆出血，上下中外皆夺，方能战退。然不敢观书及见日。张云：当候秋凉再攻则愈。火方旺而在皮肤，虽攻其里无益也。秋凉则热渐入里，方可擒也。惟宜暗处闭目，以养其神水。暗与静属水，明与动属火，所以不宜见日也。盖民范因初愈后，曾冒暑出门，故痛连发不愈。如此涌泄之后，不可常攻。使服黍黏子以退翳，方在别集中矣。

热　形

沙石淋三十六

酒监房善良之子，年十三，病沙石淋，已九年矣。初因疮疹余毒不出，作便血。或告之，令服太白散。稍止后，又因积热未退，变成淋闭。每发则见鬼神，号则惊邻。适戴人客邓墙寺，以此病请。戴人曰：诸医作肾与小肠病者，非也。《灵枢》言：足厥阴肝之经，病遗溺闭癃。闭谓小溲不行，癃为淋沥也。此乙木之病，非小肠与肾。木为所抑，火来乘之，故热在胕中。下焦为之约，结成沙石，如汤瓶煎炼日久，熬成汤碱。今夫羊豕之胕，吹气令满，常不能透，岂真有沙石而能漏者邪？以此知前人所说，服五石丸散而致

者，恐未尽然。《内经》曰：木郁则达之。先以瓜蒂散越之，次以八正散，加汤碱等分顿啜之，其沙石自化而下。

又屈村张氏小儿，年十四岁，病约一年半矣。得之麦秋，发则小肠大痛，至握其峻[1]，跳跃旋转，号呼不已，小溲数日不能下，下则成沙石。大便秘涩，肛门脱出一二寸。诸医莫能治。闻戴人在朱葛寺避暑，乃负其子而哀请戴人。戴人曰：今日治，今日效，时日在辰巳间矣。以调胃承气仅一两，加牵牛头末三钱，汲河水煎之，令作三五度咽之。又服苦末丸，如芥子许六十粒。日加晡，上涌下泄，一时齐出，有脓有血。涌泻既觉定，令饮新汲水一大盏，小溲已利一二次矣。是夜，凡饮新水二三十遍，病去九分，只哭一次。明日困卧如醉，自晨至暮，猛然起走索食，与母歌笑自得，顿释所苦。继与太白散、八正散等调，一日太瘥。恐暑天失所养，留五日而归。戴人曰：此下焦约也。不吐不下，则下焦何以开？不令饮水，则小溲何以利？大抵源清则流清者是[2]也。

又柏亭刘十三之子，年六岁，病沙石淋。戴人以苦剂三涌之，以益肾散三下之，立愈。

膏淋三十七

鹿邑一阀阅家，有子二十三岁，病膏淋三年矣。乡中医不能治，往京师遍访，多作虚损，补以温燥，灼以针艾，无少减。闻戴人侨居澶东，见戴人。曰：惑蛊之疾也，亦曰白淫。实由少腹冤热，非虚也。可以涌以泄。其人以时暑，惮其法峻，不决者三日。浮屠一僧曰：予以有暑病，近觉头痛。戴人曰：亦可涌。愿与君

---

① 峻（zuī）：男孩的阴茎。

② 者是：璧本、成本无此二字。

同之，毋畏也。于是涌痰三升，色如黑矾汁，内有死血并黄绿水。又泻积秽数行，寻觉病去。方其来时，面无人色，及治毕，次日面如醉。戴人虑其暑月路远，又处数方，使归以自备云。

二阳病三十八

常仲明病寒热往来，时咳一二声，面黄无力，懒思饮食，夜多寝汗，日渐变削。诸医作虚损治之。用二十四味烧肝散、鹿茸、牛膝，补养二年，口中痰出，下部转虚。戴人断之曰：上实也。先以涌剂吐痰二三升，次以柴胡饮子，降火益水，不月余复旧。此证名何？乃《内经》中曰二阳病也。二阳①之病发心脾，不得隐曲②。心受之，则血不流，故女子不月；脾受之，则味不化，故男子少精，此二证名异而实合。仲明之病，味不化也。

小儿面上赤肿三十九

黄氏小儿，面赤肿，两目不开。戴人以铓针刺轻砭之。除两目尖外，乱刺数十针，出血三次乃愈。此法人多不肯从，必欲治病，不可谨护。

头热痛四十

丹霞僧，病头痛，常居暗室，不敢见明。其头热痛，以布环其头上，置冰于其中，日易数次，热不能已。诸医莫识其证，求见戴人。戴人曰：此三阳蓄热故也。乃置炭火于暖室中，出汗涌吐，三③法并行，七日方愈。僧顾从者曰：此神仙手也。

劳嗽四十一

驰口镇一男子，年二十余岁，病劳嗽数年，其声欲出不出。戴人问曰：曾服药否？其人曰：家贫未尝服药。戴人曰：年

壮不妄服药者易治。先以苦剂涌之，次以舟车、浚川大下之，更服重剂，果瘥。

一田夫，病劳嗽，一涌一泄，已减大半。次服人参补肺汤，临卧更服槟榔丸以进食。

又东门高三郎，病嗽一年半，耳鸣三月矣。嗽脓血，面多黑点，身表俱热，喉中不能发声。戴人曰：嗽之源，心火之胜也。秋伤于湿，冬生咳嗽。冬水既旺，水湿相接，隔绝于心火，火不下降，反而炎上。肺金被烁，发而为嗽。金烁既久，声反不发。医者补肺肾，皆非也。戴人令先备西瓜、冰雪等物，其次用涌泄之法，又服去湿之药，病日已矣。

劳嗽咯血四十二

澹阳刘氏一男子，年二十余岁，病劳嗽，咯血吐唾，黏臭不可闻。秋冬少缓，春夏则甚，寒热往来，日晡发作，状如痁疟，寝汗如水。累服麻黄根、败蒲扇止汗，汗自若也。又服宁神散、宁肺散止嗽，嗽自若也。戴人先以独圣散涌其痰，状如鸡黄，汗随涌出，昏愦三日不省。时时饮以凉水，精神稍开，饮食加进。又与人参半夏丸、桂苓甘露散服之，不经数日乃愈。

吐血四十三

岳八郎，常日嗜酒，偶大饮醉，吐血近一年。身黄如橘，昏愦发作，数日不省，浆粥不下，强直如厥，两手脉皆沉细。戴人视之曰：脉沉细者，病在里也，中有积聚。用舟车丸百余粒，浚川散五、六钱，大下十余行，状若葵菜汁，中燥

①　二阳：阳明胃与大肠。
②　不得隐曲：不能做隐蔽之事。
③　三：江本、成本为"二"。

粪，气秽异常。忽开两目，伸挽问左右曰：我缘何至此？左右曰：你吐血后数日不省，得戴人治之乃醒。自是五六日必以泻，凡四五次，其血方止，但时咳一二声，潮热未退。以凉膈散加桔梗、当归，各秤二两，水一大盂，加老竹叶，入蜜少许，同煎去滓，时时呷之，间与人参白虎汤，不一月复故。

呕血四十四

棠溪李民范，初病嗽血。戴人以调胃汤一两，加当归使服之，不动。再以舟车丸五六十粒，过三四行，又呕血一碗。若庸工则必疑。不再宿①，又与舟车丸百余粒，通经散三四钱，大下之，过十余行，已愈过半。仍以黄连解毒汤，加当归煎服之，次以草茎鼻中出血半升。临晚，又用益肾散，利数行乃愈.

因药燥热四十五

高烁巡检之子八岁，病热。医者皆为伤冷治之，以热药攻矣。欲饮水，水禁而不与②。内水涸竭，烦躁转生，前后皆闭，口鼻俱干，寒热往来，嗽咳时作，遍身无汗。又欲灸之。适遇戴人。戴人责其母曰：重裀厚被，暖炕红炉，儿已不胜其热矣，尚可灸乎？其母谢以不明。戴人令先服人参柴胡饮子，连进数服，下烂鱼肠之类，臭气异常。渴欲饮水，听其所欲，冰雪凉水，连进数杯。节次又下三四行，大热方去。又与牛黄通膈丸，复下十余行，儿方大痊。前后约五十余行，略无所困，冰雪水饮至一斛。向灸之，当何如哉？

肺痈四十六

武阳仇天祥之子，病发寒热。诸医作骨蒸劳治之，半年病愈甚。以礼来聘戴

人，戴人往视之。诊其两手脉，尺寸皆潮③于关，关脉独大。戴人曰：痈象也。问其乳媪：曾有痛处否？乳媪曰：无。戴人令儿去衣，举其两手，观其两胁下，右胁稍高。戴人以手侧按之，儿移身乃避之，按其左胁则不避。戴人曰：此肺部有痈也，非肺痈也。若肺痈已吐脓矣。此不可动，止可以药托其里，以待自破。家人皆疑之，不以为然。服药三日，右胁有三点赤色。戴人连辞云：此儿之病，若早治者，谈笑可已，今已失之迟。然破之后，方验其生死矣。若脓破黄赤白者生也，脓青黑者死也。遂辞而去，私告天祥之友李简之曰：数月之后，即此儿必有一证也。其证乃死矣，肺死于巳。至期而头眩不举，不数日而死也。其父曰：群医治之，断为骨蒸证。戴人独言其肺有痈也。心终疑之。及其死，家人辈以火焚其棺。既燃，天祥以杖破其胁下，果出青黑脓一碗。天祥仰天哭曰：诸医误杀吾儿矣！

痿四十七

宛丘营军校三人，皆病痿，积年不瘥。腰以下，肿痛不举，遍身疮赤，两目昏暗，唇干舌燥，求疗于戴人。戴人欲投泻剂，二人不从，为他医温补之药所惑，皆死。其同病有宋子玉者，俄省曰：彼已热死，我其改之？敬邀戴人。戴人曰：公之疾，服热药久矣。先去其药邪，然后及病邪，可下三百行。子玉曰：敬从教。先以舟车丸、浚川散，大下一盆许。明日减三分，两足旧不仁，是日觉痛痒。累至三百行始安。戴人曰：诸痿独取阳明。阳明

---

① 不再宿：不过两天。

② 欲饮水，水禁而不与：江本、库本为"欲饮冰水，禁而不与。"

③ 潮：汇聚。

者，胃与大肠也。此言不止谓针也，针与药同也。

口疮四十八

一男子，病口疮数年，上至口，中至咽嗌，下至胃脘，皆痛，不敢食热物。一涌一泄一汗，十去其九。次服黄连解毒汤，不十余日皆释。

虚劳四十九

西华束茂之，病虚劳寝汗，面有青黄色，自膝以下，冷痛无汗，腹中燥热。医以姜、附补之，五晦朔不令饮水，又禁梳头，作寒治之。请于戴人。戴人曰：子之病，不难愈，难于将护，恐愈后阴道转茂①，子必不慎。束生曰：不敢。戴人先以舟车丸、浚川散，下五七行。心火下降，觉渴，与冰水饮之，又令澡浴，数日间面红而泽。后以河水煮粥，温养脾胃。河水能利小溲。又以活血当归丸、人参柴胡散、五苓散、木香白术散调之。病大瘥，寝汗皆止，两足日暖，食进。戴人常曰：此本肺痹，当以凉剂。盖水之一物，在目为凉，在皮为汗，在下为小溲。谷多水少为常，无水可乎？若禁饮水必内竭，内竭则燥热生焉。人若不渴，与水亦不肯饮之矣。束生既愈，果忘其戒，病复作。戴人已去，乃殂。

心痛五十

酒官杨仲臣，病心气痛②。此人常好饮酒，初饮三二杯必奔走，跛懒两足，三五十次，其酒稍散，方能复席。饮至前量，一醉必五七次，至明呕青黄水，数日后变鱼腥臭，六七日始安。戴人曰：宜涌。乃吐虫一条，赤黄色，长六七寸，口目鼻皆全，两目膜瞒，状如蛇类，以盐淹干示人。

伤寒极热五十一

戴人之仆，常与邻人同病伤寒，俱至六七日，下之不通，邻人已死。仆发热极，投于井中。捞出，以汲水贮之，槛使坐其中。适戴人游他方，家人偶记戴人治法。曰：伤寒三下不通，不可再攻，便当涌之。试服瓜蒂散，良久，吐胶涎三碗许，与宿食相杂在地，状如一帚，顿快。乃知世医杀人多矣。戴人之女僮，亦尝吐一吏伤寒，吐讫，使服太白散、甘露散以调之。

失笑五十二

戴人之次子，自出妻③之后，日瘦，语如瓮中。此病在中也。常拈第三指失笑，此心火也。约半载，日饮冰雪，更服凉剂。戴人曰：恶雪则愈矣。其母惧其大寒。戴人骂曰：汝亲也，吾用药如鼓之应桴，尚恶凉药，宜乎世俗之谤我也。至七月，厌冰不饮，病日解矣。

赤目五十三

安喜赵君玉，目暴赤肿，点洗不退。偶思戴人语曰：凡病在上者皆宜吐。乃以茶调散涌之。一涌，赤肿消散。君玉叹曰：法之妙，其迅如此。乃知法不远，人自远法也。

目瞏五十四

清州王之一子，年十余岁，目赤多泪，众工无效。戴人见之曰：此儿病目瞏④，当得之母腹中被惊。其父曰：妊娠

————————

① 阴道转茂：性欲增强。
② 心气痛：心窝部位疼痛，实指胃脘痛。
③ 出妻：离弃妻子。
④ 瞏（qióng）：目惊视。

时，在临清被围。戴人令服瓜蒂散加郁金，上涌而下泄，各去涎沫数升。人皆笑之。其母亦曰：儿腹中无病，何吐泻如此？至明日，其目耀然爽明。李仲安见而惊曰：奇哉此法！戴[1]人其日又与头上出血及眉上、鼻中皆出血。吐时，次用通经散二钱，舟车丸七十粒，自吐却少半。又以通经散一钱投之。明日，又以舟车丸三十粒投之。下十八行，病更不作矣。

疱后呕吐五十五

河门刘光济之子，才二岁，病疱后呕吐发昏，用丁香、豆蔻之类不效。适麻先生寄其家，乃谓光济曰：余有小方无毒，人皆知之，公肯从乎？光济曰：先生之言，必中于理，何敢不从。麻先生曰：刘河间常言，凉膈散可治疮疱，张戴人用之如神。况《内经》言：少阳所至为呕涌。少阳者，相火也，非寒也。光济欣而从之。此日利二行。适王德秀自外入，闻其利之也，乃曰：疮疱首尾不可下。麻自悔其多言，业也已然，姑待之。比至食时，下黄涎一合。日午问之，儿已索游于街矣。

热厥头痛五十六

彭吴张叟，年六十余岁，病热厥头痛，以其用涌药，时已一月间矣。加之以火，其人先利脏腑，年高身困，出门见日而仆，不知人。家人惊惶，欲揉扑之。戴人曰：大不可扰。续与西瓜、凉水、蜜雪，少顷而苏。盖病人年老涌泄，目脉易乱，身体内有炎火，外有太阳，是以自跌。若是扰之，便不救矣。惟安定神思，以凉水投之，待之以静。静便属水，自然无事。若他医必惑，足以知戴人之谙练。

产前喘五十七

武安胡产祥之妻，临难月病喘。以凉膈散二两，四物汤二两，朴硝一两，分作二服，煎令冷服之。一服病减大半，次又服之，病痊效矣。产之后第六日，血迷[2]。又用凉膈散二两，四物汤三两，朴硝一两，都作一服，大下紫黑水，其人至今肥健。戴人常曰：孕妇有病，当十月、九月内，朴硝无碍，八月者当忌之，七月却无妨，谓阳月也，十月者已成形矣。

血崩五十八

孟官人母，年五十余岁，血崩一载，金[3]用泽兰丸、黑神散、保安丸、白薇散补之，不效。戴人见之曰：天癸已尽，本不当下血。盖血得热而流散，非寒也。夫女子血崩，多因大悲哭。悲甚则肺叶布，心系为之恐，血不禁而下崩。《内经》曰：阴虚阳搏之为崩。阴脉不足，阳脉有余，数则内崩，血乃下流。举世以虚损治之，莫有知其非者。可服大剂。大剂者，黄连解毒汤是也。次以拣香附子二两炒，白芍二两焙，当归一两焙，三味同为细末，水调下，又服槟榔丸，不拘日而安。

妇人二阳病五十九

一妇月事不行，寒热往来，口干、颊赤、喜饮，且暮闻咳一二声。诸医皆云：经血不行，宜虻虫、水蛭、干漆、硇砂、元青、红娘子、没药、血竭之类。惟戴人不然，曰：古方中虽有此法，奈病人服之，必脐腹发痛，饮食不进。乃命止药，饮食稍进。《内经》曰：二阳之病发心脾，

---

① 戴：江本为"救"。
② 血迷：瘀血导致的昏迷。
③ 金：全，都。

心受之则血不流，故女子不月。既心受积热，宜抑火升水，流湿润燥，开胃进食。乃涌出痰一二升，下泄水五六行。湿水上下皆去，血气自行沸^①流，月事不为水湿所隔，自依期而至矣。亦不用虻虫、水蛭之类有毒之药。如用之，则月经纵来，小溲反闭，他证生矣。凡精血不足，当补之以食，大忌有毒之药，偏胜而成夭阏^②。

月闭寒热六十

一妇年三十四岁，经水不行，寒热往来，面色痿黄，唇焦颊赤，时咳三两声。向者所服之药，黑神散、乌金丸、四物汤、烧肝散、鳖甲散、建中汤、宁肺散，针艾百千，病转剧。家人意倦，不欲求治。戴人悯之，先涌痰五六升。午前涌毕，午后食进，余证悉除。后三日，复轻涌之，又去痰一二升，食进益。不数日，又下通经散，泻讫一二升。后数日，去死皮数重，小者如肤片，大者如苇膜。不一月，经水行，神气大康矣。

恶寒实热六十一

一妇身冷脉微，食沸热粥饭，六月重衣，以狐帽蒙其首，犹觉寒，泄注不止。常服姜、附、硫黄燥热之剂，仅得平和。稍用寒凉，其病转增，三年不愈。戴人诊其两手脉，皆如絙绳有力，一息六七至。《脉诀》曰：六数七极热生多。以凉布搭心，次以新汲水淋其病处，妇乃叫杀人。不由病者^③，令人持之，复以冷水淋其三四十桶，大战汗出，昏困一二日，而向之所恶皆除。此法华元化已曾用，惜^④无知者。

遇寒手热六十二

常仲明之妻，每遇冬寒，两手热痛。戴人曰：四肢者，诸阳之本也，当夏时散

越而不痛，及乎秋冬，收敛则痛。以三花神祐丸大下之，热遂去。

呕逆不食六十三

柏亭王论夫，本因丧子忧抑，不思饮食。医者不察，以为胃冷，血^⑤燥之剂尽用之。病变呕逆而瘦，求治于戴人。一视涌泄而愈。愈后忘其禁忌，病复作，大小便俱秘，脐腹撮痛，呕吐不食一日，大小便不通十有三日，复问戴人。戴人曰：令先食葵羹、菠菱菜、猪羊血，以润燥开结；次与导饮丸二百余粒，大下结粪。又令恣意饮冰水数升，继搜风丸、桂苓白术散以调之。食后服导饮丸三十余粒。不数日，前后皆通，药止呕定食进。此人临别，又留润肠丸，以防复结。又留涤肠散，大闭则用之。凡服大黄、牵牛，四十余日方瘳。论夫自叹曰：向使又服向日热药，已非今日人矣。一僧问戴人，云：肠者，畅也。不畅何以？此一句尽多。

痤疖六十四

一省掾^⑥，背项常有痤疖，愈而复生。戴人曰：太阳血有余也。先令涌泄之，次于委中以鈚针出紫血，病更不复作也。

牙痛六十五

泽洲李继之，忽病牙痛，皱眉不语。栾景先见之曰：何不药也？曰：无^⑦牙痛药。曰：曾记张戴人云：阳明经热有余

---

① 沸：璧本、成本为"周"。
② 夭阏：摧折，遏止。
③ 不由病者：不理会病人的呼叫。
④ 惜：璧本、库本为"世"。
⑤ 血：璧本、成本为"温"。
⑥ 省掾：官名。
⑦ 无：原本无此字，据文意加。

也，宜大下之。乃付舟车丸七十粒。服毕，遇数知交留饮，强饮热酒数杯，药为热酒所发，尽吐之，吐毕而痛止。李大笑曰：戴人神仙也！不三五日又痛，再服前药百余粒，大下数行乃愈。

淋六十六

戴人过息城，一男子病淋。戴人令顿食咸鱼。少顷大渴。戴人令恣意饮水，然后以药治淋，立通。淋者无水，故涩也。

口臭六十七

赵平尚家一男子，年二十余岁，病口中气出，臭如发厕，虽亲戚莫肯与对语。戴人曰：肺金本主腥，金为火所炼，火主焦臭，故如是也。久则成腐，腐者肾也。此极热则反兼水化也。病在上，宜涌之。先以茶调散涌，而去其七分，夜用舟车丸、浚川散下五七行，比旦①而臭断。呜呼！人有病口臭而终其老者，世讹以为肺系偏，而与胃相通，故臭。妄论也！

湿　形

疝六十八

汝南司侯李审言，因劳役王事，饮水坐湿地，乃湿气下行，流入脬囊，大肿，痛不可忍。以金铃、川楝子等药不效，求治于戴人。曰：可服泄水丸。审言惑之。又数日，痛不可堪，竟从戴人。先以舟车丸、浚川散，下青绿沫十余行，痛止。次服茴香丸、五苓以调之，三日而肿退，至老更不作。夫疝者，乃肝经也，下胃沫者，肝之色也。

水疝六十九

律科王敏之，病水疝，其法在于寒形中。

留饮七十

郭敬之，病留饮四日，浮肿不能食，脚肿连肾囊痛。先以苦剂涌之，后以舟车丸、浚川散泻之，病去如拾遗。

又棠溪张凤村，一田叟姓杨，其病呕酸水十余年。本留饮，诸医皆以燥剂燥之，中脘脐肪，以火艾燔针刺之，疮未尝合。戴人以苦剂越之，其涎如胶，乃出二三升，谈笑而愈。

黄疸七十一

蔡寨成家一童子，年十五岁，病疸一年，面黄如金，遍身浮肿乏力，惟食盐与焦物。戴人以茶调散吐之，涌涎一盂。临晚，又以舟车丸七八十粒，通经散三钱，下四五行。待六七日，又以舟车丸、浚川散，下四五行。盐与焦物见而恶之，面色变红。后再以茶调散涌之，出痰二升，方能愈矣。

又一男子作赘，偶病疸，善食而瘦，四肢不举，面黄无力。其妇翁欲弃之，其女子不肯，曰：我已生二子矣，更适他乎？妇翁本农者，召婿意欲作劳，见其病甚，每日辱诟。人教之饵胆矾丸、三棱丸，了不关涉，针灸祈禳，百无一济。戴人见之，不诊而疗，使服涌剂，去积痰宿水一斗；又以泄水丸、通经散，下四五十行不止。戴人命以冰水一盂，饮之立止。次服平胃散等，间服槟榔丸五七日，黄退力生。盖脾疸之证，湿热与宿谷相抟故也。俗谓之金劳黄。

---

① 比旦：到早上。

又朱葛周、黄、刘三家，各有仆病黄疸。戴人曰：仆役之职，饮食寒热，风暑湿寒，寻常触冒也，恐难调摄，虚费治功。其二家留仆于戴人所，从其饮饵。其一仆，不离主人执役。三人同服苦散以涌之，又服三花神祐丸下之，五日之间，果二仆愈而一仆不愈，如其言。

黄病七十二

菜寨一女病黄，遍身浮肿，面如金色，困乏无力，不思饮饵，惟喜食生物泥煤之属。先以苦剂蒸饼为丸，涌痰一碗；又舟车丸、通经散，下五七行如墨汁。更以导饮丸，磨食散气。不数日，肌肉如初。

病发黄七十三

安喜赵君玉为掾省日，病发遍身黄，往问医者。医云：君乃阳明证。公等与麻知几，皆受训于张戴人，是商议吃大黄者，难与论病。君玉不悦，归。自揣无别病，乃取三花神祐丸八十粒，服之不动。君玉乃悟曰：予之湿热盛矣！此药尚不动。以舟车丸、浚川散，作剂大下一斗，粪多结者，一夕黄退。君玉由此益信戴人之言。

水肿七十四

南乡张子明之母极肥，偶得水肿，四肢不举。戴人令上涌汗而下泄之，去水三四斛。初下药时，以草贮布囊，高支两足而卧。其药之行，自腰以上，水觉下行，自足以上，水觉上行，水行之状，如蛇走隧，如线牵，四肢森然凉寒，会于脐下而出。不旬日间，病大减，余邪未尽。戴人更欲用药，竟不能从其言。

涌水七十五

李七老，病涌水证，面黄而喘，两足皆肿，按之陷而复起，行则濯濯有声，常欲饮水，不能睡卧。戴人令上涌去痰而汗之，次以舟车丸、浚川散下之，以益肾散复下之，以分阴阳利水道之剂复下之，水尽皆瘥。

停饮肿满七十六

涿郡周敬之，自京师归鹿邑，道中渴，饮水过多，渐成肿满。或用三花神祐丸，惮其太峻；或用五苓散，分利水道，又太缓。淹延数旬，终无一效。盖粗工之技，止于此耳！后手足与肾皆肿，大小便皆秘涩。常仲明求治于戴人。戴人令仲明付药，比及至，已殁矣。戴人曰：病水之人，其势如长川泛溢，欲以杯勺取之，难矣！必以神禹决水之法，斯愈矣！

湿痹七十七

常仲明病湿痹五七年矣。戴人令上涌之后，可泄五七次。其药则舟车、浚川、通经、神祐、益肾，自春及秋，必十余次方能愈。公之病，不必针灸，与令嗣皆宜涌，但腊月非其时也。欲候春时，恐予东适。今姑屏①病之大势，至春和时，人气②在上，可再涌之，以去其根。卒如所论矣。

又一衲子，因阴雨卧湿地，一半手足皆不随，若遇阴雨，其病转加。诸医皆作中风偏枯治之，用当归、芍药、乳香、没药、自然铜之类，久反大便涩，风燥生，经岁不已。戴人以舟车丸下三十余行，去青黄沫水五升；次以淡剂渗泄之，数日，

---

① 姑屏：暂且抑制。
② 人气：卫气。

手足皆举。戴人曰：夫风湿寒之气，合而成痹。水痹①得寒，而浮蓄于皮腠之间，久而不去，内舍六腑。曰：用去水之药可也。水湿者，人身中之寒物也。寒去则血行，血行则气和，气和则愈矣。

又息帅，病腰股沉痛，行步坐马皆不便。或作脚气寒湿治之，或作虚损治之，乌、附、乳、没、活血壮筋骨之药，无不用之。至六十余日，目赤上热，大小便涩，腰股之病如故。戴人诊其两手脉，皆沉迟。沉者为在里也。在里者泄之。以舟车丸、浚川散，各一服，去积水二十余行。至早晨，服饘白粥一二顿，与之马，已能躩铄矣。

又棠溪李十八郎，病腰脚大不伸，伛偻蹩跛②而行，已数年矣。服药无效，止药却愈。因秋暮涉水，病复作。医氏使服四斤丸。其父李仲安，乃乞药于戴人。戴人曰：近日服何药？仲安曰：四斤丸。曰：目昏赤未？其父惊曰：目正暴发！戴人曰：宜速来，不来则丧明。既来则策杖而行，目肿无所见。戴人先令涌之，药忽下走，去二十行，两目顿明，策已弃矣。比再涌泄，能读官历日。调至一月，令服当归丸，健步而归家矣。

又息城边校白公，以隆暑时饮酒，觉极热，于凉水池中渍足，使其冷也。为湿所中，股膝沉痛。又因醉卧湿地，其痛转加。意欲以酒解痛，遂以连朝而饮，反成赤痛，发间止，且六十年。往往断其寒湿脚气，以辛热治之，不效。或使服神芎丸数服，痛微减。他日复饮，疾作如前。睾囊痒湿且肿硬，脐下似有物，难于行，以此免军役，令人代之，来访戴人。戴人曰：余亦断为寒湿。但寒则阳火不行，故为痛；湿则经隧有滞，故肿。先以苦剂涌之，次以舟车丸百余粒，浚川散四、五钱，微一两行。戴人曰：如激剂尚不能

攻，何况于热药补之乎？异日，又用神祐丸百二十丸，通经散三四钱，是用仅得四行。又来日，以神祐八十丸投之，续见一二行。又次日，服益肾散四钱，舟车丸百余粒，约下七八行。白公已觉膝睾寒者暖，硬者软，重者轻也。肿者赤退，饮食加进。又以涌之，其病全瘳。临别，又赠之以疏风丸，并以其方与之。此公以其不肯妄服辛热药，故可治也。

屈膝有声七十八

岭北李文卿，病两膝膑屈伸有声剥剥然。或以为骨鸣。戴人曰：非也。骨不戛③，焉能鸣？此筋湿也。湿则筋急。有独缓者，缓者不鸣，急者鸣也。若用予之药，一涌一泄，上下去其水，水去则自无声矣。李文卿乃从其言，既而果然矣。

白带七十九

息城李左衙之妻，病白带如水，窍满④中绵绵不绝，秽臭之气不可近，面黄食减，已三年矣。诸医皆云积冷，起石、硫黄、姜、附之药，重重燥补，污水转多，常以袥⑤，日易数次。或一药以木炭十斤，置药在坩埚中，盐泥封固，三日三夜，炭火不绝，烧令通赤，名曰火龙丹。服至数升，污水弥甚。炳艾烧针，三年之间，不可胜数。戴人断之曰：此带浊水。本热乘太阳经，其寒水不可胜如此也。夫水自高而趋下，宜先绝其上源。乃涌痰水二三升，次日下沃水⑥十余行，三遍，汗

---

① 痹：璧本为"湿"。
② 蹩跛（bié bǐ）：瘸腿。
③ 戛（jiá）：敲击。
④ 满：江本、成本为"漏"。
⑤ 袥：破布。
⑥ 沃水：混浊的水液。

出周身。至明旦，病人云：污已不下矣。次用寒凉之剂，服及半载，产一子。《内经》曰：少腹冤热，溲出白液。带之为病，溶溶然若坐水中。故治带下同治湿法，泻痢，皆宜逐水利小溲。勿以赤为热，白为寒。今代刘河间书中言之详矣。

湿嗽八十

赵君玉妻病嗽，时已十月矣。戴人处方六味：陈皮、当归、甘草、白术、枳壳、桔梗。君玉疑其不类嗽药。戴人笑曰：君怪无乌梅、罂粟壳乎？夫冬嗽，乃秋之湿也。湿土逆而为嗽，此方皆散气除湿，解急和经。三服帖然效矣①。

泻儿八十一

一妇年三十四岁，夜梦与鬼神交，惊怕异常，及见神堂阴府，舟楫桥梁，如此一十五年，竟无娠孕。巫祈觋祷，无所不至，钻肌灸肉，孔穴万千。黄瘦发热引饮，中满足肿，委命于天。一日，苦请戴人。戴人曰：阳火盛于上，阴火盛于下。鬼神者，阴之灵；神堂者，阴之所；舟楫桥梁，水之用。两手寸脉皆沉而伏，知胸中有痰实也。凡三涌三泄三汗，不旬日而无梦，一月而有孕。戴人曰：余治妇人使有娠，此法不诬。

湿癣八十二

一女子年十五，两股间湿癣，长三四寸，下至膝。发痒，时爬搔，汤火俱不解；痒定，黄赤水流，痛不可忍。灸焫熏渫，硫黄、藘茹、白僵蚕、羊蹄根之药，皆不效。其人恣性妍巧，以此病不能出嫁。其父母求疗于戴人。戴人曰：能从余言则瘥。父母诺之。戴人以排针磨令尖快，当以痒时，于癣上各刺百余针，其血出尽，煎盐汤洗之，如此四次，大病方

除。此方不书，以告后人，恐为癣药所误。湿淫于血，不可不砭者矣。

又蔡寨成家童子一岁，病满腹胸湿癣，每爬搔则黄水出，已年矣。戴人先以苦末作丸上涌。涌讫，次以舟车丸、浚川散，下三五行，次服凉膈加朴硝，煎成时时呷之，不数日而愈。

湿䘌疮八十三

颍皋韩吉卿，自髀至足，生湿䘌疮②，大者如钱，小者如豆，痒则搔破，水到则浸淫，状类虫行裤袜。愈而复生，瘢痕成凹，一年余不瘥。戴人哂之曰：此湿疮也。由水湿而得，故多在足下。以舟车、浚川大下十余行，一去如扫。渠素不信戴人之医，至此大服。

泄泻八十四

古郾一讲僧，病泄泻数年，丁香、豆蔻、干姜、附子、官桂、乌梅等燥药，燔针、烧脐、焫腕，无有阙者。一日，发昏不省，檀那赠纸者盈门。戴人诊其两手脉，沉而有力。《脉诀》云：下利，脉微小者生，洪浮大者无瘥。以瓜蒂散涌之，出寒痰数升。又以无忧散，泄其虚中之积及燥粪，仅盈斗。次以白术调中汤、五苓散、益元散，调理数日，僧已起矣。非术精识明，谁敢负荷如此？

洞泄八十五

一讲僧显德明，初闻家遭兵革，心气不足，又为寇贼所惊，得脏腑不调。后入京，不伏水土，又得心气，以至危笃。前后三年，八仙丸、鹿茸丸、烧肝散，皆服

---

① 帖然效矣：稳妥的见效了。

② 湿䘌疮：病名。多因湿热下注所致。症见瘙痒难忍，搔之流水，痒如虫行。

之，不效。乃求药于戴人。戴人曰：此洞泄也。以谋虑久不决而成。肝主谋虑，甚则乘脾，久思则脾湿下流。乃上涌痰半盆，末后有血数点，肝藏血故也。又以舟车丸、浚川散，下数行，仍使澡浴出汗。自尔日胜一日，常以胃风汤、白术散调养之，一月而强，食复故矣。

又李德卿妻，因产后病泄一年余，四肢瘦乏，诸医皆断为死证。当时戴人在朱葛寺，以舟载而乞治焉。戴人曰：两手脉皆微小，乃痢病之生脉。况洞泄属肝经，肝木克土而成。此疾亦是肠澼。澼者，肠中有积水也。先以舟车丸四五十粒，又以无忧散三四钱，下四五行。寺中人皆骇之：病羸如此，尚可过耶？众人虽疑，然亦未敢消，且更看之。复导饮丸，又过之，渴则调以五苓散。向晚使人伺之，已起而绩床，前后约三四十行。以胃风汤调之，半月而能行，一月而安健。由此阖寺服，德卿之昆仲咸大异之。

又刘德源，病洞泄逾年，食不化，肌瘦力乏，行步欹倾①，面色黧黑。举世治痢之药，皆用之，无效。适戴人莅澭阳，往问之。戴人乃出示《内经》洞泄之说。虽已不疑，然畏其攻剂。夜焚香祷神曰：某以病久不瘥，欲求治于戴人，戴人以谓宜下之。欲不从，戴人，名医也；欲从之，形羸如此，恐不任药。母已老矣，无人侍养，来日不得已须服药，神其相之②。戴人先以舟车丸、无忧散，下十余行，殊不困，已颇喜食。后以槟榔丸，磨化其滞。待数日，病已大减。戴人以为去之未尽，当以再服前药，德源亦欣然请下之。又下五行，次后数日，更以苦剂越之。往问其家，彼云已下村中收索去也。忽一日入城，面色极佳，语言壮健，但怪其跛足而立。问何故如此。德源曰：足上患一疖。戴人曰：此里邪去而外现。病痊

之后，凡病皆如是也。

大便少而频八十六

太康刘仓使，病大便少而频，日七八十次，常于两股间悬半枚瓠芦，如此十余年。戴人见之而笑曰：病既频而少，欲通而不得通也，何不大下之？此通因通用也。此一服药之力。乃与药，大下三十余行，顿止。

暑泄八十七

殷辅之父，年六十余，暑月病泄泻，日五六十行，自建碓镇来请戴人于陈州。其父喜饮水③，家人辈争止之。戴人曰：夫暑月年老，津液衰少，岂可禁水？但劝之少饮。比及用药，先令速归，以绿豆、鸡卵十余枚，同煮，卵熟取出，令豆软，下陈粳米作稀粥，搅令寒，食鸡卵以下之，一二顿，病减大半。盖粳米、鸡卵，皆能断痢。然后制抑火流湿之药，调顺而方愈。

腹满面肿八十八

萧令腹满，面足皆肿，痰黄而喘急，食减。三年之间，医者皆尽而不验。戴人以瓜蒂散涌之，出寒痰三五升，以舟车丸、浚川散下之，青黄涎沫缶平④，复以桂苓白术散、五苓散调之，半月复旧矣。

---

① 欹倾：摇晃倾斜。
② 神其相之：请神灵看这件事该怎么办。
③ 水：璧本为"二"。
④ 缶平：库本为"几半缶"。

儒门事亲卷七

燥　形

臂麻不便八十九

郾城梁贾人，年六十余，忽晓起梳发，觉左手指麻，斯须半臂麻，又一臂麻，斯须头一半麻，比及梳毕，从胁至足皆麻，大便二三日不通。往问他医，皆云风也。或药或针皆不解，求治于戴人。戴人曰：左手三部脉皆伏，比右手小三倍，此枯涩痹也。不可纯归之风，亦有火燥相兼。乃命一涌一泄一汗，其麻立已。后以辛凉之剂调之，润燥之剂濡之，惟小指次指尚麻。戴人曰：病根已去，此余烈也。方可针溪谷。溪谷者，骨空也，一日晴和往针之，用《灵枢》中鸡足法①，向上卧针，三进三引讫，复卓针起②，向下卧针，送入指间皆然，手热如火，其麻全去。昔刘河间作《原病式》，常以麻与涩，同归燥门中，真知病机者也。

大便燥结九十

戴人过曹南省亲，有姨表兄，病大便燥涩，无他证。常不敢饱食，饱则大便极难，结实如针石，或三五日一如圊，目前星飞，鼻中血出，肛门连广肠痛，痛极则发昏，服药则病转剧烈。巴豆、芫花、甘遂之类皆用之，过多则困，泻止则复燥，如此数年，遂畏药性暴急不服，但卧病待

尽。戴人过诊其两手脉息，俱滑实有力。以大承气汤下之，继服神功丸、麻仁丸等药，使食菠菱葵菜及猪羊血作羹，百余日充肥。亲知见骇之。呜呼！粗工不知燥分四种：燥于外则皮肤皱揭；燥于中则精血枯涸；燥于上则咽鼻焦干；燥于下则便溺结闭。夫燥之为病，是阳明化也。水寒液少，故如此。然可下之，当择之药之。巴豆可以下寒；甘遂、芫花可下湿；大黄、朴硝可以下燥。《内经》曰：辛以润之，咸以软之。《周礼》曰：以滑养窍。

孕妇便结九十一

戴人过东杞，一妇人病大便燥结，小便淋涩，半生不娠，惟常服疏导之药，则大便通利，暂废药则结滞。忽得孕，至四、五月间，医者禁疏导之药，大便依常为难，临圊则力努，为之胎坠。凡如此胎坠者三。又孕，已经三四月，弦望前后，溲溺结涩，甘分胎陨③，乃访戴人。戴人诊其两手脉，俱滑大。脉虽滑大，以其且妊，不敢陡攻。遂以食疗之，用花碱煮菠菱葵菜，以车前子苗作茹，杂猪羊血作羹，食之半载，居然生子，其妇燥病方

---

① 鸡足法：一种针刺手法。即在针刺到一定的深度后，将针提起到分肉之间，向左右两侧各斜刺一针，成为像鸡足一样的"爪"字形，故成为鸡足刺。

② 复卓针起：再将针向上提起。

③ 甘分胎陨：不愿再有堕胎的危险。

愈。戴人曰：余屡见孕妇利脓血下迫，极努损胎，但同前法治之愈者，莫知其数也。为医拘常禁，不能变通，非医也，非学也。识医者鲜，是难说也。

偏头痛九十二

一妇人年四十余，病额角上耳上痛，俗呼为偏头痛。如此五七年，每痛大便燥结如弹丸，两目赤色，眩运昏涩，不能远视。世之所谓头风药、饼子风药、白龙丸、芎犀丸之类，连进数服。其痛虽稍愈，则大便稍秘，两目转昏涩。其头上针灸数千百矣。连年著灸，其两目且将失明，由病而无子。一日问戴人。戴人诊其两手脉，急数而有力，风热之甚也。余识此四五十年矣，遍察病目者，不问男子妇人，患偏正头痛，必大便涩滞结硬，此无他。头痛或额角，是三焦相火之经及阳明燥金胜也。燥金胜，乘肝则肝气郁，肝气郁则气血壅，气血壅则上下不通，故燥结于里，寻至失明。治以大承气汤，令河水煎三两，加芒硝一两，煎残顿令温，合作三五服，连服尽。荡涤肠中垢滞结燥，积热下泄如汤，二十余行。次服七宣丸、神功丸以润之，菠菱葵菜猪羊血为羹以滑之。后五七日、十日，但遇天道晴明，用大承气汤，夜尽一剂，是痛随利减也。三剂之外，目豁首轻，燥泽结释，得三子而终。

腰胯痛九十三

一男子六十余，病腰尻脊胯皆痛，数载不愈，昼静夜躁，大痛往来，屡求自尽天年。旦夕则痛作，必令人以手捶击，至五更鸡鸣则渐减，向曙则痛止。左右及病者，皆作神鬼阴谴，白虎啮。朝祷暮祝，觋巫僧道禁师至，则其痛以减。又梦鬼神，战斗相击。山川神庙，无不祭者。淹延岁月，肉瘦皮枯，饮食减少，暴怒日增，惟候一死。有书生曰：既云鬼神虎啮，阴谴之祸，如此祷祈，何无一应？闻陈郡有张戴人，精于医，可以问其鬼神白虎与病乎？彼若术穷，可以委命。其家人从之。戴人诊其两手脉，皆沉滞坚劲，力如张絙。谓之曰：病虽瘦，难于食，然腰尻脊胯皆痛者，必大便坚燥。其左右曰：有五七日，或八九日，见燥粪一两块，如弹丸结硬不可言，曾令人剜取之，僵下一两块，浑身燥痒，皮肤皱揭枯涩如麸片。戴人既得病之虚实，随用大承气汤，以姜枣煎之，加牵牛头末二钱，不敢言是泻剂。盖病者闻暖则悦，闻寒则惧，说补则从，说泻则逆。此弊非一日也。而况一齐人而傅之，众楚人咻之乎！及煎成，使稍热咽之，从少至多，累至三日。天且晚，脏腑下泄四五行，约半盆。以灯视之，皆燥粪燥痹块及瘀血杂脏，秽不可近。须臾痛减九分，昏睡，鼻息调如常人。睡至明日将夕，始觉饥而索粥，温凉与之。又困睡一二日，其痛尽去。次令饮食调养，日服导饮丸、甘露散，滑利便溺之药，四十余日乃复。呜呼！再传三十六虎书，三十六黄经，及小儿三十六吊，谁为之耶？始作俑者，其无后乎？古人以医为师，故医之道行；今之人以医辟奴，故医之道废。有志之士，耻而不学，病者亦不择精粗，一概待之。常见官医迎送长吏，马前唱诺，真可羞也。由是通今博古者少，而师传遂绝。《灵枢经》谓：刺与汗虽久，犹可拔而虚；结与闭虽久，犹可解而决。去腰脊胯痛者，足太阳膀胱经也。胯痛，足少阳胆经之所过也。《难经》曰：诸痛为实。《内经》曰：诸痛痒疮疡，皆属心火。注曰：心寂则痛微，心躁则痛甚。人见巫觋僧道禁师至，则病稍去者，心寂也。然去其后来者，终不去其本也。古之称痛随利减，不利则痛何由去？病者既痊，乃寿八十岁。故凡燥证，皆三阳病也。

寒　形

因寒腰强不能屈伸九十四

北人卫德新，因之析津，冬月饮寒则冷，病腰常直，不能屈伸，两足沉重，难于行步。途中以床舁递[1]，程程问医，皆云肾虚。以苁蓉、巴戟、附子、鹿茸皆用之，大便反秘，潮热上周，将经岁矣，乃乞拯于戴人。戴人曰：此疾十日之效耳！卫曰：一月亦非迟。戴人曰：足太阳经血多，病则腰似折，䐃如结，踹如裂，太阳所至为屈伸不利。况腰者，肾之府也，身中之大关节，今既强直而不利，宜咸以软之，顿服则和柔矣。《难经》曰：强力入房则肾伤而髓枯，枯则高骨乃坏而不用，与此用同。今君之证，太阳为寒所遏，血坠下滞腰间也，必有积血，非肾也。节次以药[2]，可下数百行，约去血一二斗。次以九曲玲珑灶蒸之，汗出三五次而愈。初蒸时至五日，问曰：腹中鸣否？德新曰：未也。至六日觉鸣，七日而起，以能揖人。戴人曰：病有热者勿蒸，蒸则损人目也。

寒疝亦名水疝九十五

律科王敏之，病寒疝，脐下结聚如黄瓜，每发绕腰急痛不能忍。戴人以舟车丸、猪肾散，下四五行，觉药绕病三五次而下，其泻皆水也。猪肾、甘遂皆苦寒。经言：以寒治寒，万举万全。但下后忌饮冷水及寒物，宜食干物，以寒疝本是水故也。即日病减八分，食进一倍。又数日，以舟车丸百余粒，通经散四五钱，服之利

下。候三四日，又服舟车丸七八十粒，猪肾散三钱，乃健步如常矣。

一僧病疝，发作，冷气上贯齿，下贯肾，紧若绳挽两睾，时肿而冷。戴人诊两手，脉细而弱。断之曰：秋脉也。此因金气在上，下伐肝木，木畏金抑而不伸，故病如是。肝气磐礴，不能下荣于睾丸，故其寒，实非寒也。木受金制，传之胃土，胃为阳明，故上贯齿，病非齿之病。肝木者，心火之母也，母既不伸，子亦屈伏，故下冷而水化乘之。经曰：木郁则达之，土郁则泄之。令涌泄四次，果觉气和，睾丸痒而暖。戴人曰：气已入睾中矣。以茴香、木茂之药，使常服之，首尾一月而愈。

感风寒九十六

戴人之常溪也，雪中冒寒，入浴重感风寒，遂病不起。但使煎通圣散单服之，一二日不食，惟渴饮水，亦不多饮，时时使人捶其股，按其腹，凡三四日不食，日饮水一二十度，至六日，有谵语妄见。以调胃承气汤下之，汗出而愈。戴人常谓人曰：伤寒勿妄用药，惟饮水最为妙药，但不可使之伤，常令揉散，乃大佳耳！至六七日，见有下证，方可下之，岂有变异哉？奈何医者禁人饮水，至有渴死者。病人若不渴，强与水饮，亦不肯饮耳！戴人初病时，鼻塞声重头痛，小便如灰淋汁，及服调胃承气一两半，觉欲呕状，探而出之，汗出漐漐然，须臾下五六行，大汗一日乃瘳。当日饮冰水时，水下则痰出，约一二碗，痰即是病也，痰去则病去也。戴人时年六十一。

---

① 以床舁递：用床抬着行路。

② 节次以药：有步骤的分先后用药。

冻疮九十七

戴人女僮，足有寒疡，俗云冻疮。戴人令服舟车丸、浚川散，大下之，其疮遂愈。人或疑之。戴人曰：心火降则寒消，何疑之有？

寒痰九十八

一妇人心下脐上结硬如斗，按之如石。人皆作病胎。针灸毒药，祷祈无数，如捕风然。一日，戴人见之曰：此寒痰。诊其两手，寸脉皆沉，非寒痰而何？以瓜蒂散吐之，连吐六七升，其块立消过半。俟数日后再吐之，其涎沫类鸡黄，腥臭特殊，约二三升。凡如此者三。后以人参调中汤、五苓散调之，腹已平矣。

泻利恶寒九十九

东门一男子，病泻利不止，腹鸣如雷，不敢冷坐，坐则下注如倾，诸医例断为寒证。干姜、官桂、丁香、豆蔻之属；枯矾、龙骨，皆服之矣。何针不燔！何艾不炷！迁延将二十载矣。一日，问于戴人。戴人曰：两手寸脉皆滑，余不以为寒。然其所以寒者，水也。以茶调散，涌寒水五七升，无忧散，泻积水数十行。乃通因通用之法也。次以五苓散淡剂，渗泻利之道。又以甘露散止渴，不数日而冷食寒饮皆如故。此法王启玄稔①言之矣，奈何无人用之哉？

内 伤 形

因忧结块一百

息城司侯，闻父死于贼，乃大悲哭之。罢，便觉心痛，日增不已，月余成

块，状若覆杯，大痛不住，药皆无功。议用燔针炷艾，病人恶之，乃求于戴人。戴人至，适巫者在其旁，乃学巫者，杂以狂言以谑病者，至是大笑，不忍回。面向壁，一二日，心下结块皆散。戴人曰：《内经》言：忧则气结，喜则百脉舒和。又云：喜胜悲。《内经》自有此法治之，不知何用针灸哉？适足增其痛耳！

病怒不食一百一

项关令之妻，病食不欲食，常好叫呼怒骂，欲杀左右，恶言不辍。众医皆处药，几半载尚尔。其夫命戴人视之，戴人曰：此难以药治。乃使二娼，各涂丹粉，作伶人状，其妇大笑；次日，又令作角抵，又大笑；其旁常以两个能食之妇，夸其食美，其妇亦索其食，而为一尝。不数日，怒减食增，不药而瘥，后得一子。夫医贵有才，若无才，何足应变无穷？

不寐一百二

一富家妇人，伤思虑过甚，二年不寐，无药可疗，其夫求戴人治之。戴人曰：两手脉俱缓，此脾受之也。脾主思故也。乃与其夫，以怒而激之。多取其财，饮酒数日，不处一法而去。其人大怒汗出，是夜困眠，如此者，八九日不寤，自是而食进，脉得其平。

惊一百三

卫德新之妻，旅中宿于楼上，夜值盗劫人烧舍，惊坠床下，自后每闻有响，则惊倒不知人。家人辈蹑足而行，莫敢冒触有声，岁余不痊。诸医作心病治之，人参、珍珠及定志丸，皆无效。戴人见而断之曰：惊者为阳，从外入也；恐者为阴，

————

① 稔（rèn）：曾经。

从内出也。惊者，为自不知故也；恐者，自知也。足少阳胆经属肝木，胆者，敢也。惊怕则胆伤矣。乃命二侍女执其两手，按高椅之上，当面前，下置一小几。戴人曰：娘子当视此。一木猛击之，其妇人大惊。戴人曰：我以木击几，何以惊乎？伺少定击之，惊也缓。又斯须，连击三五次；又以杖击门；又暗遣人画背后之窗，徐徐惊定而笑曰：是何治法？戴人曰：《内经》云：惊者平之。平者，常也。平常见之必无惊。是夜使人击其门窗，自夕达曙。夫惊者，神上越也。从下击几，使之下视，所以收神也。一二日虽闻雷而不惊。德新素不喜戴人，至是终身厌服①，如有言戴人不知医者，执戈以逐之。

儿寐不寤一百四

陈州长吏一小儿，病寐而不寤。一日，诸医作睡惊治之，或欲以艾火灸之，或以大惊丸，及水银饼子治之。其父曰：此子平日无疾，何骤有惊乎？以子之病，乃问于戴人。戴人诊其两手，脉皆平和。戴人曰：若惊风之脉，当洪大而强，今则平和，非惊风也。戴人窃问其乳母：尔三日前曾饮醉酒否？遽然笑曰：夫人以煮酒见饷，酒味甚美，饮一罂而睡。陈酒味甘而恋膈，酒气满，乳儿亦醉也。乃锉甘草、干葛花、缩砂仁、贯众煎汁使饮之，立醒。

孕妇下血一百五

刘先生妻，有娠半年，因伤损下血，乞药于戴人。戴人诊之，以三和汤（一名玉烛散）、承气汤、四物汤对停，加朴硝煎之。下数行，痛如手拈，下血亦止。此法可与智识高明者言。膏粱之家，慎勿举似②，非徒骇之，抑又谤之。呜呼！正道

难行，正法难用，古今皆然。

收产伤胎一百六

一孕妇年二十余，临产召稳媪③三人，其二媪极拽妇之臂，其一媪头抵妇之腹，更以两手扳其腰，极力为之。胎死于腹，良久乃下，儿亦如血，乃稳媪杀之也。岂知瓜熟自落，何必如此乎？其妇因兹经脉断闭，腹如刀剜，大渴不止，小溲闭绝。主病者禁水不与饮，口舌枯燥，牙齿鬶黑，臭不可闻，食饮不下，昏愦欲死。戴人先以冰雪水恣意饮之，约二升许，痛缓渴止。次以舟车丸、通经散，前后五六服，下数十行，食大进。仍以桂苓甘露散、六一散、柴胡饮子等调之，半月获安。

又一妇人临产，召村妪数人侍焉。先产一臂出，妪不测轻重拽之，臂为之断，子死于腹。其母面青身冷，汗浆浆不绝，时微喘。呜呼！病家甘于死。忽有人曰：张戴人有奇见，试问之。戴人曰：命在须臾，针药无及。急取秤钩，续以壮绳，以膏涂其钩，令其母分两足向外偃坐，左、右各一人脚上立足。次以钩其死胎，命一壮力妇，倒身拽出死胎，下败血五七升，其母昏困不省。待少顷，以冰水灌之，渐咽二口，大醒食进。次日四物汤调血，数日方愈。戴人常曰：产后无他事，因侍妪非其人，转为害耳。

怀恐胁痛一百七

洛阳孙伯英，因诬狱，妻子被系，逃于故人，是夜觉胃胁痛，托故人求药。故人曰：有名医张戴人适在焉，当与公同

---

① 厌服：非常佩服。

② 慎勿举似：千万不可用这种治法。

③ 稳媪：接生婆。

往。时戴人宿酒未醒，强呼之。故人曰：吾有一亲人，病欲求诊。戴人隔窗望见伯英曰：此公伏①大惊恐。故人曰：何以知之？戴人曰：面青脱色，胆受怖也。后会赦乃出，方告戴人。

背疽一百八

一富家女子，十余岁，好食紫樱，每食即二三斤，岁岁如此，至十余年。一日潮热如劳。戴人诊其两手脉，皆洪大而有力。谓之曰：他日必作恶疮肿毒，热上攻目，阳盛阴脱之证。其家大怒，不肯服解毒之药。不一二年，患一背疽如盘，痛不可忍。其女忽思戴人曾有是言，再三悔过，请戴人。戴人以绯针绕疽晕②，刺数③百针，去血一斗。如此三次，渐渐痛减肿消，微出脓而敛。将作痂时，使服十补内托散乃痊。终身忌口。然目亦昏，终身无子。

肺痈一百九

舞水一富家有二子，长者年十三岁，幼者十一岁，皆好顿食紫樱一二斤，每岁须食半月。后一二年，幼者发肺痈，长者发肺痿，相继而死。戴人常叹曰：人之死者，命耶？天耶？古人有诗：爽口味多终作疾，真格言也。天生百果，所以养人，非欲害人。然富贵之家，失教纵欲，遂至于是。

咽中刺塞一百十

戴人过濒阳，强家一小儿，约五六岁，同队小儿，以蜀黍秸相击，逆芒倒刺于咽中，数日不下粥药，肿大发。其家告戴人。戴人命取水，依《道经》中咒水法，以左手屈中指及无名指，作三山印，坐水盏于其上，右手掐印文，是金枪印。脚踏丁字，立望太阳或灯火，取气一口，

吹在净水盏中。咒曰：吾取老君东流顺，老君奉敕摄去毒水，吾托大帝尊，所到称吾者，各各现帝身，急急如律令。摄念七遍，吹在盏中，虚搅卓④三次为定。其儿咽水下咽，曰：我可也。三五日肿散，乃知法亦有不可侮者。

误吞物咽中一百十一

一小儿误吞一钱，在咽中不下。诸医皆不能取，亦不能下，乃命戴人。戴人熟思之，忽得一策，以净白表纸，令卷实如箸，以刀纵横乱割其端，作鬅鬠⑤之状。又别取一箸，缚针钩于其端，令不可脱，先下咽中，轻提轻抑，一探之，觉钩入于钱窍，然后以纸卷纳之咽中，与钩尖相抵，觉钩尖入纸卷之端，不碍肌肉，提之而出。

肠澼下血一百十二

棠溪栾彦刚，病下血。医者以药下之，默默而死。其子企，见戴人而问之曰：吾父之死竟无人知是何证。戴人曰：病锉⑥其心也。心主行血，故被锉则血不禁，若血温身热者死。火数七，死必七日，治不当下，若下之，不满数。企曰：四日死，何谓病锉心？戴人曰：智不足而强谋，力不足而强与，心安得不锉也？栾初与邢争屋不胜，遂得此病。企由是大服，拜而学医。

---

① 伏：此指内心藏义。
② 疽晕：痈疽周围的红肿变色圈。
③ 数：璧本、成本为"三"。
④ 卓：超过。
⑤ 鬅鬠（péng kuò）：头发松散。
⑥ 锉：损伤。

水肿睾丸一百十三

霍秀才之子，年十二岁，睾丸一旁肿腿[①]。戴人见之曰：此因惊恐得之。惊之为病，上行则为呕血，下则肾伤而为水肿。以琥珀通经散，一泻而消散。

伏惊一百十四

上渠卜家一男子，年二十八岁，病身弱，四肢无力，面色苍黄，左胁下身侧，上下如臂状，每发则痛无时，食不减，大便如常，小便微黄，已二三载矣。诸医计穷，求戴人治之。视其部分，乃足厥阴肝经，兼足少阳胆经也。张曰：甲胆乙肝故青。其黄者，脾也。诊胆脉小，此因惊也。惊则胆受邪，腹中当有惊涎绿水。病人曰：昔曾屯军被火，自是而疾。戴人夜以舟车百五十丸，浚川散四五钱，加生姜自然汁，平旦果下绿水四五行。或问大加生姜何也？答曰：辛能伐木也。下后觉微痛，令再下之，比前药减三之一，又下绿水三四行。痛止思食，反有力。戴人谓卜曰：汝妻亦当病。卜曰：太医未见吾妻，何以知之？曰：尔感此惊几年矣？卜省曰：当被火时，我正在草堂中熟寐，人惊唤，我睡中惊不能言，火已塞门，我父拽出我火中，今五年矣。张曰：汝胆伏火惊，甲乙乘脾土，是少阳相火乘脾，脾中有热，故能食而杀谷。热虽能化谷，其精气不完，汝必无子。盖败经反损妇人，汝妻必手足热，四肢无力，经血不时。卜曰：吾妻实如此，亦已五年矣。他日，门人因观《内经》，言先泻所不胜，次泻所胜之论，其法何如，以问张。张曰：且如胆木乘胃土，此土不胜木也。不胜之气，寻救于子，已土能生庚金。庚为大肠，味辛者为金，故大加生姜使伐木。然先不开脾，土无由行也。遂用舟车丸，先通其闭塞之路，是先泻其所不胜；后用姜汁调浚川散大下之，次泻其所胜也。大抵阳干克阳干，腑克腑，脏克脏。

外伤形

孕作病治一百十五

一妇人，年四十余得孕。自以为年衰多病，故疾复作，以告医氏。医者不察，加燔针于脐两旁，又以毒药攻磨。转转腹痛，食减形羸，已在床枕。来问戴人。戴人诊其脉曰：六脉皆平，惟右尺洪大有力，此孕脉也，兼择食，为孕无疑，左右皆笑之。不数月，生一女子，两目下各有燔针痕，几丧其明。凡治病妇，当先问娠，不可仓卒矣。

杖疮一百十六

戴人出游，道经故息城，见一男子被杖，疮痛焮发，毒气入里，惊涎堵塞，牙禁不开，粥药不下。前后月余，百治无功，甘分于死。戴人先以三圣散，吐青苍惊涎，约半大缸；次以利膈丸百余粒，下臭恶燥粪又一大缸；复煎通圣散数钱热服之；更以酸辣葱醋汤发其汗。斯须汗吐交出，其人活矣。此法可以救冤。

落马发狂一百十七

一男子落马发狂，起则目瞪，狂言不识亲疏，弃衣而走，骂言涌出，气力加倍，三五人不能执缚。烧符作醮，问鬼跳巫，殊不知顾，丹砂、牛黄、犀、珠、脑、麝，资财散去，室中萧然。不远二百里，而求戴人一往。戴人以车轮埋之地

---

① 腿：原意为脚肿，此指下坠。

中，约高二丈许，上安之中等车轮，其辋①上凿一穴，如作盆之状，缚狂病人于其上，使之伏卧，以软褥衬之，大令一人于下②，坐机一枚，以捧搅之，转千百遭。病人吐出青黄涎沫一二斗许。绕车轮数匝，其病人曰：我不能任，可解我下，从其言而解之。索凉水，与之，冰水饮数升，狂方罢矣。

太阳胫肿一百十八

麻先生兄村行为犬所啮，异至家，胫肿如罐，坚若铁石，毒气入里，呕不下食，头痛而重，往问戴人。女僮曰：痛随利减，以槟榔丸下之。见两行不瘥，适戴人自舞阳回，谓麻曰：胫肿如此，足之二阴三阳可行乎？麻曰：俱不可行。如是，何不大下之？乃命夜临卧服舟车丸百五十粒，通经散三四钱。比至夜半，去十四行，肿立消，作胡桃纹，反细于不伤之胫。戴人曰：慎勿贴膏纸，当令毒气出，流脓血水常行。又一日，戴人恐毒气未尽，又服舟车丸百余粒，浚川散三四钱，见六行。病人曰，十四行易当，六行反难，何也？戴人曰：病盛则胜药，病衰则不胜其药也。六日其脓水尽。戴人曰：脓水行时不畏风，尽后畏风也。乃以愈风饼子，日三服之。又二日，方与生肌散，一敷之而成痂。呜呼！用药有多寡，使差别相悬，向使不见戴人，则利减之言非也。以此知知医已难，用医尤难。

足闪肭痛一百十九

谷阳镇酒监张仲温，谒一庙，观匠者砌露台，高四尺许，因登之。下台，或肭③一足，外踝肿起，热痛如火。一医欲以铍针刺肿出血。戴人急止之曰：肭已痛矣，更加针，二痛俱作，何以忍也？乃与神祐丸八九十丸，下二十余行，禁食热

物。夜半肿处发痒，痛止行步如常。戴人曰：吾之此法，十治十愈，不诳后人。

膝肭跛行一百二十

葛冢冯家一小儿，七八岁，膝被肭跛行④，行则痛数日矣。闻戴人不医⑤，令人问之。戴人曰：小病耳，教来。是夜以舟车丸、通经散，温酒调而下之。夜半涌泄齐行，上吐一碗，下泄半缶。既上床，其小儿谓母曰：膝膑痒，不可往来。日使服乌金丸，壮其筋骨。一月疾愈而走矣。

杖疮入水一百二十一

小渠袁三，因强盗⑥入家，伤其两胻外廉，作疮数年不已，脓血常涓涓然，但饮冷则疮间冷水浸淫而出，延为湿疮，来求治于戴人。曰：尔中焦当有绿水二三升，涎数掬。袁曰：何也？戴人曰：当被盗时，感惊气入腹，惊则胆伤，足少阳经也，兼两外廉皆少阳之部，此胆之甲木受邪，甲木色青，当有绿水。少阳在中焦如沤，既伏惊涎在中焦，饮冷水，咽为惊涎所阻，水随经而旁入疮中，故饮水则疮中水出。乃上涌寒痰，汗如流水，次下绿水，果二三升，一夕而痂干，真可怪也。

---

① 辋（wǎng）：车轮周围的框子。
② 大令一人于下：库本为"又令一人于下"，成本、璧本为"令一大人于下"。
③ 肭：闪挫肿胀。
④ 被肭跛行：因受伤而走路时失去平衡。
⑤ 不医：不一般的医生。
⑥ 盗：江本为"忽"。

儒门事亲卷八

内积形

伤冷酒一百二十二

戴人出游，道经阳夏，问一旧友，其人病已危矣。戴人往视之。其人曰：我别无病。三年前，当隆暑时出村野，有以煮酒馈予者，适村落无汤器，冷饮数升，便觉左胁下闷，渐痛结硬，至今不散。针灸磨药，殊不得效。戴人诊其两手，脉俱沉实而有力。先以独圣散吐之，一涌二三升，色如煮酒，香气不变；后服和脾散、去湿药。五七日，百脉冲和。始知针灸无功，增苦楚矣。

心下沉积一百二十三

显庆寺僧应公，有沉积数年，虽不卧床枕，每于四更后，心头闷硬，不能安卧，须起行寺中，习以为常，人莫知为何病，以药请于戴人。戴人令涌出胶涎一二升，如黑矾水，继出黄绿水，又下脓血数升。自尔胸中如失巨山，饮饵无算，安眠至晓。

茶癖一百二十四

一缁侣，好茶成癖，积在左胁。戴人曰：此与肥气颇同。然痎疟不作，便非肥气。虽病十年，不劳一日。况两手脉沉细，有积故然。吾治无针灸之苦，但小恼

一饷，可享寿尽期。先以茶调散，吐出宿茶水数升；再以木[1]如意揃[2]之，又涌数升，皆作茶色；次以三花神祐丸九十余粒，是夜泻二十余行，脓水相兼，燥粪瘀血，杂然而下。明日以除湿之剂，服十余日，诸苦悉蠲，神清色莹。

腹胀水气一百二十五

蹩踬张承应，年几五十，腹如孕妇，面黄食减，欲作水气[3]。或令服黄芪建中汤及温补之剂，小溲涸闭，从戴人疗焉。戴人曰：建中汤，攻表之药也。古方用之攻里，已误也，今更以此取积，两重误也。先以涌剂吐之，置火于其旁，大汗之；次与猪肾散四钱，以舟车丸引之，下六缶，殊不困，续下两次，约三十余行，腹平软，健啖如昔。常仲明曰：向闻人言，泻五六缶，人岂能任？及闻张承应，渠云诚然。乃知养生与攻疴，本自不同。今人以补剂疗病，宜乎不效。

疝气一百二十六

王亭村一童子，入门，状如鞠恭而行。戴人曰：疝气[4]也。令解衣揣之，二道如臂，其家求疗于戴人。先刺其左，如

---

① 木：库本为"水"。
② 揃（jiǎn）：探吐。
③ 水气：即水肿。
④ 疝气：古病名。症见脐周两旁有条状物，状如弓弦，大小不一，或痛或不痛。

刺重纸，剥然有声而断。令按磨之，立软。其右亦然。观者感嗟异之。或问，曰：石关穴也。

胸膈不利一百二十七

沈丘王宰妻，病胸膈不利，口流涎沫，自言咽下胃中常雷声，心间作微痛，又复发昏，胸乳之间灸瘢如棋。化痰利膈等药，服之三载，病亦依然。其家知戴人痰药不损，来求之。一涌而出雪白虫一条，长五六寸，有口鼻牙齿，走于涎中，病者忿而断之，中有白发一茎。此正与徐文伯所吐宫人发瘕一同，虫出立安。

冷疾①一百二十八

戴人过醮都营中饮会，邻席有一卒，说出妻事。戴人问其故，答曰：吾妇为室女，心下有冷积如覆杯，按之如水声，以热手熨之如水聚，来已十五年矣。恐断我嗣，是故弃之。戴人曰：公勿黜也。如用吾药，病可除，孕可得。卒从之。戴人诊其脉沉而迟，尺脉洪大而有力，非无子之候也，可不逾年而孕。其良人②笑曰：试之。先以三圣散吐涎一斗，心下平软；次服白术调中汤、五苓散；后以四物汤和之。不再月，气血合度，数月而娠二子。戴人常曰：用吾此法，无不子之妇，此言不诬矣。

积块一百二十九

果菌刘子平妻，腹中有块如瓢，十八年矣。经水断绝，诸法无措。戴人令一月之内，涌四次，下六次，所去痰约一二桶。其中不化之物，有如葵菜者，烂鱼肠之状，涌时以木如意揾之，觉病积如刮，渐渐而平。及积之既尽，块痕反洼如臼，略无少损，至是而面有童色，经水既行。若当年少，可以有子。

肥气积一百三十

阳夏张主簿之妻，病肥气，初如酒杯，大发寒热。十五余年后，因性急悲感，病益甚。惟心下三指许无病，满腹如石片，不能坐卧，针灸匝矣③，徒劳力耳。乃敬邀戴人而问之。既至，断之曰：此肥气也。得之季夏戊己日，在左胁下，如覆杯。久不愈，令人发痎疟。痎疟者，寒热也。以瓜蒂散吐之鱼腥黄涎约一二缶。至夜，继用舟车丸、通经散投之，五更，黄涎脓水相半五六行，凡有积处皆觉痛。后用白术散、当归散、和血流经之药。如斯涌泄，凡三四次而方愈。

伏瘕一百三十一

汴梁曹大使女，年既笄，病血瘕数年。太医宜企贤，以破血等药治之，不愈。企贤曰：除得陈州张戴人方愈。一日，戴承语至汴京，曹大使乃邀戴人问焉。戴人曰：小肠遗热于大肠，为伏瘕，故结硬如块，面黄不月。乃用涌泄之法，数年之疾，不再旬而效，女由是得聘。企贤问谁治之？曹大使曰：张戴人。企贤立使人邀之。

停饮一百三十二

一妇从年少时，因大哭罢，痛饮冰水困卧，水停心下，渐发痛闷。医氏咸以为冷积，治之以温热剂，及禁食冷物。一闻茶气，病辄内作，如此数年。燎针烧艾，疮孔数千。十余年后，小便赤黄，大便秘闷，两目加昏，积水转甚，流于两胁。世谓水癖，或谓支饮，硇、漆、棱、茂，攻

---

① 疾：江本、库本为"积"。
② 良人：古代妇女对丈夫的称呼。
③ 匝矣：指针灸的穴位和次数很多。

磨之药，竟施之矣。食日衰，积日茂，上至鸠尾，旁至两胁及脐下，但发之时，按之如水声，心腹结硬，手不可近者。月发五七次，甚则欲死，诸药皆厌，二十余年。求戴人发药。诊其脉，寸口独沉而迟，此胸中有痰。先以瓜蒂散涌痰五七升，不数日，再越痰水及斗。又数日，上涌数升。凡三涌三下，汗如水者亦三，其积皆去。以流湿饮之药调之，月余大瘥。

积气一百三十三

寄西华县庠①山东颜先生，有积二十年。目视物不真，细字不睹，当心如顽石，每发痛不可忍，食减肉消，黑黚②满面，腰不能直。因遇戴人。令涌寒痰一大盆，如片粉；夜以舟车丸、通经散，下烂鱼肠、葵菜汁七八行，病十去三四；以热浆粥投之，复去痰一盆，次日又以舟车丸、通经散，前后约百余行，略无少困。不五六日，面红黚去，食进目明，心中空旷，遂失顽石所在，旬日外来谢。

沉积疑胎一百三十四

修弓杜匠，其子妇年三十，有孕已岁半矣。每发痛则召侍媪待之，以为将产也。一二日复故，凡数次，乃问戴人。戴人诊其脉涩而小，断之曰：块病也，非孕也。《脉诀》所谓涩脉如刀刮竹形，主丈夫伤精，女人败血。治之之法，有病当泻之。先以舟车丸百余粒；后以调胃承气汤加当归、桃仁，用河水煎，乘热投之。三两日，又以舟车丸、桃仁承气汤泻，青黄脓血，杂然而下，每更衣，以手向下推之揉之则出。后三二日，又用舟车丸，以猪肾散佐之；一二日，又以舟车丸，通经如前，数服，病十去九，俟晴明，当未食时，以针泻三阴交穴。不再旬，块已没矣。此与隔腹视五脏者，复何异哉！

是胎非积一百三十五

胡王之妻，病脐下积块，呕食面黄，肌瘦而不月。或谓之干血气，治之无效。戴人见之曰：孕也。其人不信，再三求治于戴人。与之平药以应其意，终不肯下毒药。后月到，果胎也。人问何以别之？戴人曰：尺脉洪大也。《素问·阴阳别论》所谓阴搏阳别③之脉。

外积形

瘤一百三十六

戴人在西华，众人皆讪以为吐泻。一日，魏寿之与戴人入食肆中，见一夫病一瘤，正当目之上网内眦，色如灰李，下垂，覆目之睛，不能视物。戴人谓寿之曰：吾不待食熟，立取此瘤。魏未之信也。戴人曰：吾与尔取此瘤何如？其人曰：人皆不敢割。戴人曰：吾非用刀割，别有一术焉。其人从之。乃引入一小室中，令俯卧一床，以绳束其胻，刺乳中大出血。先令以手揉其目，瘤上亦刺出雀粪，立平出户。寿之大惊。戴人曰：人之有技，可尽窥乎？

胶瘤一百三十七

郜城，戴人之乡也。一女子未嫁，年十八，两手背皆有瘤，一类鸡距，一类角丸，腕不能钏。向明望之，如桃胶然。夫家欲弃之。戴人见之曰：在手背为胶瘤，

---

① 庠（xiáng）：古代的学校。
② 黚：面部黑气。
③ 阴搏阳别：尺脉的搏动不同于寸脉，是妇女怀孕的脉象。

在面者为粉瘤①，此胶瘤也。以铔针十字刺破，按出黄胶脓三两匙，立平。瘤核更不再作，婚事复成。非素明者，不敢用此法矣。

瘿一百三十八

新寨妇人，年四十余，有瘿三瓣。戴人令以咸吐之，三涌三汗三下，瘿已半消，次服化瘿之药，遂大消去。夫病在上者，皆宜吐，亦自有消息之法耳。

痔一百三十九

赵君玉常病痔，凤眼草、刺猬皮、槐根、狸首之类皆用之。或以干姜作末，涂猪肉炙食之，大便燥结不利，且痛②。后数日，因病黄，大涌泻数次，不言痔作。麻先生偶记而书之。君玉自识戴人之后，痔更不发耳。

———

① 粉瘤：又名脂瘤。多发于头面、背部，破后可见豆腐渣样物。

② 痛：库本为"瘤"。

儒门事亲卷九

杂记九门

误中涌法

嗽

张板村鹿子春一小儿七八岁，夏月病嗽，羸甚。戴人欲涌之。子春以为儿幼弱，惧其不胜，少难之。一日，因饮酒，家人与之酒，伤多乃大吐，吐定而嗽止。盖酒味苦，苦属涌剂。子春乃大悟戴人之言也。

疥

货生药焦百善云：有荛夫[1]来买苦参，欲治疥。不识药性缓急，但闻人言可治，浓煎一碗服之。须臾，大吐涎一盆，三二日疥作痂矣。

赤眼

一小儿名德孙，眼发赤。其母买铜绿，欲洗儿目。煎成，家人误与儿饮之。须臾大吐，吐讫立开。

感风寒

焦百善偶感风寒，壮热头痛。其巷人点蜜茶一碗，使啜之。焦因热服之讫，偶思戴人语曰：凡苦味皆能涌。百善兼头痛，是病在上，试以箸探之毕，其痛立解。

误中寒凉

经闭

一妇人年二十余岁，病经闭不行，寒热往来，咳嗽潮热。庸医禁切，无物可食[2]。一日当暑出门，忽见卖凉粉者，以冰水和饮，大为一食，顿觉神清骨健，数月经水自下。

下血

一男子脏毒下血，当六月间，热不可堪，自甘于死。忽思冰蜜水，猛舍性命，饮一大盂，痛止血住。

痢

一男子病脓血恶痢，痛不可忍。忽见水浸甜瓜，心酷喜之，连皮食数枚，脓血皆已。人言下痢无正形，是何言也？人止知痢是虚冷，温之、燥之、涩之、截之，此外无术矣。岂知风、暑、火、湿、燥、寒六者，皆为痢。此冰蜜甜瓜所以效也。

临变不惑

涌法

戴人在西华夏公宅，其仆郑驴病，法当吐。命女僮下药，药失不制[3]，又用之太多，涌之不出，反闷乱不醒，乃告戴人。戴人令以薪实马槽，既平，异郑驴卧其上，倒垂其头。须臾大吐，吐讫而快。戴人曰：先宜少进，不涌旋加。

西华一老夫病，法当吐。令门人栾景先下药。景先初学，其人不吐，反下走二

---

① 荛夫：打柴的人。

② 庸医禁切，无物可食：不高明的医生把什么都列入禁忌范围，几乎没有什么东西可吃了。

③ 药失不制：药物没有按法炮制。

行，乃告戴人。戴人令取温齑汁饮二碗，再下涌药一钱，以鸡翎探之乃吐。既药行，方大吐。吐讫又安。戴人曰：凡用吐药，先以齑汁一碗横截之。药既咽下，待少倾，其鸡翎勿令离口。酸苦咸虽能吐人，然不撩①何由出也？

李仲安宅四妇人病同，日下涌剂，置燠室中火两盆，其一妇人发昏，众人皆惊。戴人笑曰：内火见外火故然。舁之门外，使饮冰雪水立醒。时正雪晴，戴人曰：热见寒则醒。众由是皆服。非老手谙练，必不能镇众人之惊也。

涌嗽

杨寿之妻，病嗽十余年，法当吐之。一日不止，以麝香汤止之；夜半犹不定，再止之；明旦，颇觉恶心，更以人参汤止之，二日稍宁。自下药凡三，来问戴人，不顾。谓栾景先曰：病久嗽，药已擒病，自然迟解。涌后调理，数日乃止。戴人常言：涌后有顿快者；有徐快者；有反困闷者，病未尽也；有反热者，不可不下也。大抵三日后无不快者。凡下不止者，以冰水解之。凡药热则行，寒则止矣。

当禁不禁病愈后犯禁而死

孟太亨，病肿既平，当节食及盐血房室等。不慎病再，适戴人归家，无救之者，乃死。

郾城董德固，病劳嗽。戴人曰：愈后当戒房事。其病愈，恃其安，触禁而死。死后妻生一子，正当病瘥之日也。董初坚讳②，至是乃彰。

一宦家小儿病痢，自郾头车载至朱葛寺，入门而死。戴人曰：有病远行，不可车载马驮。病已扰矣，又以车马动摇之，是为重扰，其即死。

阳夏韩氏，为犬所啮，大痛不可忍，偏痒燥，自庄头载至家，二十里，一夕而死。时人皆不知车之误也。戴人常言：伤

寒之后，忌荤肉、房事、劳；水肿之后，禁房及油盐滋味等三年；滑泄之后，忌油腻。此三者，决不可不禁也。戴人常曰：病久否闭③，忽得涌泄，气血冲和，心肾交媾，阳事必举。尤切戒房室，元气新至，犯之则病再作，恐罪于涌泄。

不忌反忌　不忌口得愈

一男子病泄十余年。豆蔻、阿胶、诃子、龙骨、乌梅、枯矾，皆用之矣。中脘、脐下、三里，岁岁灸之。皮肉皱槁，神昏足肿，泄如泔水，日夜无度。戴人诊其两手脉，沉且微，曰：生也。病人忽曰：羊肝生可食乎？戴人应声曰：羊肝止泄，尤宜服。病人悦而食一小盏许，可以浆粥送之。病人饮粥数口，几半升，续又食羊肝（生）一盏许，次日泄几七分。如此月余而安。此皆忌口太过之罪也。戴人常曰：胃为水谷之海，不可虚怯，虚怯则百邪皆入矣。或思荤茹，虽与病相反，亦令少食，图引浆粥④，此权变之道也。若专以淡粥责之，则病人不悦而食减，久则病增损命，世俗误人矣。

不可忌口

戴人常曰：脏毒、酒毒、下血、呕血，妇人三十已下血闭，六月七月间脓血恶痢，疼痛不止，妇人初得孕择食者，以上皆不忌口。

高技常孤

戴人常曰：人言我不接众工。戴人曰：余岂不欲接人，但道不同，不相为谋。医之善，惟《素问》一经为祖。有平生不识其面者，有看其文不知其义者，此等虽曰相亲，欲何说？止不过求一二药方

---

① 撩：此指探喉令吐的方法。
② 坚讳：坚决隐瞒。
③ 否闭：否，通"痞"。痞塞不通。
④ 图引浆粥：目的是引浆粥。

而已矣。大凡药方，前人所以立法，病有百变，岂可执方？设于富贵之家病者，数工同治，戴人必不能从众工，众工亦不能从戴人，以此常孤。惟书生高士，推者复来，日不离门。戴人又曰：我之术止可以教，书生不能受，医者忽授。老书生曰：我是书生，岂不知书生？书生固多，许可以易慢①？戴人问之曰：彼未尝见予治病，故有是言。若亲见予治病数十人，自反思矣。凡谤我者，皆望风取信于群医之口也。孔子曰：浸润之谮②，肤受之愬③，不行焉。可谓明也已矣。

群言难正

谤吐

或言：人有病，不可吐，人身骨节皆有涎，若吐出骨节间涎，令人偏枯。戴人问之曰：我之药，止是吐肠胃间久积，或膜盲间宿沫，皆是胃膈中溢出者，天下与一理也④。但病有上下，故用药有逆顺耳。

谤三法

或言：戴人汗、下、吐三法，欲该天下之医者，非也。夫古人医法未备，故立此三法。后世医法皆备，自有成说，岂可废后世之法，而从远古？譬犹上古结绳，今日可废书契而从结绳乎？戴人问之曰：易之法虽多，不离八卦五行；刑章虽多，不过笞杖徒流。岐伯曰：知其要者，一言而终。然则岐伯亦诳人乎？大抵举纲则简，计目则繁。

谤峻药

或言：戴人用药皆峻激，乃《本草》中下品药也，岂可服哉？戴人曰：甚矣。人之不读书！《本草》言上药为君，中品为臣，下品为佐使者，所以辩其性刚柔也。《内经》言：所谓君臣佐使者，非本草中三品之谓也。主治之为君，次君之谓

臣，应臣之为佐使。假如大黄能治此病，则大黄为君；甘遂能治此病，则甘遂为君矣。若专以人参、黄芪治人之邪气，此庸工所以常误人命也。

李嗣荣言：京中闲人云：戴人医杀二妇，遂辞太医之职而去。又有人云：昔曾医杀颍守，私遁而去。麻知几初闻亦疑之，乃载见戴人于颍阳。观其用药，百发百中，论议该赡⑤，应变无穷。其所治之疾，则不三二十年，即十年，或五六年，应手辄愈。群医之领袖，无以养生。及其归也，谤言满市，皆曰：戴人医杀仓使、耿四而去。时仓使以病卒，与余未尝通姓名。耿四病嗽咯血，曾问戴人。戴人曰：公病消困，不可峻攻，宜以调养。戴人已去，后而卒矣。麻先生乃肖李嗣荣所言，皆诬也，凡余所治之病，皆众坏之证，将危且死而治之，死则当怨于戴人。又戴人所论按经切理，众误皆露，以是嫉之。又戴人治病，多用峻激之药，将愈未愈之间，适戴人去。群医毁之曰：病为戴人攻损，急补之，遂用相反之药。如病愈，则我药可久服，攻疾之药可暂用。我方攻疾，岂欲常服哉？疾去则止药。若果欲养气，五谷、五肉、五菜，非上药耶？亦安在枯草死木之根核哉？

病人负德　愈后吝财

南乡刀镊工卫氏病风，半身无汗，已再中矣。戴人以三法疗之，寻愈。恐其求报，乃绐曰：余夜梦一长髯人，针余左耳，故愈。

---

① 易慢：轻慢。
② 谮：说坏话，诬陷。
③ 愬（sù）：诉说。
④ 天下与一理也：璧本、成本、库本均为"夫下与吐一理也"。
⑤ 该赡：理论完备，经验丰富。

巫者武媪，年四十，病劳三年，羸瘦不足观，诸医技绝。适五六月间求治，愿奉白金五两。戴人治之，五六日而安。止答曰：白金三两。乃曰：一道士投我一符，焚而吞之，乃痊。如此等人，不可胜计。若病再作，何以求治？至有耻前言，而不敢复求治疗，而杀其身者。此所以世之庸工，当正病时，以犀、珠、龙、麝、丁、沉、木、乳，乘其急而巧取之。然君子博爱，贤愚亦不当效若辈也。

同类妒才　群口诬戴人

有扶救之功，如死，我则有攻击之罪，明者不可不察也。麻先生常见他医言戴人能治奇病，不能治常病；能治杂病，不能治伤寒。他日见戴人，问以伤寒事，超然独出仲景言外之意。谓余曰：公慎勿殢①仲景纸上语，惑杀世人。余他日再读仲景，方省其旨。戴人云：人常见伤寒疫气动时辄避，曰：夫伤寒多变，须朝夕再视。若十人病，已不能给，况阖郡之中，皆亲故人乎？其死生常在六七日之间，稍不往视，别变矣。以此他医咸诮之，以为不能治伤寒。盖未常窥其涯涘②，浪为之訾云。

————————

① 殢：滞留。
② 涯涘：水的边际。

儒门事亲卷十

撮要图

难素撮要究治识病用药之图

太易 未见气也	太初 气之始也		太极				太始 形之始也		太素 质之始也
甲胆	乙肝	丙小肠	丁心	戊胃	己脾	庚大肠	辛肺	壬膀胱	癸肾

十二经络（其气从其气则和，违其气则病）：

手少阳相火寅 三焦	手阳明燥金卯 大肠	手太阳寒水辰 小肠	手厥阴风木巳 包络	手少阴君火午 心	手太阴湿土未 肺	足少阳相火申 胆	足阳明燥金酉 胃	足太阳寒水戌 膀胱	足厥阴风木亥 肝	足少阴君火子 肾	足太阴湿土丑 脾

从其气则和，违其气则病

太易	太初	太极	太始	太素
是动则病者气之所感也	天之邪，感则害人五脏，肝心脾肺肾实而不满，可下之而已也	水谷之寒热感则害人六腑，胆、胃、三焦、膀胱、大肠、小肠满而不实，可吐之而已也	地之湿气感则害人皮肉筋脉肌肤，从外而入，可汗①而已也	所生病者，血之所成也

天地六位藏象之图

此论原无此图，添之

位			主	焦象	络
属上二位天	太虚	金金火合德	为②金主清	上焦象天肺	下络大肠
属	天面	火	君火主热	心包络	下络小肠
属中二位人	风云之路	火木火合德	风木主温	中焦象人肝	下经络肝
属	万物之路	火	相火主极热	胆次	卷终
属下二位地	地面	土水二合德③	湿土主凉	下焦象地脾	下络肾④
属	黄泉	水	寒水主寒	肾	下⑤络膀胱

外有风寒暑湿，属天之四令，无形也。

内有饥饱劳逸，属天之四令，有形也。

一者，始因气动而内有所成者，谓积聚、癥瘕、瘤气、瘿起⑥、结核、狂瞀、癫痫。疏曰：癥，坚也，积也；瘕，气血也。

---

① 汗：江本为"下"。

② 为：璧本、成本为"燥"。

③ 土水二合德：璧本为"土土水合德"，库本为"土水土合德"。

④ 肾：璧本为"胃"。

⑤ 下：江本为"旁"。

⑥ 瘤气、瘿起：病名。又名大脖子。

二者，始因气动而外有所成者，谓痈肿、疮疡、疥癣、疽痔、掉瘈①、浮肿、目赤、𤵸瘲②，胕肿、痛痒之类是也。

三者，不因气动而病生于内者，谓留饮、癖食③、饥饱、劳损、宿食、霍乱、悲、恐、喜、怒、想慕、忧结之类是也。

四者，不因气动而病生于外者，谓瘴气、贼魅、虫蛇、蛊毒、伏尸、鬼击、冲薄、坠堕、风、寒、暑、湿、斫、射、割刺之类是也。

风木郁之病

故民病胃脘当心而痛，四肢、两胁、咽膈不通，饮食不下，甚则耳鸣眩转，目不识人，善僵仆，筋骨强直而不用，卒倒而无所知也。

暑火郁之病

故民病少气、疮疡、痈肿，胁肋、胸背、首面、四肢䐜胀④，胕胀⑤，疡痱呕逆，瘛疭，骨痛节疼，及有动泄注下，温疟，腹中暴痛，血溢流注，精液衰少，目赤心热⑥，甚则瞀闷懊恼，善暴死也。

湿土郁之病

故民病心腹胀，肠鸣而为数后⑦，甚则心痛，胁䐜，呕逆霍乱，饮发注下，胕肿身重，脾热之生也。

燥金郁之病

故民病咳逆，心腹满引少腹，善暴痛，不可反侧，嗌干，面尘色恶，金胜而木病也。

寒水郁之病

故民病寒客心痛，腰椎痛，大关节不利，屈伸不便，善厥，痞坚腹满，阴乘阳故也。

初之气⑧

自大寒至立春、春分，厥阴风木之位，阳用事而气微。故曰：少阳得甲子，元头常准，以大寒交初之气，分以六周，甲子以应六气，下傲一月。正月、二月少阳，三阴三阳亦同。

---

① 掉瘈：掉，即掉眩，指眩晕头摇或肢体震颤。瘈，一种筋脉挛急的病症。
② 𤵸瘲：𤵸，即𤵸疽。其疽发于手指端或足趾端。瘲，口禁而角弓反张称为瘲。
③ 癖食：指爱吃异物的怪毛病。
④ 䐜胀：胀起满闷之意。
⑤ 胕胀：腹部胀闷。
⑥ 热：璧本、江本为"痛"。
⑦ 数后：指大便次数频繁。
⑧ 初之气：一年中第一次主气，于时为大寒至惊蛰末，共六十日八十七刻半。

二之气

春分至小满，少阴君火之位。阳气清明之间，又阳明之位。

三之气

小满至大暑，少阳相火之位。阳气发，万物俱成，故亦云太阳旺。其脉洪大而长，天气并万物，人脉盛衰，造物造化亦同。

四之气

大暑至秋分，太阴湿土之位。天气吉感，夏后阴已用事，故曰：太阴旺。此三阴三阳，与天气标本阴阳异矣。脉缓大而长，燥金旺，紧细短涩。以万物干燥，明可见矣。

五之气

秋分至小雪，阳明燥金之位。气衰阴盛，故云金气旺，其脉细而微。

终之气

小雪至大寒，太阳寒水之位。阴极而尽，天气所收，故曰：厥阴旺。厥者，尽也。

风木肝酸　达针①

与胆为表里，东方木也，色青，外应目，主治血。芍药味酸微寒，泽泻咸平，乌梅酸热。诸风掉眩，皆属于肝。木主动。治法曰：达者，吐也。其高者，因而越之。可刺大敦，灸亦同。

暑火心苦　发汗

与小肠为表里，南方火色，外应舌，主血运诸经。大黄苦寒，木香苦温，黄连苦凉，没药苦热。

诸痛痒疮疡，皆属于心火。治法曰：热者汗之，令其疏散也。可刺少冲，灸之亦同。

湿土脾甘　夺针

与胃为表里，中央土也，色黄应唇，主肌肉，应四时。蜜甘凉，甘草甘平。

诸湿肿满，皆属于脾土。治法曰：夺者，泻也。分阴阳，利水道。可刺隐白，灸亦同。

燥金肺辛　清针

与大肠为表里，西方金也，色白，外应皮毛、鼻，亦行气。干姜辛热，生姜辛温，薄荷辛凉。

诸气膹郁，皆属于肺金。治法曰：清

---

① 达针：达，吐法。针，针刺。

者，清膈、利小便、解表。可刺少商，灸亦同。

寒水肾咸　折①针

与膀胱为表里，北方水也，色黑，外应耳，主骨髓。牡蛎咸寒，水蛭咸寒。

诸寒收引，皆属于肾水。治法曰：折之，谓抑之，制其冲逆。可刺涌泉，灸亦同。

大寒子上初之气

初之气为病，多发咳嗽、风痰、风厥、涎潮②痹塞、口㖞、半身不遂、失音、风癫、风中、妇人胸中留饮、两脐腹微痛、呕逆恶心、旋运惊悸、狂惕、心风、搐搦、颤掉。初之气病，宜以瓜蒂散吐之，在下泄之。

春分卯上二之气

二之气为病，多发风温、风热。经曰：风伤于阳，湿伤于阴。微头痛身热，发作风温之候。风伤于卫气也，湿伤于脾气也。是以风温为病，阴阳俱自浮，汗出，身重，多眠，鼻息，语言难出。此以上二证，不宜下。若与巴豆大毒丸药，热证并生，重者必死。二之气病，宜以桂枝麻黄汤，发汗而已。

小满巳上三之气

三之气为病，多发热，皆传足经者多矣。太阳、阳明、少阳、太阴、少阴、厥阴。太③阳者，发热恶寒、头项痛、腰脊强；阳明者，身热、目疼、鼻干、不得卧；少阳者，胸胁痛、耳聋、口苦、寒热往来而呕。此三阳属热。太阴者，腹满、咽干、手足自温、自利不渴，或腹满时痛；少阴者，故口燥舌干而渴；厥阴者，腹满囊缩、喘热闷乱、四肢厥冷、爪甲青色。三之气病，宜以清凉，上温下养，不宜用巴豆丸下之。

大暑未上四之气

四之气为病，多发暑气、头痛、身热、发渴。不宜作热病治，宜以白虎汤。得此病不传染，次发脾泄、胃泄、大肠泄、小肠泄、大瘕泄④、霍乱吐泻、下痢及赤白相杂、水谷不分消、肠鸣切痛、面浮足肿、目黄口干、胀满气痞、手足无力。小儿亦如此。四之气病，宜渗泄，五苓散之类⑤。

秋分酉上五之气

五之气为病，多发喘息、呕逆、咳嗽及妇人寒热往来、瘖疟、痹痔、消渴、中满、小儿斑瘾疮疱。五之气病，宜以大、小柴胡汤，宜解治表里之类。

---

① 折：抑制。

② 涎潮：症名。指口涎上涌如潮。

③ 太：库本无此字。

④ 大瘕泄：古病名。症见大便频数，不易便出，里急后重，或兼有阴茎中疼痛等症状。

⑤ 五苓散之类：库本、璧本为"五苓散之类也"。

小雪亥上终之气

终之气为病，多发风痰、风寒湿痹四肢。秋收多，冬水复旺，水湿相搏，肺气又衰。冬寒甚，故发则收，则痿厥弱，无以运用。水液澄清冷，大寒之疾。积滞、瘕块、寒疝、血瘕①，凡气之疾。终之气病，宜破积发汗之类。

肝之经足厥阴风乙木

是动则病腰痛不可以俯仰、丈夫㿗疝②、妇人少腹肿，甚则嗌干、面尘脱色。是肝所生病者，胸满、呕逆、飧泄、狐疝、遗溺、闭癃。为此诸病。

胆之经足少阳风甲木

是动则病口苦、善太息、心胁痛、不能转侧，甚则面微有尘、体无膏泽、足外反热，是为阳厥。是主骨所生病者，头痛、颔痛、目内眦痛、缺盆中肿痛、腋下肿、马刀挟瘿、汗出振寒、疟、胸、胁、肋、髀、膝，外至胫绝骨外踝前及诸节皆痛、小指次指不用。为此诸病。

心之经手少阴暑丁火

是动则病嗌干、心痛、渴而欲饮，是为臂厥。是主心所生病者，目黄、胁痛、臑臂内后廉痛厥、掌中热痛，为此诸病。

小肠经手太阳暑丙火

是动则病嗌痛、颔肿、不可以顾、肩似拔、臑似折。是主液所生病者，耳聋、目黄、颊肿、颈、颔、肩、臑、肘、臂外后廉痛。为此诸病。

脾之经足太阴湿己土

是动则病舌本强、食则呕、胃脘痛、腹胀、善噫、得后与气则快然，如衰，身体皆重。是主脾所生病者，舌本痛、体不能动摇、食不下、烦心、心下急痛、溏瘕泄、水闭、黄疸、不能卧、强立、股膝内肿、厥、足大指不用。为此诸病。

胃之经足阳明湿戊土

是动则病洒洒振寒、善呻数欠、颜黑、至则恶人与火、闻木声则惕然而惊、心欲动、独闭户塞牖而处，甚则欲上高而歌、弃衣而走、贲响腹胀，是为骭厥。是主血所生病者，狂疟、温淫、汗出、鼽衄、口㖞、唇胗③、颈肿、喉痹、大腹水肿、膝膑肿痛，循膺乳气冲股、伏兔、骭外廉、足跗上皆痛、中指不用。气盛则身以前皆热，其有余于胃，则消谷善饥，溺

---

① 血瘕：病名。此证留著肠胃之外及少腹间，横骨下有积气，坚牢如石，少腹急痛，阴中若有冷风；或背脊痛，腰痛不可俯仰。

② 㿗疝：病名。由于寒邪侵犯肝肾二经，内蓄瘀血，导致少腹部拘急疼痛，牵引睾丸，或下腹部有包块，内裹脓血。

③ 胗：同"疹"。

色黄；气不足，则身以前皆寒栗；胃中寒，则胀满。为此诸病。

心包络手厥阴为母血

是动则病手心热、臂肘挛急、腋肿，甚则胸胁支满、心中憺憺大动、面赤目黄、喜笑不休。是主脉所生病者，烦心、心痛、掌中热。为此诸病。

三焦经手少阳为父气

是动则病耳聋、浑浑焞焞、嗌肿喉痹。是主气所生病者，汗出，目锐眦痛，耳后、肩臑、肘臂外皆痛，小指次指不用。为此诸病。

大肠经手阳明燥庚金

是动则病齿痛颈肿。是主津液所生病者，目黄、口干、鼽衄、喉痹、肩前臑痛、大指次指痛不用。气有余，则当脉所过者热肿；虚则寒栗不复。为此诸病。

肺之经手太阴燥辛金

是动则病肺胀满、膨膨①而喘咳、缺盆中痛，甚则交两手而瞀，此为臂厥。是主肺所生病者，咳、上气喘、渴、烦心、胸满、臑臂内前廉痛厥、掌中热。气盛有余，则肩背痛、风寒汗出中风、小便数而欠；气虚则肩背痛寒、少气不足以息、溺色变。为此诸病。

肾之经足少阴寒癸水

是动则病饥不欲食、面如漆柴、咳唾则有血、喝喝②、坐而欲起、目䀮䀮③如无所见、心如悬、若饥状。气不足则善恐、心惕惕如人将捕之，是为骨厥。是主肾所生病者，口热舌干、嗌肿上气、嗌干及痛、烦心、心痛、黄疸、肠澼、脊股内后廉痛、痿厥、嗜卧，足下热而痛。为此诸病。

膀胱经足太阳寒壬水

是动则病冲头痛、目似脱、项如拔、脊痛、腰似折、髀不可以曲、腘如结、踹如裂，是为踝厥。是主筋所生病者，痔、疟、狂癫疾、头囟项痛、目黄泪出、鼽衄、项背腰尻腘踹脚皆痛，小指不用，为此诸病。

风治法：风淫于内，治以辛凉，佐以甘苦，以甘缓之，以辛散之。　　防风通圣散　天麻散　防风汤　祛风汤　小续命汤　消风散　排风汤

暑治法：热淫于内，治以咸寒，佐以甘苦，以酸收之，以苦发之。　　白虎汤　桂苓汤　玉壶丸　碧玉散　玉露散　石膏汤

湿治法：湿淫于内，治以苦热，佐以咸淡，以苦燥之，以淡泄之。　　白术木香散　桂苓白术丸　五苓散　葶苈木香散　益元散　神助散

————————

①　膨膨：胀满的样子。

②　喝喝（yè）：声音幽咽、噎塞。

③　䀮䀮：眼昏而不明。

火治法：火淫于内，治以咸寒，佐以甘苦，以酸收之，以苦发之。　凉膈散　解毒丸　神功丸　八正散　调胃散　大小承气汤

燥治法：燥淫于内，治以苦温，佐以甘辛，以辛润之，以苦下之。　神功丸　麻仁丸　脾约丸　润体丸　润肠丸　四生丸　葶苈散

寒治法：寒淫于内，治以甘热，佐以苦辛，以辛散之，以苦坚之。　姜附汤　四逆汤　二姜汤　术附汤　大戊己丸　附子理中汤

六门病证药方

风门独治于内者：　防风通圣散　防风天麻丸　防风汤　小续命汤　消风散　祛风丸　承气汤　陷胸汤　神芎丸　大黄丸　备急丹

暑门独治于外者：　白虎汤　桂苓甘露散　化痰玉壶丸　益元散　玉露散　石膏散　拔毒散　水澄膏　鱼胆丸　金丝膏　生肌散

湿门兼治于内者：　五苓散　葶苈木香散　白术木香散　益元散　大橘皮汤　桂苓白术丸　神助散　大柴胡汤　小柴胡汤　柴胡饮子　防风通圣散　防风当归饮子

火门兼治于外者：　凉膈散　黄连解毒汤　泻心汤　神芎丸　八正散　调胃散　调胃承气汤　桂苓汤　麻黄汤　小建中汤　升麻汤　五积散

燥门先治于内，后治于外者：　神芎丸　脾约丸　麻仁丸　润体丸　四生丸

调寒药攻其里，大黄兼牵牛之类。

调热药攻其表，桂枝、麻黄、升麻之类。

姜附汤　四逆汤　二姜汤　术附汤

寒门先治于外，后治于内者：　大已寒丸　理中丸

谓热药攻其表，谓寒药攻其里。

《内经》湿变五泄

六气属天，无形，风、暑、湿、火、燥、寒。

五形湿属戊己，湿入肺经为实。

六味属地，有质，酸、苦、甘、辛、咸、淡。

五脏湿属脾胃，湿入大肠为虚。

胃泄风湿

夫胃泄者，饮食不化，完谷出，色黄，风乘胃也，宜化剂①之类。

脾泄暑湿

夫脾泄者，腹胀满，注②，实则生呕逆。三证宜和剂、淡剂、甘剂、清剂之类。

大肠泄燥湿

夫大肠泄者，肠鸣切痛。先宜寒剂夺之，次宜甘剂分其阴阳也。

———————

① 化剂：化浊的方剂。
② 注：指水泄。

小肠泄热湿

夫小肠泄者，溲而便脓血，少腹痛。宜寒剂夺之，淡剂、甘剂分之。

大瘕泄寒湿

夫里急后重，数至圊而不能便。先宜清剂、寒剂夺之，后以淡剂、甘剂分之。或茎中痛，亦同。

《金匮》十全之法

飧泄：春伤于风，夏必飧泄，暮食不化，亦成飧泄。风而飧泄者，先宜发剂，次宜淡剂、甘剂、分剂之类。

洞泄：春伤于风，邪气留连，乃为洞泄，泻下褐色。治法同上。又宜灸水分穴。湿气在下，又宜以苦剂越之。

洞泄寒中：洞泄寒中，俗呼曰休息痢。洞泄，属甲乙风木，可灸气海、水分、三里，慎勿服峻热之药。小便涩则生；足肿、腹胀满者，死于庚辛之日。如尸①臭者不治。

霍乱：吐泻，水谷不化，阴阳错乱。可服淡剂，调以冰水，令顿服之则愈。

注下②：火气太过，宜凉剂，又宜淡剂，调冰水，令顿服之则愈。此为暴下不止也。

肿蛊③：三焦闭涩，水道不行，水满皮肤，身体否肿。宜越剂、发剂、夺剂。

䐜胀：浊气在上不散，可服木香槟榔丸、青皮、陈皮。属大肠，为浊气逆，肺金为清气逆，气化则愈矣。

肠鸣：燥湿相抟为肠鸣；中有湿，亦为肠鸣；火湿相攻，亦为肠鸣。治法同上，治之大效。

支满鹜溏：上满而后泄，下泄而后复上满。治法同上。久则反寒，治法同寒中。如鹜溏而肠寒者，亦斯义。风湿亦有支满者。

肠澼：大、小便脓血，治法同上。又宜不二丸、地榆散、驻车丸及车前子等药，次宜淡剂、甘剂、分剂之类。

脏毒：下血，治法同上。又宜苦剂、夺剂，以苦燥之。如酒毒下血同。

大、小便血：大、小便治法同上。血温身热者死。火之成数，七日而死。如尸臭者不治。

脱肛：大肠热甚也。用酸浆水煎三五沸，稍热渫洗三五度，次以苦剂坚之则愈。

广肠痛：治法同上。又大黄牵牛丸、散，夺之法，燥涩亦同。痔漏、广肠痛、肠风下血，皆同脏毒治法。

乳痔肠风：必肛门左右有核。《内经》曰：因而饱食，筋脉横解，肠澼为痔。属大肠经，可服枳壳之属。大癖生肠风，乳痔相连。

乳痔：病名。症见肛门周围有核，有时大便下血，多因偏食、饱食，湿热蕴积于大肠所引起。

《金匮》十全五泄法后论

天之气一也。一之用为风、火、燥、

---

① 尸：璧本为"粪"。

② 注下：病名。是一种由火气太过而致暴泄不止的疾病。

③ 肿蛊：病名。症见腹大肠鸣，大便秘结。

湿、寒、暑。故湿之气，一之一也，相乘而为五变①。其化在天为雨，在地为泥，在人为脾，甚则为泄。故风而湿其泄也，胃暑而湿其泄也，脾燥而湿其泄也，大肠热而湿其泄也，小肠寒而湿其泄也。

大瘕，若胃不已，变而为飧泄；飧泄不已，变而为洞泄；洞泄不已，变而为脾泄寒中，此风乘湿之变也。若脾泄不已，变而为霍乱；霍乱不已，变而为注下；注下不已，变而为肿蛊。此暑乘湿之变也。若大肠泄不已，变而为䐜胀；䐜胀不已，变而为肠鸣；肠鸣不已，变而为支满鹜溏。此燥湿乘之变也。若小肠泄不已，变而为肠澼；肠澼不已，变而为脏毒；脏毒不已，变而为前后便血。此热乘湿之变也。若大瘕泄不已，变而为脱肛；脱肛不已，变而为广肠痛；广肠痛不已，变而为乳痔肠风。此寒乘湿之变也。凡此二十五变，若无湿则终不成疾。况脾胃二土，共管中州，脾好饮，脾亦恶湿，此泄之所由生也。

凡下痢之脉，微且小者生，浮大者死。水肿则反是，浮大者生，沉细者死。夫病在里脉沉，在表脉浮。里当下之，表当汗之。下痢而脉浮滑，水肿者脉沉细，表里俱受病，故不治也。凡脏②血、便血，两手脉俱弦者死绝，俱滑大者生，血温身热者死。王太仆则曰：若下血而身热血温，是血去而外逸也，血属火故也。七日而死者，火之成数也。

夫飧泄得之于风，亦汗可愈。或伏惊怖，则胆木受邪，暴下绿水。盖谓戊己见伐于甲木也。婴儿泄绿水，《素问》有婴儿风，理亦如之。洞泄者，飧泄之甚，但飧泄近于洞泄，洞泄久则寒中，温之可也。治法曰：和之则可也，汗之则不可。盖在腑则易治，入脏则难攻。洞泄寒中，自腑而入脏，宜和解而勿争。

水肿之作者，未遽而然也③。由湿遍于大肠，小溲自涩，水湿既潴，肿满日倍，面黄腹大，肢体如泥，湿气周身，难专一法。越其高而夺其下，发其表而渗其中，酸收而辛散，淡渗而苦坚，用攻剂以救其甚，缓剂以平其余。如是则孤精得气，独魄反阳，亦可保形，陈莝去而净府洁矣。

彼豆蔻、乌梅、罂粟囊④勿骤用也。设病形一变，必致大误。或通而塞，或塞而通，塞塞通通，岂限一法？世俗止知塞剂之能塞，而不知通剂之能塞者，拘于方也！凡治湿，皆以利小溲为主。诸泄不已，宜灸水分穴，谓水谷之所别也。脐之上一寸半，灸五七壮。腹鸣如雷，水道行之候也。凡湿勿针。《内经》虽云缪刺其处，莫若以张长沙治伤寒法治之。盖泄者，亦四时伤寒之一也。仲景曰：上涌而下泄，表汗而里攻，半在表，半在里，则宜和解之，表里俱见，随证渗泄。此虽以治伤寒，其于治湿也同。仍察脉以视深浅，问年壮以视虚实，所投必如其意矣。

顷商水县白堤酒监单昭信，病飧泄，逾年不愈。此邑刘继先命予药之。为桂枝麻黄汤数两，一剂而愈。因作五泄图，撅《难》、《素》本意。书录于上，刊而行之，诚有望于后之君子。戴人张子和述以上之图，校改为篇法。

---

①　相乘而为五变：指风、寒、暑、燥、火侵袭脾之湿土，可导致五种病变。

②　脏：璧本、成本为"下"。

③　未遽而然也：不是短时间发生的。

④　囊：璧本为"壳"。

儒门事亲卷十一

风　论

论曰：人之生也，负阴而抱阳。人居一气，道在其中矣。外有八邪之相荡，内有喜怒之交侵，真气内弱，风邪袭之。风之伤人，或为寒热，或为疼痛，或为偏枯，或为拘挛，其候不一。风者，善行而数变。此乃风者，百病之始，万病之长也。盖内不得通，外不得泄，此谓之病生于变乱也。或失音而昏冒，或口目而㖞斜，可用二①圣散吐之；或不知人事者，或牙关紧急者，粥不能下、不能咽者，煎三圣散，鼻内灌之，吐出涎沫，口自开也；次服无忧散、通解丸、通圣、凉膈、人参半夏丸、桂苓甘露散、消风、散热、除湿、润燥、养液之寒药，排而用之。切忌鸡、猪、鱼、兔、油腻、酒醋、荞面动风之物及引痰之食。

大凡头风②眩晕，手足麻痹，胃脘发痛，心酸满闷，按之有声，皆因风。风、寒、湿三气杂至，合而为痹也。在上谓之停饮，可用独圣散吐之。吐讫，后服清上辛凉之药，通圣散加半夏之辛。仲景云：此痰结胸中而致也。

大凡风痫病发，项强直视，不省人事，此乃肝经有热也。或有咬牙者，先用葶苈苦酒汤吐之。吐后，可服泻青丸下之，次服加减通圣散。显③咬牙证，用导赤散治之则愈。如病发者，可用轻粉、白矾、礞石、代赭石，发过米饮调之。《经》云：重剂以镇之。

大凡人病雷头懒干，俗呼之谬名也。头痛昏眩，皆因浴发而得之，即为首风。此因邪风在于胸中热甚，化而为痰，风之所致也。可以茶调散吐之。吐讫，次用藏用丸下之，后可服乌荆丸。若是雷头者，上部多有赤肿结核，或面热无汗。《经》云：火郁发之、开导之、决之。可用铍针出血则愈。《灵枢经》云：夺血者无汗，夺汗者无血。血汗俱荡④，岂不妙哉！衰老者，可用凉膈解毒，消风散热为治；年壮者，可以荡涤积热，大黄、牵牛，气血宣通，便无壅滞而愈。

凡人患目肿，经年不瘥，俗言头风所注。

更加头痛者，岂非头风者欤？此乃足厥阴肝之经，手少阴心之经，兼五脏俱有大热也。可先用通解丸通利大、小便，后用大黄越桃饮子。治肝热者，羌活、决明散服之，大有神效矣！

凡目有泪出，俗言作冷泪者，非也。《内经》曰：肝液不禁，此大热熏蒸于肝也。热极生风，风冲于外，火发于内，风

---

① 二：璧本、江本为"三"。
② 头风：含义有二：一指头痛经久不愈，时作时止。二指头部感受风邪之证的总称。
③ 显：明显。
④ 荡：清除。

热相抟①，此大泪出也。内外皆治，可以愈也。治外以贝母一枚，白腻者，加胡椒七枚，不犯铜铁，细研，临卧点之；治内者，祛风散热之剂，可用当归饮子服之。阳热极甚者，目睛发痛不可忍者，可用四物汤加汉防己、草龙胆②，送下神芎丸五七十丸，利三五行则愈。

凡人病痰发者，其证不一，盖有五焉。一曰风痰，二曰热痰，三曰湿痰，四曰酒痰，五曰沫痰。诸痰在于膈上，使头目不能清利，涕唾稠黏，或咳唾喘满，或时发潮热，可用独圣散吐之，次服加减饮子或疏风丸，间而服之。《内经》曰：所谓流湿润燥之义也。

凡人但冒风邪温病，前三日在表，未入于里。其候头项强痛，身热恶风寒，有汗无汗，腰痛不得俯仰，可用益元散五钱、通圣散五钱，相合服之，名曰"双解散"。用水一大碗，生姜十余片，连须葱白五七茎，豆豉一撮，煎至三五沸，去滓，先服大半。良久，以钗子探咽喉中，吐出痰涎，不可漱口，次又服少半。投之如未汗出，更用葱醋酸辣汤再投之。衣被盖覆，汗出则愈矣。《气交变大论》云：岁火太过，炎暑流行，火气太剧，肺金受邪，上应荧惑，大而明现。其病热郁，可用辛凉之剂，万举万全。夫扰攘之世，药宜辛凉以解火。治世人民安静，如用升麻葛根汤、败毒散，辛温之剂，亦无加害。亦可加葱白、盐、豉，上而越之，表而解之。《内经》曰：因其轻而扬之。扬者，发扬也。吐、汗之后，宜大将息，旬日之后，不可犯之，犯之其病复作也。

凡伤寒疫疠一法，若无药之处，可用酸齑汁一大碗，煎三五沸，去菜叶，饮讫，候少时，用钗子咽喉中探吐，如此三次，再煎葱醋汤投之，衣被盖覆，汗出而瘥。《内经》曰：酸苦涌泄为阴。伤寒三

日，头痛身热，病在上，宜涌之，涌后以淡粥养之。

又一法：用凤凰台散，嗅于鼻内，连嚏二三十次。嗅药时，坐于暖室中。嚏罢，以浆水粥投之，衣被盖之，汗出而愈。嚏法同吐法用之。

一法导引，若无药处用之。令人盘两足而坐，以两手交十指，攀头后风池、风府二穴，此风之门也。向前仰③首，数至于地，如此连折，点地一百二十数。急以酸醋白汤投之，汗出即解。

凡男子、妇人、小儿，手足麻痹，肌肉不仁者，风、寒、湿三气相杂至，合为痹。先用黄芩芍药汤吐之。吐讫，次用通解丸，通经而泻之。泻讫，更用辛甘之剂汗之。汗泻之后，可用当归清凉饮子，兼乌荆丸、除湿丹、和血行经之药则愈矣。

凡人病痰证发者，比前论更多，有三证显，证共成五也。一曰风痰，二曰热痰，三曰湿痰，四曰酒痰，五曰食痰。诸痰在口，上焦毒熏于头者，诸阳之会首也。故令病人头重目涩，涕唾稠黏，或咳嗽喘满，时发寒热，可用赤小豆汤吐之。吐后，各随其证而治之。可服消风去热、导湿化痰者，可服通圣加半夏导气之剂，岂不妙哉！如新暴风痰者，形寒饮冷；热痰者，火盛制金；湿痰者，停饮不散。可服加减连翘饮子、除湿丹、无忧散。亦有酒痰者，解毒三圣丸主之。五者食痰，可用汉防己丸，丹砂选而用之。若依法服之，决有神效。

---

① 相抟：相合。
② 草龙胆：璧本、成本为"龙胆草"。
③ 仰：璧本、成本为"俯"。

论火热二门

凡伤寒、中风、温疫、时气、冒暑，感四时不正之气。若邪毒之气，人或感之，始于巨阳受之，二日阳明受之，三日少阳受之。前三日在于表，阳也；后三日在于里，阴也。《内经·热论》，通谓之伤寒。热病者，言一身之热气也；伤寒者，外感于寒邪也。夫伤寒之寒热者，恶寒为表热里和，故恶寒脉浮大也；发热为里热表和，故发热脉滑实也。可以吐法而解之，用拔雪汤主之。生姜、葱白、豆豉同煎葶苈苦酒汤，上而越之。若病人脉沉实者，或不大便，喘满谵语，不必拘日数，急攻于里，可用通解丸。胃中渴燥者，大承气汤下之。慎不可用银粉、巴豆粉霜、杏仁、芫花热性之药，用之必致危殆。仲景云：调理伤寒者，皆在汗、下之理。当明表里，无不愈矣！差之毫厘，失之千里，深可慎之。汗、下之后，切宜慎口，可服淡粥而养之，不然，其病复作。

又论伤寒七八日，潮热腹满，发黄有斑者，何脏使然？《内经》云：手太阴肺经，足太阴脾经，足阳明胃经，手少阴心经，此四经受病也。仲景云：两寸口脉俱浮滑，胸中有痰攻上者，可用瓜蒂散吐之。吐后，随证调治处药。发黄之证，皆因阳明中风，太阳中湿，瘀血与宿谷相抟，令人发黄。煎栀子茵陈蒿汤，调加减五苓散服之后，利小便快者，如皂角色汁，此为效矣。发斑者，心经受热，故有此证。详斑轻重用药之理：轻者斑红，可用越桃饮子。重者斑紫，毒气胃中盛也，大青四物汤、元参升麻汤主之。潮热腹满者，谓邪热在胃中也，可以荡涤邪热，流湿润燥，宜急治之。杂病寸口脉沉实者，

亦在胸中。有启玄子注云：上盈不愈者，吐而夺之，此病乃瘳矣。斑黑者，危而难治也。黄病血病，问其小便利与不利也，验又有头痛数日不止者，此乃六阳受病也。手之三阳，从手走至于头；足之三阳，从下走至于上[①]。盖六阳之聚会也。久痛不愈者，令人丧目，以胸膈亦有宿痰故也。先以羌活散涌之，以川芎石膏散、白虎汤选而服之，则愈矣。

又一法：治头痛不愈者，可煎连须葱白豆豉汤，多服之，后吐为效。吐后，可服川芎薄荷汤，辛凉之剂，清上之药，疏风丸散之类。仲景云：伤寒头痛，脉寸口急而头痛是也。

凡男子有病，面黄身热，肌瘦，寒热往来如疟状，更加涎嗽不止，或喘满，面目浮肿者，或身体俱热，或有自汗。《内经》云：病名伤寒夹劳[②]之证也。治之奈何？病在上者，其高者因而越之。可用防己散吐之。吐后，初用通解丸一服，次服人参黄芪散、当归饮子、加减小柴胡汤，择而用之。《内经》谓男女之证皆同类，用其治法也。依此调治，无不取效矣。

凡人病心胸痞闷，不欲饮食，身体壮热，口燥舌干，大小便不利。有一工治之，说下元虚冷，便投暖药十数服，其病不愈。又一医所论与前亦同，又投暖药五七日，其证转加困弱。请余治之。诊脉而说曰：审问日数、饮食、大小便何似？小便赤色，大便黑色。便言伤寒瘀血之证，初用大黄芍药汤二剂，次服犀角地黄汤二服，后用通经丸一服，换过大便黄色，以为效验。此药服十余服，方可病瘳矣。

凡男子妇人所显证候，皮肤发热，肌

————————

① 从下走至于上：璧本、成本为"从上走至于下"。

② 伤寒夹劳：伤寒和伤劳二证合病。

肉消瘦，四肢倦怠，兼有头痛颊赤，心忪①，唇干舌燥，日晡潮热，夜有盗汗，涕唾稠黏，胸膈不利，或时喘嗽，五心烦热，睡卧不安，饮食减少，多思水浆，经脉不通，病名曰何病？《奇病论》曰：女子不月，血滞之病也；男子肾虚，精不足也。凡治此证，降心火、益肾水，此之谓也。可先用通解丸，泻三二行，次服当归饮子，又用加减五苓散、木香三棱丸、人参黄芪散、犀角散之类，详其虚实，选而用之。若咯脓咯血，大小便血，但亡血者，不可宣吐，勿服酸辛热物。姜附之类药，不可不戒慎也。若犯诸亡血之证者，不可发汗，不可温补。脾胃之药若服之，虽进饮食，不生肌肉。此病转加危笃，乃成虚劳之病也。

凡医人不明发表攻里，乱投汤剂，有误性命。更大忌夏月燔灸中脘、脐下、关元、气海背俞、三里等。燔灸千百壮者，全无一效，使病者反受其殃，岂不痛哉？虚劳之疾，私嗜肉、食、面、辛酸之物，不可食之。但可食者，谨按神农食疗而与之。菠棱葵菜、冰水清凉之物，不可禁也。且图寒凉滑利肠胃，使气血并无壅碍燥涩。《经》曰：谷入于胃，脉道乃行；水入于经，其血乃成。若不忌慎，致令病人胃口闭涩，则形体渐瘦，此乃死之由也。诸劳皆仿此。但诸人咯脓血、衄血、大小便血者，可服三黄丸、黄连解毒丸、凉膈散加桔梗、当归、大黄、芍药、犀角地黄汤，大作剂料，时时呷之。《内经》曰：所谓邪热伤于肝心之病，依此调治，万举万全矣。

凡人年四十以上，日久多言②，以致虚损，面色鳌黑，饮食无味，心胸痞闷，四肢倦怠，肌体余热，大小便不利，治之奈何？《内经》曰：不可热补之。夫男子肾虚，水不足也。凡补虚之剂，多用乌、

附、天雄之类，岂知肾恶燥也！女子阴虚，血不足也。凡补虚多以阳剂，是以知阳胜而阴亏也。不可用性热之药补之，空心可服加减八物丸、当归饮子、减桂五苓散。烦渴，加益元，名曰淡渗散。更服通解丸，显仁丸亦可服之，大有神效。

凡人有脏毒下血，何谓也？《生气通天论》曰：邪热伤肝，因而大饱，筋脉横解，肠澼为痔。故脓血者，血随热行，参差入于肠胃之间，乃成泻血也。若身体壮热，则为难治。身凉者，可治也。可先调中消血，荡除积血，泻之三二行。泻后，服芍药柏皮丸、黄连解毒汤、五苓散、益元散各停，新汲水调下五七钱。甚者取地黄汁半盏，服之则愈矣。

凡下利脓血，腹痛不止者，何也？诸痛痒皆属于心火也。可用通解丸加减泻之，量其虚实用之。次用消湿散加生姜、大枣、芍药服之。泻讫，又用新水调五苓散服之。又一法，煎灯芯汤，调下益元散五七钱。此病大忌油腻腥荤热物。

湿热门

凡吐呕而泻，病名曰何也？《内经·热论》云：此乃转筋霍乱之证也。何气使然？此乃邪气在于中焦，使阴阳二气，不能升降。其证心痛而吐，吐则先腹痛而泻，心腹俱痛则吐泻并作，使致挥霍之间，自然撩乱。此证喜寒凉之物，可用冰水调五苓、益元则愈矣。大忌热物。转筋之病，治之奈何？《经》曰：劳者温之。温者，温存之意也。

---

①　心忪：心悸，心里害怕。
②　多言：说话多，多见于心火内盛的狂躁病人。

又一法：生姜汤、益元散、白术散、禹功散，加冰沉冷，细细呷之。渴未止者，频频饮之。如无冰，新汲水亦得。用之，大忌白粥米汤。桂附种种之燥药，不可服之，服之必死。如无药处，可服地浆。地浆者，掘地作坑，注新水于其中搅浑，旋旋取澄清者，饮三五盏，立愈。

凡大人、小儿，暴注水泻不止，《内经》曰：此病暴速注泻。久而不愈者，为涌泄注下。此乃火运太过之病也，火注暴速故也。急宜用新汲水调下甘露饮子、五苓散、天水散。或用井华水①煎此药，放冷服之，病即瘥矣。不可用御米谷、干姜、豆蔻、圣散子之类，纵然泻止，肠胃气滞不通，变为腹胀。此法宜分阴阳，利水道，乃为治法之妙也。

《上古天真论》云：一阴一阳之谓道。故男女有阴阳之质不同，则天癸精血之形亦异。阴静而海满血溢，阳动而应合精泄。二者通和②，故能有子。《易·系辞》曰：男女媾精，万物化生，人禀天地而成形也。

风　门

凡风中③，失音闷乱，口眼㖞斜。《内经》曰：风之为病，善行而数变。感则害人，有仓卒之变，故百病皆生于风也。可用三圣散鼻内灌之，吐出涎，口自开也。如不省人事，牙关紧闭，粥药不能下者，用此药。如无此证，可三圣散吐之，次服通圣、凉膈、人参半夏丸、桂苓甘露散等。切忌鸡、猪、鱼、兔、酒、醋、荞面动风之物、引痰之食。吐痰之法，在方论中。

凡头风眩运，手足麻痹，胃脘发痛，心腹满闷，按如水声，可用独圣散吐之。

吐讫，可用清上辛凉之药。仲景曰：此寒痰结在胸中而致然也。

凡痫病至于呆证者，用三圣散吐之，于暖室中勿令透风，可以汗、下、吐三法俱行。次服通圣散，百余日则愈矣。

凡雷头懒干，俗呼之谬名也。此疾胸中有寒痰，由多沐之所致也。可以茶调散吐讫三二升，次用神芎丸下讫三五行；然后服愈风饼子则愈矣。此雷头者，是头上有赤肿结核，或如酸枣状，可用镵针出血则愈。

凡赤目④经年不愈，是谓头风所注，更加头痛，可用独圣散吐之，次服洗心散、八正散之类。赤目肿作，是足厥阴肝经有热，用利小便、泻肝经、除风热之寒药则愈矣。凡风冲泣下⑤，俗呼为冷泪者，谬也。《内经》曰：太阳不能禁固，因风冲于外，火焚于内，风热相持，由此泣下。《内经》曰：热则五液皆出。热甚则泪出，治之以贝母一枚，白腻者佳，胡椒七枚，不犯铜铁，研细点之，临卧。治法曰：风宜辛散，寒宜甘发。气遇寒则凝，血得热则散。

凡诸痰在于膈上，使头目不能清利，涕唾稠黏，或咳嗽喘满，时发潮热，可用独圣散吐之。次服搜风丸之类。《内经》曰：所谓流湿润燥之义也。

凡冒风、时气、温病、伤寒，三日以里，头痛，身热恶寒，可用通圣散、益元散各五七钱，水一大碗，入生姜十余片，连须葱白十余茎，豆豉一撮，同煎三五沸，去滓，先服多半。良久，以钗子探于

---

① 井华水：指清晨最先汲取的井泉水。
② 通和：指性交。
③ 风中：璧本、江本为"中风"。
④ 赤目：璧本、成本为"目赤"。
⑤ 风冲泣下：指迎风流泪。

咽中吐了，不得漱口，次用少半投之，更用酸辛葱醋汤投之，衣被盖覆，汗出则解。夫扰攘之世，常与《内经》岁火太过同法。岁火太过，炎暑流行，火气大剧，金肺受邪，上应荧惑，大而明显。若用辛凉之剂解之，万举万全。人民安静，则便同水化，可以升麻汤、葛根汤、败毒散辛温之剂解。虽有潮热，亦无加害。亦可加豆豉、葱白，上涌而表汗自出。《内经》曰：因其轻而扬之。扬者，发扬也。吐汗所①以发寒热之邪也。吐、汗之后，必大将息，旬日之后，其邪不复作也。

凡大人、小儿，风、湿、寒三气合而为痹，及手足麻痹不仁。《内经》曰：荣虚卫实。皮肤不仁，痹而不知痒痛，可用郁金散吐之，次服导水丸轻寒之药泄之。泄讫，次以辛温之剂，发散汗出，后常服当归、芍药、乌、附行经活血之药则愈矣。

凡风蛀牙疼久不愈者，用针签巴豆一枚，以灯燎之，烟尽存性，于牙根盘上熏之则愈。

凡泄泻米谷不化，日夜无度，腹中雷鸣，下利完谷，可用导水丸、禹功散泄之。或病人老弱气虚，可用无忧散泄之。再观病势强弱，候一二②，可服胃风汤以治其风。如不愈者，更服桂枝麻黄汤，汗之则愈。《内经》曰：夫风之中为肠风飧泄。启玄子云：风入胃中，上熏于胃，故食不化而下泄。又云：暮食不化为飧泄。又《经》云：春伤于风，夏为飧泄。故风宜出汗。肠中鸣者，风以动之，动而有声。慎不可用罂粟、豆蔻、干姜太燥之药。病渐者燥之③，去其湿则愈。病甚者攻之，不动反能为害。《经》曰：其减则渐，其加则甚④。可用五苓散去猪苓加人参散服之。

凡富贵膏粱之家病疟，或间日，或频日发，或热多寒少，或寒多热少，宜大柴胡汤，下过三五行，次服白虎汤，或玉露散、桂苓甘露散之类。如不愈者，是积热太甚，以神芎三花神祐丸、调胃承气汤等，大作剂料下之；下后以长流水煎五苓散服之。或服小柴胡亦可。或先以常山散吐之，后服凉膈、白虎之类必愈矣。大忌发热之物，猪、鸡、鱼、兔五辛之物，犯之则再发也。

凡田野贫寒之家病疟，为饮食粗粝，衣服寒薄，劳力动作，不与膏粱同法。临发日，可用野夫多效方中温脾散治之。如不愈，服辰砂丹治之，必愈矣。如吃罢此药，以长流水煎白虎汤服之，不服食热物，为疟疾是伤暑伏热故也。《内经》曰：夏伤于暑，秋必病疟。

凡男子妇人，骨蒸热发，皮肤枯干，痰唾稠黏，四肢疼痛，面赤唇焦，盗汗烦躁，睡卧不安，或时喘嗽，饮食无味，困弱无力，虚汗黄瘦等证，《内经》曰：男子因精不足，女子因血不流，而得此证。可以茶调散，轻涌讫，次以导水丸、禹功散，轻泻三五行，后服柴胡饮子、桂苓甘露散、犀角散之类。大搜风丸、白术丸、调中汤、木香槟榔丸、人参散，量虚实选而用之。或咯血、便血，诸亡血者，并不宜吐，不可不知。慎勿服峻热姜、附之药。若服之，饮食难进，肌肉消减，转加危笃。五劳之病，今人不明发表攻里，遂误至此。大忌暑月于手腕、足踝上着灸。以其手足者，诸阳之表，起于五指之外。

---

①　所：璧本、成本为"者"。

②　候一二：停一会儿。

③　病渐者燥之：病情较轻，可用燥湿的方法治疗。

④　其减则渐，其加则甚：对于实证患者，泻下可使病情减轻，补益可使病情加重。

《内经》曰：诸阳发四肢。此穴皆是浅薄之处，灸疮最难痊也。及胸穴、中脘、脐下、背俞、三里等穴，或有灸数百壮者，加以燔针，略无寸效，病人反受苦楚，可不思之？劳疾多馋，所思之物，但可食者，宜照食疗本草而与。菠菜、葵羹、冰水凉物，慎不可禁。且因水谷入胃，脉道乃行也。若遇禁则胃口闭而形体渐瘦而脉大，乃死之候也。诸劳皆仿此。

凡病人虚劳，多日无力，别无热证者，宜补之，可用无比山药丸则愈矣！

凡痔瘘肿痛，《内经》曰：因而大饱，筋脉横解，肠澼为痔而不愈，变为瘘。痔与瘘，其治同法。《至真要大论》云：太阳之胜，凝凛①且至，非时水冰，痔疟乃发②。注云：水气太胜，阳火不行，此言阳火畏水郁而为痔。又少阴之复，腓疹疮疡，痈疽痤痔。注云：火气内蒸，金气外拒，阳热内郁，故为腓疹疮疡。疹甚亦为疮也。热少则外生腓疹，热多则内结痈痤。小肠有热，则中外为痔。其热复③之变，皆病于身后及外侧也。又《灵枢》云：太阳经虚则为痔疟癫疾。盖水虚则火所乘故也。可先用导水丸、禹功散泻讫，次服枳壳丸、木香槟榔丸，更以葵羹、菠菜，通利肠胃，大忌房室及鸡、鱼、酒、醋辛热之物。

凡富贵之人痰嗽，多是厚味所致。《内经》云：所谓味厚则发热。可服通圣散加半夏以止嗽，更服人参半夏丸，以化痰坠涎、止嗽定喘。贫乏之人，多感风冷寒湿。《内经》曰：秋伤于湿，冬生咳嗽。可服宁神散、宁肺散加白术之类。若咳极面赤，烦冤半晌者，此火化乘肺也。宜详辨之。

凡大人、小儿，病沙石淋及五种淋涩癃闭并脐腹痛，益元散主之，以长流水调下。盖因热在膀胱，燥其津液，故俗谓冷淋者，天下之通弊也。五苓散减桂加益元散，名曰淡渗散。

凡两目暴赤痛者，肿不止，睛胀胬肉，结成翳膜，速宜用秆草，左右鼻窍内弹之，出血立愈。病甚，人囟上百会穴、攒竹、眉间皆可，出血则愈矣。口噙水，紧扣衣领，不可便喷水，候血尽便吐了水。盖暴赤肿痛，肿乃龙火之疾④，养成之热也。《难经》曰：目得血而能视。不得已而用之。血化泪，痛而所出。《经》曰：本病相传，先以治其气。急则治其标，缓则治其本。

又一法：两目赤肿，发痛不止，用长流水煎盐汤吐之，次服神芎丸、四物汤之类。《经》曰：暴病暴死，皆属于火也。又曰：治病有缓急，急则治其标，缓则治其本。标者，赤肿也；本者，火热也。盐汤咸寒，所以制火。两目赤肿，痛不能开者，以青金散鼻内嗅之，嚏之，真气上涌，邪气自出矣。

凡大人、小儿，口疮唇紧，用酸浆水洗去白痂，临卧贴赴筵散。如不愈，贴铅白霜散，必愈矣。

凡妇人、男子，喉闭肿痛不能言者，刺两手大拇指爪甲如韭叶，少商井穴也。以铍针浅刺去血，立愈。如不愈，以温血汤口中含漱，是以热导热之法也。

凡头肿痛、瘰疬，及胸臆肷胁之间，或有疮痂肿核不消，及脓水不止，可用沧盐一二两炒过，以长流水一大碗煎之，放温，作三五次顿服讫。良久，于咽喉中以

① 凛：璧本、江本为"栗"。
② 非时水冰，痔疟乃发：太阳寒水之气不按时令而至，使得阳火不行，水郁而为痔、为疟。
③ 热复：余本均为"复热"。
④ 龙火之疾：由肝火引起的疾病。

钗股探引吐之，去冷痰三二升，次服和血通经之药。《内经》曰：咸味涌泄为阴。《铜人》记：少阳起于目锐眦，行耳后，下胁肋，过期门。瘰疬、结核、马刀挟瘿，足少阳胆经多气少血之病也。

凡瘿袋胀闷，《养生论》云：两山挟水，其人多瘿疾。土厚水深，其人多瘿。地势使然也。此可服人参化瘿丹自消。瘿药多用海藻、海带，味属咸寒。

凡背疽初发，便可用藏用丸、玉烛散，大作剂料，下脏腑一二十行。次用铧针于肿炊处，循红晕周匝内，密刺三层，出血尽，以温软帛拭去血。甚者，百会委中皆出，后用阳起散傅之。不可便服十味内托散，其中犯官桂，更用酒煎。男子以背为阳，更以热投热，无乃太热乎？

凡便痈者，谬名也，乃男子血疝也，《难》《素》所不载。然而是厥阴肝之经络，是[1]血流行之道路也。冲脉、任脉、督脉，亦属肝经之旁络也。《难经》曰：男子七疝。血疝者，乃七疝之一也。治以导水丸、桃仁承气汤，或抵当汤，投之同瘀血法。聚而不散，可以大作剂料，大泻一二十行，次以玉烛散，和血通经之类是也。世人多用大黄、牡蛎，间有不愈者，是不知和血通经之道也。

凡下疳[2]久不愈者，俗呼曰膘疳。可以导水丸、禹功散，先泻肝经讫，以木香散傅之，日上三两度。后服淡粥一二日止。

凡一切恶疮久不愈者，以木香槟榔散贴之则愈矣。凡男子、妇人咳逆，俗呼曰吃忒[3]，乃阴阳不和之故。火欲上行，为寒所抑，寒不胜火，故作凝滞之声。伤寒亦有此证，并宜既济散治之。

湿　门

凡男子、妇人，病水湿泻注不止，因服豆蔻、乌梅、姜、附峻热之剂，《经》曰：阳气耗减于内，阴精损削于外，三焦闭溢[4]，水道不行。水满皮肤，身体痞肿，面黄腹大，小便赤色，两足按之陷而不起。《内经》曰：诸湿肿满，皆属脾土。可用独圣散吐之。如时月凉寒，宜于燠室不透风处，用火一盆，借火力出汗，次以导水、禹功，量病人虚实，泻十余行，湿去肿减则愈矣。是汗、下、吐三法俱行。三法行毕，脏腑空虚，先宜以淡浆粥，养肠胃三两日，次服五苓、益元同煎，或灯芯汤调下亦可。如大势未尽，更服神功散，可以流湿润燥，分阴阳，利水道。既平之后，宜大将息。慎忌油、盐、酒、果、房室等事三年，则不复作矣。

凡上喘中满，酸心腹胀，时时作声，痞气上下不能宣畅，叔和云：气壅三焦不得昌是也。可用独圣散吐之，次用导水禹功散，轻泻三四行，使上下无碍，气血宣通，并无壅滞，后服平胃散、五苓散、益元、甘露散，分阴阳，利水道之药则愈矣。

凡老人久病，大便涩滞不通者，可服神功丸、麻仁丸，时时服葵羹、菠菜，自然通利也。

凡三焦[5]者，《内经》所谓肺消渴等，

---

① 是：余本为"乃"。

② 下疳：病名。由肝、肾、督三经湿热炽盛所致。

③ 吃忒：病名，呃逆的别称。

④ 溢：余本为"塞"。

⑤ 焦：库本为"消"。

可取生藕汁服则愈。

寒　门

《经》曰：寒疡流水，俗呼为冻疮。因冬月行于冰雪中而得此证。或经年不愈者，用坡野中净土晒干，以大蒜研如泥，捏作饼子，如大观钱厚薄，量疮口大小贴之，以火艾加于饼上灸之，不计壮数，以泥干为度。去干饼子，再换湿饼，灸，不问多少，直至疮痂觉痛痒，是疮活也。然后口含浆水洗渍，用鸡翎一十二茎，缚作刷子，于疮上洗刷净。以此洗刷，不致肌肉损伤也。以软帛拭干。次用木香槟榔散傅之。如夏月医之更妙。

内　伤

凡一切冷食不消，宿食不散，亦类伤寒，身热、恶寒战栗、头痛、腰脊强，不可用双解散，止可导饮丸、木香槟榔丸五六十丸，量虚实加减，利五七行，所伤冷物宿酒推尽，头痛病自愈矣。次以五苓散、生姜枣煎，用长流水煎取五六钱。不可服酒瘕丸、进食丸，此药皆犯巴豆，有大毒故也。

凡膏粱之人，起居闲逸，奉养过度，酒食所伤，以致中脘留饮，恶闷、痞满、醋心①，可服木香导饮丸治之。若田野刍荛之人，食疏衣薄，动作劳役，若酒食所伤，心腹满闷、醋心、时时吐酸水，可用进食丸，以其胜毒也。病甚者，每月泻三五次。

凡一切沉积，或有水不能食，使头目昏眩，不能清利，可茶调散吐之。次服七宣丸、木香槟榔丸。

凡人咳嗽一声，或作悲笑啼泣，抬舁重物，忽然腰痛气刺，不能转侧，或不能出气者，可用不卧散嚏之，汗出痛止。

外伤治法

凡一切刀器所伤，用风化石灰一斤，龙骨四两，二味为细末，先于端四日，采下刺蓟菜，于端午日五更合捣，和成团子，中间穿眼，悬于背阴处，阴干，捣罗为末，于疮上掺贴。亦得②里外臁疮，并诸杂疮皆效。

凡犬咬蛇伤，不可便贴膏药及生肌散之类。《内经》云：先治内而后治外可也。先当用导水丸、禹功散之类。可泻惊恐不散、毒气。或泻十余行，即时痛减肿消，然后可用膏药生肌散之类，敷之则愈矣。

凡一切虫兽所伤及背疮肿毒，杖疮焮发，或透入里者③，可服木香槟榔丸七八十丸，或至百余丸，生姜汤下五七行，量虚实加减用之。《内经》④曰：先治内而后治外是也。

凡落马坠井，因而打扑，便生心恙，是痰涎散于上也。《内经》曰：所谓因气动而病生于外。宜三圣散空心吐⑤之。如本人虚弱瘦瘁⑥，可用圣独散吐之，后服安魄之药，如定志丸之类，牛黄、人参、朱砂之属。

---

① 醋心：即烧心、犯酸的症状。
② 得：适宜，适合。
③ 者：璧本、成本无"者"。
④ 内经：璧本、成本为"经"。
⑤ 吐：璧本、成本为"服"。
⑥ 瘁：忧病，困病。

妇人风门

凡妇人头风眩运，登车乘船，眩运眼涩，手麻发脱，健忘喜怒，皆胸中宿痰所致，可用瓜蒂散吐之，次以长流水煎五苓散、大人参半夏丸。

凡妇人腰胯痛，两脚麻木，恶寒喜暖，《内经》曰：风寒湿合而为痹。先可服除湿丹七八十丸，量虚实以意加减。次以禹功散投之，泻十余行清冷积水、清黄涎沫为验。后用长流水煎生姜、枣，同五苓散服之，风湿散而气血自和也。

凡妇人乳痈发痛者，亦生于心也，俗呼吹奶①是也。吹者，风也。风热结于乳房之间，血脉凝注，久而不散，溃腐为脓。宜用益元散，生姜汤调下，冷服，或新汲水，时时呷之勿辍，昼夜可三五十次，自解矣。或煎解毒汤顿服之。

火类门

凡妇人月事沉滞，数月不行，肌肉渐减，《内经》曰：小肠热已满，移热于大肠，则伏瘕为沉。沉者，月事沉滞不行，故云"伏瘕"。急宜桃仁承气汤加当归，大作剂料煎服，不过三服立愈。后用四物汤补之，更宜服宣明中槟榔丸。

凡妇人血崩，或年及四十以上，或悲哀太甚故然。《内经》曰：悲哀太甚，则心系急，心系急，则肺举而上焦不通，热气在中。故《经》云：血崩下，心系者，血山也。如久不愈，则面黄、肌热、瘦弱，慎不可以热治之。盖血得热而散，故禁之。宜以当归散等药治之。

凡妇人年五十以上，经脉暴下。妇人经血，终于七七之数。数外暴下者，此乃《内经》所谓火主暴速，亦因暴喜暴怒，忧愁惊恐致然，慎勿作冷病治之。如下峻热药治之必死。止宜黄连解毒汤以清上，更用莲壳、棕毛灰以渗其下，然后用四物汤、玄胡索散凉血和经之药也。

凡妇人月事不来，室女亦同，《内经》曰：谓月事不来，皆是胞脉闭也。胞脉者，属心而络于胞中。令气上通于肺，心下不通，故月事不来也。可用茶调散吐之；次用玉烛散、芎劳汤、三和汤、桂苓白术散之类，降心火，益肾水，开胃进食，分阴阳、利水道之药皆是也。慎勿服峻热有毒之药。若服之，变成肺痿，骨蒸潮热，咳嗽咯脓，呕血喘满，小便不利，寝汗不止，渐至形瘦脉大，虽遇良医，亦成不救。呜呼！人之死者，岂命使之然也。

凡怀孕妇人病疟，可煎白虎汤、小柴胡、柴胡饮子等药。如大便结硬，可用大柴胡汤下。微利过，不可大吐泻，恐伤其孕也。《经》曰：夏伤于暑，秋必痎疟。

凡双身妇人，伤寒、时气、温疫，头痛身热，可用②升麻散一两，水半碗，大作剂料，去滓，分作二服。先一服吐了，后一服勿吐。次以长流水加生姜、枣，煎五苓散，热服之，汗尽其痛立止。

凡妇人双身，大、小便不利，可用八正散，大作剂料，去滑石加葵菜子煎服。《经》曰：膀胱不利为癃。癃者，小便闭而不通也。如八正散加木香取效更捷。《经》曰：膀胱气化则能出焉。然后服五苓散，三五服则愈矣。

凡妇人身重，九月而喑哑不言者③，

---

① 吹奶：即乳痈。
② 用：璧本、成本为"服"。
③ 不言者：璧本、成本为"不能言"。

是胞之络脉不相续也，故不能言。《经》曰：无治也。然有是言，不若煎玉烛散二两，水半碗，同煎至七分，去滓，入蜜，放温，时时呷之，令火下降，肺金自清，故声复出也。肺主声音也。

凡妇人难产者，皆因燥涩紧敛，故产户不得开通。宜先于降诞之月，自月之日，用长流水调益元散，日三服，产必易。产后亦无一切虚热气血不和之疾。如未入月，则不宜服之，以滑石滑胎故也。

凡妇人大产后，或脐腹腰痛，乃败血恶物之致然也。医者便作虚冷，以燥热药治之，误已久矣！《难经》曰：诸痛为实。实者，热也。可用导水丸、禹功散，泻三五行，然后以玉烛散和血通经、降火益水之药治之。独不可便服黑神散燥热之药，当同半产治之。

凡妇人产后心风者，不可便作风治之，宜调胃承气汤二两，加当归半两，细锉，用水三四盏，同煎去滓，分作二服，大下三五行则愈矣。如未愈，以三圣散吐之。盖风狂便属阳。

凡妇人产后一二日，渐热口干，可用新汲水调玉烛散，或水调甘露散亦妙。勿作虚寒①治之。

湿　门

凡妇人赤白带下，或出白物如脂，可服导水丸、禹功散，或单用无忧散，量虚实加减。泄讫，服桂苓散、五苓散、葶苈木香散，同治湿法。或用独圣散上涌亦是。室女白带下，可用茶调散吐之。吐讫，可服导水丸、禹功散泻之，次服葶苈木香散、四物汤、白术散之类则愈矣。治白带者，同泻湿法则是也。妇人有浊污水不止，亦同此法也。

寒　门

凡妇人年二三十，无病而无子，经血如常，或经血不调者，乃阴不升而阳不降，此上下不得交通，有所滞碍，不能为用故也。可用独圣散，涌讫寒痰二三升；后用导水丸、禹功散，泄三五行或十余行，单用无忧散泄十余行，见寒热虚实用之。次服葱白粥三五日，胃气宣通，肠中得实，可服玉烛散，更助白术散、茯苓之类。降火益水，既济之道，当不数月而有孕。《内经》曰：妇人有瘕、痔、遗溺、嗌干诸症，虽服妙药、针灸亦不能孕。盖冲脉、督脉、任脉有此病不能孕故也。

半　产

凡妇人半产，俗呼曰"小产"。或三四月，或五六个月，皆为半产，以男女成形故也。或因忧恐暴怒、悲哀太甚，或因劳力扑打损伤，及触冒暑热。慎勿用黑神散，以其犯热药，恐转生他疾。止宜用玉烛散、和经汤之类。凡妇人天生无乳者，不治。或因啼泣、暴怒、郁结，气血闭塞，以致乳脉不通，用精猪肉清汤，调和美味，于食后调益元散五七钱，连服三五服，更用木梳梳乳房周回，则乳汁自下也。

又一法：猪蹄调下益元散，连服之。

又一法：针肩井二穴，良验。

―――――

① 寒：璧本、成本为"冷"。

小儿风门

凡小儿三五岁，或七八岁，至十余岁，发惊涎潮，抽搦如拽锯，不省人事，目瞪喘急，将欲死者，《内经》曰：此者得之在母胎。胞之所受悸惕、惊骇、恐惧之气，故令小儿轻者为惊风天吊①，重者为痫病风搐。胎中积热者为脐风②。以上诸风症，可用吐涎散吐之。吐讫，宜珠、犀、龙、麝，清凉坠痰之药，其食乳子母，皆宜服之。安魂定魄之药，定志丸之类是也。故妇人怀孕之月，大忌悲忧惊怖，纵得子，必有前疾。小儿风热涎嗽者，可以通圣加半夏，同煎温服。

凡小儿眵涩眼③，数日不开，皆风热所致。可服凉膈散，泻肝经风热郁甚，郁结散而自开也。

凡小儿通身浮肿，是风水肿也。小便不通者，宜利小便则愈。《内经》曰：三焦闭塞，水道不利。水满皮肤，身体痝肿，是乘之故。可用长流水加灯芯，煎五苓散，时时呷之。更于不透风处浴之，汗出则肿消。一汗减半，再汗减七八分，三汗消尽。内外俱行也。

二 火 类

凡小儿疮疱瘾疹，麸疮丹熛等疾，如遇火运胜时，荧惑乱行之者，不可便用升麻散解之。升麻汤味辛性温，《内经》曰：积温而成热是谓重火。止可以辛凉之剂解之。如遇平时，可以辛温。盖平时无事，便同水化。然而更宜审察病机，甚者亦不可以辛温。但发散之后，便以凉膈散加当归，及白虎汤、玉露散煎服之。更甚者，

解毒汤、调胃散下之。古人云：斑疹疮疱，首尾俱不可下。皆误矣。岂不闻扬汤止沸，不如抽薪。《内经》曰：五寅五申之岁，多发此病者，盖明相火之所为也。又曰：少阳客气胜，丹疹外发。又曰：诸痛痒疮疡，皆属心火。王太仆又谓：百端之起，皆自心生。岂可便用辛温发散乎？致热势增剧，渐成脏毒下血，咬牙发搐，大热明矣。如白虎加人参，凉膈散加当归、桔梗，勿问秋冬，但见疮疹，用之神良。

凡小儿疮疱瘾疹，麸疮丹熛斑毒之后，脏毒下血，《内经》曰：少阳客气胜，则丹熛疮疹发于外也。盖余热不解，故脏毒下血。治以黄连解毒汤、白虎汤、凉膈散，临证选而用之。所谓白虎，旧说秋冬勿用，皆误也。但有此症便用之。盖其证属相火故也。大人亦同。

凡小儿丹瘤④浮肿，毒赤走引遍身者，乃邪热之毒也。可用磁片拨出紫血，其病立愈。如不愈者，后用凉膈散加大黄、芒硝，利三五行为妙。次用拔毒散，扫三五度必愈矣。《经》曰：丹熛赤瘤，火之色也，相火主之。

凡小儿有赤瘤暴肿，可先用牛黄通膈丸泻之，后用阳起石散傅之，则肿毒自消。如不消，可用锋针砭刺，血出而愈矣。

凡小儿甜疮⑤久不愈者，俗呼为香疮是也。多在面部两耳前。一法：令母口中

————

①　天吊：指两眼上翻，不露黑珠，只见白眼的症状。

②　脐风：新生儿破伤风。

③　眵涩眼：即小儿眼眵。

④　丹瘤：病名。含义有二：一指因血热而结成的赤色疣疮。二指游风的别名。

⑤　甜疮：病名。俗称"香疮"。多生于面部及两耳前。

嚼白米成膏，子卧涂之，不过三上则愈矣。小儿并母，皆忌鸡、猪、鱼、兔、酒、醋动风发热之物。如治甜指，亦同此法。

凡小儿面上疮，谓眉炼疮；耳上谓之辙耳；足上疮谓之靴癣。此三者一究其本，皆谬名也。《经》曰：诸痛疮疡，皆属心火。乃血热剧而致然也。或谓《内经》曰：大概不可使热，以为皆然。此不明造化之道也，慎勿妄信。可用铍针刺之出血。一刺不愈，当复刺之；再刺不愈，则三刺必愈矣。《内经》曰：血实者决之。眉炼不可用药傅之，以其疮多痒，痒则爬矣，药入眼则目必损矣。

凡小儿牙疳齿龋者，是龈腐烂也。下牙属手阳明大肠之经，燥金为主；上牙属足阳明胃经湿土，上下是肠胃二经也。或积热于内，或因服银粉、巴豆大毒之药，入于肠胃，乳食不能胜其毒，毒气循经而至于齿龈、牙缝嫩薄之分，反为害也。可以麝香、玉线子治之。乳母临卧，常服黄连解毒汤一服，牙疳病则愈矣。

凡小儿身热，吐泻腹满，不进饮食，可急与牛黄通膈丸，下过四五行，则自愈矣。盖乳食便属水，甚则成湿，以治湿法治之，用燥热之药非也。

凡小儿水泄不止，可用五苓散与益元散各停，用新汲水调下三二钱，频服，不拘时候。若暴速注下甚者，属火，凉膈、通圣等散治之。用者勿轻非，深于造化者，未易此语。

凡小儿、大人，小便不通，《内经》谓三焦约。约者，不行也。可用长流水煎八正散，时时灌之，大、小便利则止。若不因热药所攻而致此者，易治。或因多服热药而燥剧至此者，非惟难治，不幸夭耳。亦可用蜜水调益元散送通膈丸。

凡小儿久泻不止，至八九月间，变为秋深冷痢者，泄泻清白，时时撮痛①，乳癖不化。可用养脾丸，如黍米大，每服二三十丸，米饮送下，日进三服则愈。益黄散亦可用之。

凡治小儿之法，不可用极寒极热之药及峻补峻泻之剂，或误用巴豆、杏仁、硫黄、腻粉之药。若用此药，反生他病。小儿易虚易实，肠胃嫩弱，不胜其毒。若治之，用分阴阳，利水道最为急，用桂苓甘露散之类。

————

①　时时撮痛：腹部一阵阵挛急而痛。

儒门事亲卷十二

吐　剂

三圣散

防风三两，去芦　瓜蒂三两，剥尽①碾破，以蒂②卷定，连纸锉细，去纸，用粗箩子箩过，另放，末将滓炒微黄，次入末，一处同炒黄用　藜芦去苗及心，加减用之，或一两，或半两，或一分

上各为粗末，每服约半两，以齑汁三茶盏，先用二盏煎三五沸，去齑汁，次入一盏，煎至三沸，却将原二盏，同一处熬二沸，去滓，澄清，放温，徐徐服之。不必尽剂，以吐为度。

瓜蒂散

瓜蒂七十五个　赤小豆七十五粒　人参半两，去芦　甘草半两或三钱五分

上为细末，每服一钱，或半钱，或二钱，量虚实加减用之，空心，齑汁调下服之。

稀涎散

猪牙皂角不蛀者，去支弦，称一两，炙用之　绿矾　藜芦各半两

上为细末，每服半钱，或一二钱，斡③开牙关，浆水调下灌之。

郁金散

郁金　滑石　川芎各半两

上为细末，每服一二钱，量虚实加减，以齑汁调下，空心服之。

茶调散（亦名二仙散）

瓜蒂不以多少好茶中停④

上为细末，每服二钱，齑汁调下，空心用之。

独圣散

瓜蒂不以多少

上为细末。每服一钱或二钱，齑汁调下服之。胁痛加全蝎，头痛加郁金。

碧云散　治小儿惊风有涎。

胆矾半两　铜青一分　粉霜一钱　轻粉一分

上研为细末，每服一字⑤，薄荷汤调下用之，如中风用浆水调服。

常山散

常山二两　甘草二两半

上为细末，水煎，空心服之。

青黛散

猪牙皂角二个　玄胡索一个　青黛少许

上为细末。鼻内灌之，其涎自出。

汗　剂

防风通圣散

防风　川芎　当归　芍药　大黄　薄

---

① 剥尽：原作"搏净"，据成本改。
② 蒂：余本均为"纸"。
③ 斡：旋转。
④ 中停：等量。
⑤ 字：古代重量单位。

荷　麻黄去根不去节　连翘　芒硝以上各半两　石膏　黄芩　桔梗以上各二两　滑石三钱　甘草二两　荆芥　白术　山栀子以上各一两

上为粗末，每服五七钱。水一大盏，生姜三片，煎至七分，去渣热服。如涎嗽，加半夏五钱，生姜制过。

双解散

通圣散与益元散相合中停，水一盅，生姜、豆豉、葱白同煎。

浮萍散　治癞风。

浮萍一两　荆芥　川芎　甘草　麻黄去根，以上各一两　或加当归、芍药。

上为粗末，每服一两。水二盏，煎至七分，去渣温服，汗出即愈。

升麻汤

升麻去土　葛根　芍药　甘草炒，以上各一两

上为粗末，每服三钱。水一盏半，煎至七分，去渣温服，不拘时候。

麻黄汤

麻黄一两去根　官桂七钱　甘草三钱半，炙　杏仁二十个，去皮尖，麸炒黄色用

上为粗末，每服三钱。水一盅，煎至七分，去渣温服，汗出自解。

桂枝汤

桂枝一两　茯苓半两　芍药一两　甘草七钱

上为粗末，每服三钱。水一盏，生姜、枣一同煎，温服。

下　剂

导水丸

大黄二两　黄芩二两　滑石四两　黑牵牛四两，另取头末①

加甘遂一两，去湿热腰痛，泄水湿肿满，久病则加。

加白芥子一两，去遍身走注疼痛。

加朴硝一两，退热，散肿毒，止痛，久毒宜加。

加郁李仁一两，散结滞，通关节，润肠胃，行滞气，通血脉。

加樟柳根一两，去腰腿沉重。

上为细末，滴水丸梧桐子大。每服五十丸，或加至百丸，临卧温水下。

禹功散

黑牵牛头末四两　茴香一两，炒　或加木香一两

上为细末，以生姜自然汁调一二钱，临卧服。

通经散

陈皮去白　当归各一两　甘遂以面包，不令透水，煮百余沸，取出，用冷水浸过，去面焙干

上为细末，每服三钱。温汤调下，临卧服。

神祐丸

甘遂依前制用　大戟醋浸煮，焙干用　芫花醋浸煮，各半两　黑牵牛一两　大黄一两

上为细末，滴水丸小豆大，每服五七十丸，临卧温水下。

琥珀丸

上为前神祐丸加琥珀一两是也。

益胃散

甘遂依前制过用

上为细末，每服三钱，以猵猪腰子细批破，以盐椒等物淹透，烂切，掺药在内，以荷叶裹，烧熟，温淡酒调服。

大承气汤

大黄半两　厚朴一两　枳实一枚，麸炒　芒硝半两

---

① 头末：研碎后第一次箩下的细末。

上为粗末，每服三五钱。水一盏，煎至七分，去滓服，以意加减。

小承气汤

大黄　厚朴以上各一两　枳实一枚

上为粗末，同前煎服。

调胃承气汤

大黄　甘草炙　朴硝以上各半两

上为粗末，每服五七钱，水一盏，煎三五沸，去滓温服。食后。

桃仁承气汤

桃仁十二个，去皮尖　官桂　甘草　芒硝以上各半两

上锉如麻豆大，每服三五钱。水一大盏，煎至七分，去滓，温服。

玉井散

栝蒌根二两　甘遂一两，制用

上为细末，以麝香汤调下三钱，临卧服。

水煮桃红丸

黑牵牛头末半两　瓜蒂末二钱　雄黄一钱，水飞过用之　干胭脂少许

上以黄水①调面为丸，以水煮，令浮熟取出②，冷水拔过③。麝香汤水下。

无忧散

黄芪　木通　桑白皮　陈皮以上各一两　胡椒　白术　木香各半两　牵牛头末四两

上为细末，每服三五钱。以生姜自然汁调下，食后。

泄水丸　又方藏用丸一料，加芒硝半两，商陆半两。为末，水丸，依前服之

大戟　芫花　甘遂　海带　海藻　郁李仁　续随子以上各半两　樟柳根一两

上为细末，水煮枣肉为丸，如小豆大。每服五七十丸，水下。

牛黄通膈丸

黑牵牛　大黄　木通以上各半两，各另取末

上为细末，水丸，如黍粒大。量儿大小，三五十丸，或百丸，水下。

四生丸（一名润肠丸）

黑牵牛　大黄　朴硝　皂角去皮弦，蜜炙，以上各等份

上为细末，水丸，如梧桐子大。每服七八十丸，食后温水下。

内托散

大黄　牡蛎以上各半两　甘草三钱　栝蒌二个

上为末，水一大盏，煎三五沸，去滓，露冷服。

藏用丸

大黄　黄芩以上各二两　滑石　黑牵牛各四两

上为末，水丸，桐子大。每服五七十丸，食后温水下。

神芎丸

藏用丸一料，内加黄连、薄荷、川芎各半两，水丸，桐子大。水下。

进食丸

牵牛一两　巴豆三粒，去油、心、膜

上为末，水丸。每服二三十丸，食后，随所伤物送下。

牛黄白术丸　治腰、脚湿。

黑牵牛末　大黄以上各二两　白术一两

上为末，滴水丸桐子大。每服三十丸，食前生姜汤下。要利，加至百丸。

玉烛散

以四物汤、承气汤、朴硝各等份。

水煎，去滓，食前服之。

三和汤　以四物汤、凉膈散、当归各

---

① 水：余本均为"酒"。

② 令浮熟取出：在水中煮沸，熟后，浮出水面，然后取出。

③ 冷水拔过：在沸水中捞出后，再在冷水中过一遍。

中停，水煎服。

丁香化癖散　治小儿脾。

白丁香　密陀僧　舶上硫黄以上各一钱　硇砂半钱　轻粉少许

上为细末，每儿一岁服半钱。男病女乳调，女病男乳调[1]，后用通膈泄。

抵当汤

水蛭十个　虻虫十个，去翅、足，熬　大黄一两　桃仁七枚，去皮、尖，捶

上锉如麻豆，作一服。水二盏，煎至七分，去滓温服。

抵当丸

虻虫五个　桃仁六枚　大黄三分　水蛭五个

上为细末，只作一丸。水一大盏，煮一丸，至七分，顿服之。

十枣汤

紫芫花醋浸煮　大戟　甘遂制，以上各等分

上为末，每服半钱。水一盏，枣十枚，同煎，取半盏服。

除湿丹

槟榔　甘遂　威灵仙　赤芍药　泽泻　葶苈以上各二两　乳香另研　没药另研，以上各一两　黑牵牛末半两　大戟三两，炒　陈皮四两，去白

上为细末，面糊和丸，如桐子大。每服三五十丸，水送下。

利膈丸

牵牛四两，生　槐角子一两，炒　木香一两　青皮一两　皂角去皮，酥炙　半夏洗，各二两

上为细末，生姜、面糊为丸，桐子大。每服四五十丸，水送下。

三一承气汤

大黄　芒硝　厚朴去皮　枳实以上各五[2]两　甘草一两

上锉如麻豆大，每服半两。水一大

盏，生姜三片，煎至六分，入硝，去滓，热服。

大陷胸汤

大黄一两半　芒硝一两八钱半　甘遂末一字

上以水一盏，煮大黄至八分，去滓，入硝一沸，下甘遂末，温服。

小陷胸汤

半夏汤洗，一钱五分　黄连一分　栝蒌实一枚，用四分之一

上锉麻豆大，水二盏，先煮瓜蒌至一盏半，下诸药，取八分，去滓，温服，未利再服。

握宣丸

槟榔　肉桂　干姜　附子　甘遂　良姜　韭子　巴豆以上各等分　入硫黄一钱

上为细末，软米和丸，桐子大。早晨先椒汤[3]洗手，放温揩干，用生油少许泥手心，男左女右，磨令热，握一丸，宣一二行。

风　门

防风通圣散　（方在汗门中附）
防风天麻散

防风　天麻　川芎　羌活　白芷　草乌头　荆芥　当归焙制　甘草　滑石　白附子以上各半两

上为末，热酒化蜜少许，调药半钱，加至一钱，少时，觉药行微麻为度。如作丸，炼蜜和，弹子大，热酒化下一丸，或

_____

① 　男病女乳调，女病男乳调：男婴有病，用女婴妈妈的乳汁调药，女婴有病，用男婴妈妈的乳汁调药。
② 　五：库本为"半"。
③ 　椒汤：蜀椒煎汤。

半丸。

防风汤

防风　麻黄　独活　秦艽去芦　黄芩
石膏　当归　白术以上各半两

上为粗末，入半夏片子，令搅匀，每
服四钱。水二中盏，入生姜七片，煎至一
盏，去滓，取清汁六分，入麝香少许，带
热食后服。

祛风丸

川乌炮，去皮脐　草乌炮　天南星
半夏姜制　蒸豆粉　甘草　川芎　僵蚕
藿香　零陵香　地龙去土　蝎梢炒，以上各
一两　川姜半两

上为细末。药末一两，用蒸豆粉一
两，以白面二两，滴水和丸，如桐子大，
阴干。细嚼，茶清下三五丸至五七丸，食
后初服三丸，以渐加之。

排风汤

当归去芦　杏仁去皮尖，麸炒　防风去
芦　白鲜皮　白术　芍药　官桂去粗皮
川芎　甘草炒，各三两　独活　麻黄去节
茯苓去皮，各三两

上为粗末，每用三钱。水一盏半，入
生姜四片，同煎至八分，去滓温服，不拘
时候。

小续命汤

麻黄去节　人参去芦　黄芩　芍药
川芎　甘草炙　杏仁汤泡，去皮尖，炒　防
己　官桂去皮　防风去芦，各一两　附子半
两，去皮脐

上除附子、杏仁外，合捣为粗末，后
入二味搅匀，每服三钱。水一盏半，生姜
五片，煎至一盏，去滓，少热服，食后。

消风散

川芎　羌活去芦　人参去芦　白茯苓
去皮　白僵蚕炒　蝉壳去土，以上各一两
陈皮去白　厚朴去粗皮，姜制，以上各一两

上为细末，每服二钱，茶清调下。

川芎散

川芎　荆芥　甘菊　薄荷　蝉壳　蔓
荆子以上各二两　甘草一两，炙

上为细末，茶酒任下三二钱，食后
服。

搜风丸（一名人参半夏丸）

人参　茯苓　南星以上各半两　半夏
干生姜　白矾生　凝水石以上各一两　蛤
粉二两　薄荷半两　藿香半两

上为细末，与藏用丸末各中停，水丸
如豌豆大。每服三十丸，生姜汤送下。

当归川芎散

当归　川芎以上各半两　甘草二两　黄
芩四两　薄荷一两　缩砂仁一分

上为细末，温水调下一二钱。

愈风饼子

川乌半两，炮制①　川芎　甘菊　白芷
防风　细辛　天麻　羌活　荆芥　薄荷
甘草炙，以上各一两

上为细末，水浸，蒸饼为剂，捏作饼
子。每服三五饼子，细嚼，茶酒送下，不
计时候。

疏风丸

通圣散一料，加天麻、羌活、独活、
细辛、甘菊、首乌各半两。

上为细末，炼蜜和丸，弹子大，朱砂
为衣。每服一丸，细嚼，茶酒下。

通顶散

石膏　川芎　瓜蒂以上各等份　藜芦
少许

上为细末，鼻内嗅之。

胃风汤

人参去芦　茯苓去皮　川芎　官桂
当归　芍药　白术

上件各等份，为末，每服三钱。水一
盏，入陈粟米煎，空心服之。

———————

① 制：库本为"裂"。

香芎散

香附子炒　川芎　石膏水飞　白芷　甘草　薄荷以上各一两　川乌半两，炒，去皮脐

上为细末，每服二钱，温酒茶清调下，无时。

铁弹丸

地龙去土　防风　白胶香　没药　木鳖去皮　草乌头水浸，炮　白芷　五灵脂　当归以上各一两　细墨三钱　麝香另研　乳香另研　升麻各二钱

上为末，糯粥丸，弹子大。每服一丸，生姜酒下。

暑门（疟附）

白虎汤

知母一两半，去皮　甘草一两　糯米一合　石膏四两，乱纹者，另研为末

上锉如麻豆大，粳米拌匀，另水一盏，煎至六分，去滓，温服，无时，日三四服。或眩呕者，加半夏半两，姜汁制过用之。

桂苓甘露散

官桂半两　人参　藿香以上各半两　茯苓　白术　甘草　葛根　泽泻　石膏　寒水石以上各一两　滑石二两　木香一分

上为细末，每服三钱。白汤点下，新水或生姜汤亦可用之。

化痰玉壶丸

南星　半夏并生用　天麻以上各半两　白面三两

上为细末，滴水丸，如桐子大。每服三十丸，用水一大盏，先煎令沸，下药煮，候浮即熟，漉出放温，别用生姜汤下，不拘时服。

益元散

滑石六两　甘草一两

上为细末，每服三钱，蜜调，新水送下。

玉露散　治暑。

寒水石　滑石　石膏　瓜蒌根以上各四两　甘草二两

上为细末，每服五钱，新水调下。

石膏散

石膏一两　人参去芦　甘草炙，各半两

上为细末，新水蜜水调三钱，生姜汤亦可。

辰砂丹　治疟。

信①一钱　雄黑豆六十个或二两重

上为细末，朱砂为衣，端午日合，不令鸡犬妇人见。每服一丸，无根水下。

温脾丸

信一钱　甘草二钱　紫河车三钱　豆粉四两

上为末，滴水丸，每服半钱，作十丸，临卧，无根水下。

温脾散

紫河车　绿豆以上各一两　甘草半两　砒一钱，另研

上为细末，后入砒，研匀。每服半钱，新水一盏调下。如是隔日发，直待临睡服药；如频日发，只夜深服。忌荤、酒、鱼、兔等。

湿门（嗽附）

五苓散

官桂　泽泻　猪苓去黑皮　茯苓去皮　白术各半两

上为细末，每服二钱，热汤或新水调

————————
① 信：即信石，砒霜的别名。

下。

葶苈木香散

苦葶苈　茯苓去皮　猪苓去皮，以上各一分　木香半钱　泽泻　木通　甘草各半两　官桂一分　滑石三钱

上为细末，每服三钱，生姜汤调下，食前服。

白术木香散

白术　猪苓　泽泻　赤茯苓各半两　木香　槟榔各三钱　陈皮二两，去白　官桂一钱　滑石三两

上为细末，每服五钱。水一盏，生姜三片，同煎至六分，温服，食后.

大橘皮汤

橘皮一两半　木香一分　滑石六两　槟榔三钱　茯苓一两　猪苓去黑皮　泽泻　白术　官桂以上各半两　甘草二钱

上为末，每服五钱，水一盏，生姜五片，煎至六分，去滓温服，食后。

神助散

苦葶苈二①两，炒　黑牵牛三两半，微炒，取头末用之　泽泻二两　猪苓二两，去皮　椒目半两

上为细末，每服葱白三茎，浆水一盏，煎至半盏，入酒半盏，调药三钱，绝早面东服之。

桂苓白术丸

官桂　茯苓　半夏以上各一两　白术　干生姜一分　橘皮去白　泽泻　黄连各半两　黄柏二两

上为末，面糊为丸，如小豆大。每服三五十丸，姜汤，食后服之。

桂苓白术散

官桂　茯苓　白术以上各半两　甘草　泽泻　石膏　寒水石以上各一两　滑石二两

上为细末，热汤调三钱，新水生姜汤亦可，食后服。

白术调中汤

白术　茯苓　橘皮去白　泽泻以上各半两　甘草一两　干姜炒　官桂　缩砂仁　藿香以上各一分

上为末，白汤化蜜少许，调下二钱，无时。炼蜜每两作十丸，名曰白术调中丸。

宁神散　治嗽。

御米壳二两，蜜炙　人参　苦葶苈以上各一两

上为末，入乌梅同煎三五沸，去滓，稍热服，食后。

宁肺散

御米蜜炒，去穰　甘草　干姜　当归　白矾　陈皮以上各一两

上为末，煎蔍汁调三钱。

人参补肺散

人参　麻黄去节　白术　防己　防风各等份　桑白皮倍加

上锉㕮咀，以浆水一碗，煎至半，去滓，温服，每用半两，各称过。

白术汤

白术　甘草　当归　陈皮　桔梗　枳壳各等份

上为粗末，水煎，去滓，温服三五钱。

薏苡仁汤

桔梗一两　甘草二两　薏苡仁三两

上锉如麻豆大，每服五钱。水煎，入糯米为引，米软为度，食后服之。

益黄散　治小儿痢。

陈皮一两　青皮　诃子肉　甘草以上各半两　丁香二钱

上为细末，每服二钱，水煎，食前服之。

———————

① 二：库本为"三"。

香连丸

木香　诃子肉面炒　黄连炒，以上各半两　龙骨二钱

上为细末，饭丸如黍米大。每服二十丸，米饮汤下。

火　门

凉膈散

大黄一两　连翘四两　甘草　黄芩　薄荷　朴硝　山栀以上各一两

上为粗末，每服三五钱。水一盏，入蜜、竹叶，煎三五沸，去滓，温服，无时。

黄连解毒汤

黄连　黄柏　黄芩　大栀子以上各等份

上锉为麻豆大，每服五钱，水二盏，煎至八分，去滓，温服之.

泻心汤

大黄　甘草炙　当归　芍药　麻黄　荆芥以上各一两半　白术二钱半

上为细末，每服二钱。水一盏，生姜、薄荷少许，同煎至七分，去滓，温服。

八正散

大黄　瞿麦　木通　蓄蓄　车前子　甘草　山栀子以上各一两　滑石二两　加木香一两尤佳

上为粗末，每服三五钱，水一盏，入灯芯，煎至七分，去滓，温服。

调胃散　治伤寒吐逆，四肢厥冷。

水银　舶上硫黄各半两

上二味，先研硫黄极细，次入水银，同研至深黑。每服一钱，病重者二钱，温米饮调服，不拘时。

三黄丸

大黄　黄芩　黄柏以上各等份

上为末，水丸。每服三十丸，水下。

又方：去黄芩用黄连。

芍药柏皮丸

芍药白者　黄柏去皮，各一两　当归　黄连各半两

上为末，水丸，桐子大。每服三十丸，水下，食前。

大金花丸

黄连　黄柏　黄芩　大黄各等份

上为末，水丸，新水下三十丸。加栀子减大黄，名栀子金花丸。

清凉饮子

大黄蒸　赤芍药　当归　甘草炒，以上各等份

上为末，每服一二钱，水一盏煎至七分，去滓，温服，食后，以意加减。

黄连清心汤

凉膈散加黄连半两是也。

犀角散

黄连　大黄　芍药　犀角　甘草各等份

上为粗末，每服五钱，水一盏煎至七分，去滓，无时温服之。

黄连木通丸　治心经蓄热，夏至则甚。

黄连二两　木通半两

上为末，生姜汁打面糊和丸。每服三十丸，食后，灯芯汤下，日三服。

燥　门

神功丸

大黄面裹，蒸　诃子皮　麻子仁另捣　人参去芦，以上各一两

上为细末，入麻子仁捣，研匀，炼蜜

丸如桐子大。每服二十丸，温水下，或米酒饮下，食后临卧。如大便不通，加服。

脾约丸

麻仁一两二钱半　枳实麸炒　厚朴去粗皮　芍药以上各二两　大黄四两，蒸　杏仁去皮尖，炒黄，一两二钱

上为细末，炼蜜为丸，桐子大。每服二十丸，临卧温水送下。

麻仁丸

郁李仁去皮，另捣　火麻子仁另捣，二味各二两　大黄二两，半生半熟　槟榔半两　干山药　防风去芦　枳壳炒，去穰，七钱半　羌活　木香各五钱半

上为细末，入另捣者，三味搅匀，炼蜜丸如桐子大。每服二十丸至三十丸，温水下，食后。牵牛，滑石。

润体丸

郁李仁　大黄　桂心　黑牵牛　当归　黄柏并生用，各半两　轻粉少许

上为细末，滴水丸如桐子大。每服三十丸至四十丸，温水或生姜汤下。

寒　　门

姜附汤

干姜二两，另为粗末　附子一两，生用，去皮脐，细切

上二味，搅匀。每服三钱，水一盏半，煎至一盏，去滓，温服，食前。

四逆汤

甘草三两　干姜半两　附子半两，生用，去皮脐，切作片子

上为粗末，每服三五钱，水一盏半，煎至一盏，去滓，温服，无时。

二姜汤

良姜　干姜炮，二味各三两

上为细末，酒煮糊为丸，桐子大。每服三十丸，空心米饮汤下。

术附汤

黑附子重一两　白术一两半　甘草七钱半，炙

上为细末，每服三五钱，水一盏半，生姜五片，枣二枚，劈破，同煎至一盏，去滓，温服，食后。

大已寒丸

附子炮，去皮脐　川乌头炮，去皮脐，作豆大，再炒黄　干姜炮制　良姜炒　官桂去粗皮　吴茱萸以上各一两

上为细末，醋糊为丸，桐子大。每服五七十丸，米饮下，食前。

理中丸

人参去芦　白术　干姜　甘草炙　附子炮，去皮脐，以上各一两

上为细末，炼蜜为丸，每两作十丸，弹子大。每服一丸，以水一盏化破，煎至七分，稍热，空心服之。

平胃散

厚朴姜制　陈皮二味各三两　苍术五两，泔浸　甘草三两，炒

上为末，每服二钱，水一盏，生姜三片，枣二枚，煎至七分，去滓，食前温服。

养脾丸

干姜炮　缩砂各二两　茯苓去皮　人参去芦　麦蘗炒，各一两　白术半两　甘草炒，一两半

上为细末，炼蜜为丸，每两作八丸。每服一丸，细嚼，生姜汤下。

兼治于内者

大柴胡汤

柴胡四两　黄芩　赤芍药各一两半　半夏一两二钱半　枳实二钱半　大黄一两

上为粗末，入半夏片子。每服三钱，水一盏半，入生姜五片，枣一枚，煎至一中盏，滤去滓，温服，食后。

小柴胡汤

柴胡四两，去芦　黄芩　人参　半夏汤洗七次，切片　甘草以上各一两半

上为粗末，每服三钱。水一盏半，生姜五片，枣一枚，劈破，同煎至七分，去滓，温服，不拘时候。

柴胡饮子

柴胡　人参　黄芩　甘草　大黄　当归　芍药以上各半两

上为粗末，每服三钱，水一盏，生姜三片，煎至七分，去滓温服。

防风当归饮子

柴胡　人参　黄芩　防风　甘草　芍药　大黄　当归　滑石以上各一两

上为粗末，每服三五钱，生姜三片，水一盏，煎至七分，去滓，温服，不拘时候。

白术汤　治孕妇痢、呕、吐血。

白术　黄芩　当归各等分

上为末，每服二三钱，水煎，食前服。

兼治于外者

桂苓汤·麻黄汤·升麻汤　（以上三方，在前汗法中附）

五积散

苍术二两四钱　桔梗一两四钱　枳壳麸炒　陈皮二味各六钱　白芷　川芎　当归　甘草炙　官桂去粗皮　半夏汤浸　茯苓各三钱　麻黄一钱，去节　厚朴　干姜各四钱

上除官桂、枳壳别为末外，以慢火炒令黄色，为末，与官桂等搅匀，每服三钱。水一盏半，入生姜五片，葱白三寸，

盐、豉七粒，同煎至七分。去滓温服，无时。

青衿散　治咽喉。

益元散加薄荷、青黛，生蜜丸如弹子大，噙化。

独治于内者

陷胸汤

大黄二两半　芒硝一两八钱半　甘遂一字，另为末

上以水三盏，先煮大黄至一盏，去滓，下芒硝，令沸，次下甘遂末，放温服之。

大黄丸

大黄　黑牵牛　枳壳　木通以上各一两

上为末，滴水为丸，如桐子大。每服三十丸，食后，以生姜汤下。

备急丸

巴豆去皮油　大黄　干姜炮，以上各一两

上为细末，炼蜜丸，桐子大。每服三丸，温水下，不拘时服之。

枳壳丸

商枳壳一两，麸炒　牵牛头末四两

上为细末，水丸，如桐子大。每服三十丸，食前，温酒或生姜汤下。

莲壳散　治血崩。

棕皮烧灰　莲壳烧灰存性，二味各半两　香附子三两，炒

上为末，米饮调下三四钱，食前。

木香槟榔丸

木香　槟榔　青皮　陈皮　广茂烧　黄连麸炒，以上各一两　黄柏　大黄各三两　香附子炒　牵牛各四两

上为细末，水丸如小豆大。每服三十

丸，食后，生姜汤送下。

导饮丸

青皮　陈皮　京三棱炮　广莪炮　黄连　枳壳麸炒，以上各一两　大黄　黄柏以上各三两　香附子炒　黑牵牛以上各四两

上为细末，桐子大，用水丸。每服三五十丸，食后，生姜汤下。

五香连翘散

丁香　青木香　沉香　熏陆香　麝香　木通　连翘　桑寄生　独活　升麻　大黄以上各等份

上为粗末，以竹沥煎五七钱。未利，加大黄。去滓，稍热，以利为度。

四物汤

川芎　当归　熟地黄　芍药以上各等份

上为粗末，每服三四钱，水一盏，煎三五沸，去滓，温服，空心。加草龙胆、防己，名"一醉散"，治目暴发；加蒲黄，治娠妇漏血。

当归散　治血崩。

当归一两　龙骨二两，炒赤　香附子三钱，炒　棕毛灰五钱

上为末，米饮调三四钱，空心服。

又一方　当归　白芍药　香附炒，各等份

为末，米饮汤调下，食前服。

又当归散　行经。

当归　杜蒺藜各等份

上为末，饮汤调服，食前。

葛根散　解酒毒。

甘草　干葛花　葛根　缩砂仁　贯众各等分

上为粗末，水煎三五钱，去滓服之。

定志丸

柏子仁　人参　茯苓　远志去心　茯神　酸枣仁

上为末，酒糊丸，小豆大。每服五七

十丸，生姜汤下。

槟榔丸

槟榔一钱半　陈皮一两　木香二钱半牵牛半两

上为末，醋糊丸，桐子大。每服三十丸，生姜汤下。

小槟榔丸

枳壳　陈皮　牵牛以上各等分

上为细末，水丸。食后，生姜汤下三四十丸。

瞿麦散　治酒积。

甘遂半两，制　瞿麦　葛根　麦蘖以上各一两

上为末，每服二钱，酒调服。

治气积方

香附子为末，生姜汤调下三二钱。

独治于外者

青金散

芒硝半钱　青黛半钱　乳香　没药各少许

上为细末，鼻内嗅之。

拔毒散

寒水石不以多少，烧令赤

上研为末，以新水调，鸡翎扫痛处。

水澄膏

雄黄水飞，三钱　黄连半两　郁金二钱黄柏半两　大黄半两　黄丹半两，水飞

上为细末，量所肿处用药多少，新汲水半盏，操药在内，须臾药沉，慢去其澄者①。水尽，然后用槐柳枝搅药数百余转，如面糊相似匀，以小纸花子摊药涂肿处，更以鸡翎撩凉水不住扫之。

————————

①　慢去其澄者：慢慢去掉上面的清水。

鱼胆丸

草龙胆　青盐　脑子以上各半两　黄连一两，去须　硇砂　南硼砂　麝香　鲤鱼胆以上各二钱

上除草龙胆、鲤鱼胆外，同为细末。先将草龙胆同微研破，以河水三升浸，春秋二宿，夏一宿，冬三宿。将浸者摩揉极烂，用绢袋滤去滓，于石器内慢火熬成膏子，点于水内不散，用指头捏开有丝，乃膏子成，然后入鱼胆拌匀，将膏和上件药末作剂，丸如粟米，徐徐点可视之。

金丝膏

黄丹　代赭石　玄精石以上各半两炉甘石一两，烧　脑子半钱　黄连　蕤仁去皮、油，二味各三钱　白丁香　南硼砂二味各一钱

上除硼砂、脑子外，同为细末，以河水一升，白砂蜜三两，同熬三五沸，然后入药末，再熬至半茶盏。以上用绵子滤过，去滓，次入硼砂、脑末，搅匀定，瓷器内放。徐徐点眼，大有神效。

生肌散

黄连三钱　密陀僧半两　干胭脂二钱雄黄一钱　绿豆粉二钱　轻粉一钱

上为细末，以温浆水洗过，用无垢软帛揾①净，药贴之，大有效矣。

赴筵散

五倍子　密陀僧以上各等份

上为细末，先入浆水漱过，干贴。

麝香玉线子

豆粉半两　信一钱　枯白矾一钱半

上三件同研，入麝香半钱，再研为细末，滴水和于手背上，捻作线。如用时，先以浆水漱了口，用毛翎撩缝中净，临卧干贴。或为线子，住于缝中。

化瘿丹　治瘿。

海带　海藻　海蛤　昆布以上四味皆焙　泽泻炒　连翘以上并各等份　猪靥羊

靥各十枚

上为细末，蜜丸如鸡头大，临卧嚼化一二丸。

通气丸　同上所治。

海藻　海带　昆布　木通　甘草以上各一两　诃子　薄荷以上各半两　杏仁少许，煮浸去皮尖用之

上为细末，炼蜜和丸。每夜嚼化一丸。忌油腻物。

又方　海藻　海带　昆布　泽泻　木通　猪靥　羊靥各五枚　海蛤　连翘

上为细末，研靥为丸，如鸡头大。每服一丸，临卧嚼化下，效。

消毒散　治喉肿。

当归　荆芥　甘草各等份

上为末，水煎三五钱，去滓，热漱之。

煮肝散　治雀目。

青蛤粉　夜明砂　谷精草各等份

上为细末，每服五七钱。猪肝内煮熟，细嚼，茶清下。

枯瘤方

硇砂　粉霜　雄黄以上各二钱　轻粉没药　乳香以上各一钱　土黄三钱　麝香少许

上为细末，以津调涂瘤顶，外边歇②一韭叶，先花纸贴之，上以小黄膏贴之。

小黄膏

黄柏　黄芩　大黄以上各等份

上为细末，以水调为糊，比前药大一遭③，三日一易，至八九上不取④，直候可取。

---

① 揾：揩拭。

② 歇：剩下。

③ 比前药大一遭：用小黄膏涂瘤顶时，要比枯瘤方涂的范围大一圈。

④ 至八九上不取：用此药后，即使病愈了八九成，仍不取掉。

剪刀①药

石灰一斤，陈年者　龙骨四两　刺蓟一小束

上为末，杵作泥，为饼子或为散，贴。端午日合。

木香槟榔散

木香　槟榔　黄连　乳香　轻粉　密陀僧以上各等份

上为细末，干掺之，先以口嚼浆水洗之。

又方加黄柏、麝香。

阳起石散

阳起石烧

上研末，新水调涂肿痛处。

铅白霜散

铅白霜　干胭脂　寒水石以上各等份　脑子　轻粉各少许

上为末，掺之。

雄黄散

雄黄　乳香　没药　麝香少许

上为末，量疮大小干贴。

化斑汤

紫草　升麻　甘草炙，各半两

上锉麻豆大，水一盏，糯米二十粒，煎至一盏，去滓，温服。

调　治

无比山药丸

干山药二两　肉苁蓉四两，锉，酒浸，焙　五味子六两，拣净　菟丝子三两，酒浸　杜仲三两，去粗皮，炒　牛膝一两，酒浸　泽泻一两　熟地黄干，一两　山茱萸一两　茯苓一两，去皮　巴戟一两，去心　赤石脂一两

上为细末，炼蜜和丸，桐子大。每服二三十丸，食前，温酒下，米饮亦可。

当归丸

当归　香附子炒　杜蒺藜　芍药各等份

上为末，酒糊为丸，如小豆大。每服三五十丸，米饮送下。

香薷汤

香薷五钱，去土　厚朴五钱，姜制　白扁豆二钱半，生炒

上为末，每服三钱，水一盏，入酒煎，去滓，温服。

石韦散

石韦去毛　木通各二两　当归　甘草　王不留行以上各一两　滑石　白术　瞿麦　葵子　芍药以上各三两

上为细末，每服二钱，煎小麦汤调下。

妙功丸

京三棱一两，炮　川乌四钱，生，去皮　大黄一两

以上同为细末，好醋半升熬膏，不②破积，水丸。

神曲　麦糵以上各一两　干姜二钱，炒裂用　巴豆二个，去皮油心　半夏半两　茴香一两，炒香　官桂　牵牛三两，拣净

上为细末，用膏丸小豆大，生姜汤下十丸、十五丸。温凉水亦可。以意加减，以利为度。

人参散

石膏　甘草以上各一两　滑石四两　寒水石二两　人参半两

上为末，每服二钱，温水调下，食后。

茴香丸

茴香八两，炒　川楝子炒　川乌炮去皮　威灵仙洗去土　防风去芦　陈皮以上各三

① 剪刀：余本均为"刀箭"。

② 不：璧本、省本为"可"。

两　地龙一两，去土，微炒　乌药五两　赤小豆八两

上为末，酒糊为丸。每服三五丸，茶酒下。

七宣丸

大黄湿纸裹煨　枳实麸炒　木香　柴胡去芦　诃子肉各五两　桃仁六两，炒，去皮尖　甘草四两，炒

上为末，炼蜜和丸，如桐子大。每服三十丸，酒下。

人参调中汤

沉香二两　木香半两①　白豆蔻一两，用仁　甘草一分　脑子一钱　麝香半钱　人参半两

上为细末，每服半钱，用沸汤点服。或入生姜、盐少许，食后服。

乌金散

当归一两　自然铜金色者，煅为末，醋熬，一两　乌金石三两，铁炭是也　大黄一两，童子小便浸用

上为末，每服二钱，红花酒半盏，童子小便半盏，同调下，食前，日二服。

沉香降气丸

沉香　木香　缩砂仁　白豆蔻仁　青皮去白　陈皮去白　广莪煨　枳实麸炒，以上各一两　萝卜子一两，另末　黑牵牛二两，末　大黄二两，炒

上为末，生姜汁浸，蒸饼为丸，如桐子大。每服三十丸，橘皮汤下。

枳术丸　治气不下降，胸膈满闷。

枳实麸炒　白术各半两

上为细末，烧饭为丸，如桐子大。每服五十丸，诸饮送下。

----

① 半两：原无，据称本补。

儒门事亲卷十三

刘河间先生三消论
（因在前此书未传于世，
恐为沉没，故刊而行之）

《易》言天地，自太虚至黄泉，有六位。《内经》言人之身，自头至足，亦有六位。今余又言人胸腹之间，自肺至肾，又有六位。人与天地造化五行，同一炉鞴，知彼则知此矣。故立天之气，曰金与火；立地之气，曰土与水；立人之气，曰风与火。故金与火合，则热而清；水土合则湿而寒；风火合则温而炎。人胸腹之间，亦犹是也。肺最在上，为金主燥；心次之，为君火主热；肝又次之，为风木主温；胆又次之，为相火主极热；脾又次之，为湿土主凉；肾又次之，黄泉为寒水主寒。故心肺象天，脾肾象地，肝胆象人。不知此者，不可与论人之病矣。夫土为万物之本，水为万物之元。水土合德，以阴居阴，同处乎下，以立地为气，万物根于地，是故水土湿寒。若燥热阳实，则地之气不立，万物之根索泽，而枝叶枯矣。

《五常政大论》曰：根于中者，命曰神机。是为动物，根本在于中也。根本者，脾、胃、肾也。食入胃，则脾为布化气味，荣养五脏百骸。故酸入肝而养筋膜；苦入心而养血脉；甘入脾而养肌肉；辛入肺而养皮毛；咸入肾而养骨髓。五气

亦然。故清养肺，热养心，温养肝，湿养脾，寒养肾也。凡此五味五气，太过则病，不及亦病，惟平则常安矣。故《六节藏象论》曰：五味入口，藏于肠胃，味有所藏，以养五气，气和而生，津液相成，神乃自生。是其理也。又《太阴阳明论》云：脾病而四肢不用者，何也？岐伯曰：四肢皆禀气于胃，而不得至经，必因于脾乃得禀也[1]。今脾病不能为胃行其津液，不得禀水谷气，脾[2]日以衰，脉道不利，筋骨肌肉，皆无气以生，故不用焉。帝曰：脾不主时，何也？岐伯曰：脾者，土也，治中央，常以四时长四脏，各十八日寄治，不得独主于时也。脾脏者，常着[3]胃土之精也。土者生万物，而法天地。故上下至头足，不得独主于时也。

帝曰：脾与胃，以膜相连尔，而能行其津液，何也？岐伯曰：足太阴者，三阴也，其脉贯胃属脾络嗌。故太阴为之行气于三阴。足阳明者，表也，

五脏六腑之海也，亦为之行气于三阳。脏腑各因其经而受气，以益阳明，故为胃行其津液。四肢不得禀水谷，气日以衰，阴道不利，筋骨肌肉，皆无气以生，故不用焉。不用者，谓不能为之运用也。由是观之，则五脏六腑，四肢百骸，皆禀

---

① 必因于脾乃得禀也：库本为"必因于脾胃乃禀也"。

② 脾：璧本、江本为"气"。

③ 着：通"著"。接触到。

受于脾胃，行其津液，相与濡润滋养矣。后之医者，欲以燥热之剂以养脾胃，滋土之气，不亦外乎？况消渴之病者，本湿寒之阴气极衰，燥热之阳气太甚，更服燥热之药，则脾胃之气竭矣。叔世①不分五运六气之虚实，而一概言热为实，而虚为寒，彼但知心火阳热一气之虚实，而非脏腑六气之虚实也。盖肺本清，虚则温；心本热，虚则寒；肝本温，虚则清；脾本湿，虚则燥；肾本寒，虚则热。假若胃冷为虚者，乃胃中阴水寒气实甚，而阳火热气衰虚也，非胃土湿气之本衰，故当温补胃中阳火之衰，退其阴水寒气之甚。又如胃热为实者，乃胃中阳火实而阴水虚也。故当以寒药，泻胃中之实火，而养其虚水。然此皆补泻胃中虚热，水火所乘之邪，非胃为湿者之本。其余例同法②。夫补泻脾胃湿土之水气者，润其湿者是补湿，燥其湿者是泻湿，土本湿故也。

凡脏腑诸气，不必肾水独当寒，心火独当热，要知每脏每腑，诸气和同，宣而平之可也。故余尝谓：五常之道，阴中有阳，阳中有阴。孤阴不长，独阳不成。但有一物皆备③。五行递相济养，是谓和平。交互克伐，是谓衰兴。变乱失常，患害由行。故水少火多，为阳实阴虚而病热也；水多火少，为阴实阳虚而病寒也。其为治者，泻实补虚，以平为期而已矣。故治消渴者，补肾水阴寒之虚，而泻心火阳热之实，除肠胃燥热之甚，济人④身津液之衰，使道路散而不结，津液生而不枯，气血利而不涩，则病日已矣。况消渴者，本因饮食服饵失宜，肠胃干涸，而气液不得宣平；或耗乱精神，过违其度；或因大病，阴气损而血液衰虚，阳气悍而燥热郁甚之所成也。故济众云：三消渴者，皆由久嗜咸物，恣食炙腻，饮酒过度；亦有年少服金石丸散，积久石热，结于胸中，下

焦虚热，血气不能制石热，燥甚于胃，故渴而引饮。若饮水多而小便多者，名曰消渴；若饮食多而不甚饥，小便数而渐瘦者，名曰消中；若渴而饮水不绝，腿消瘦而小便有脂液者，名曰肾消。如此三消者，其燥热一也，但有微甚耳。

余闻世之方，多一方而通治三消渴者，以其善消水谷而喜渴也。然叔世论消渴者，多不知本。其言消渴者，上实热而下虚冷。上热故烦渴多饮，下寒故小便多出。本因下部肾水虚，而不能制其上焦心火，故上实热而下虚冷。又曰：水数一，为物之本，五行之先。故肾水者，人之本，命之元，不可使之衰弱。根本不坚，则枝叶不茂；元气不固，则形体不荣。消渴病者，下部肾水极冷，若更服寒药，则元气转虚，而下部肾水转衰，则上焦心火亢甚而难治也。但以暖药补养元气，若下部肾水得实而胜退上焦火，则自然渴止，小便如常而病愈也。

若此之言，正与仲景相反。所以巧言似是，于理实违者也。非徒今日之误，误已久哉！又如蒋氏《药证病原》中，论消渴、消中、消肾病曰：三焦五脏俱虚热，惟有膀胱冷似冰。又曰：腰肾虚冷日增重。又曰：膀胱肾脏冷如泉。始言三焦五脏俱虚热，惟有膀胱冷似冰，复言五脏亦冷，且肾脏水冷言为虚，其余热者，又皆言其虚。夫阴阳兴衰，安有此理？且其言自不相副，其失犹小，至于寒热差殊，用药相反，过莫大焉！或又谓：肾与膀胱属

① 叔世：末世。
② 其余例同法：其他的道理也和这个相同。
③ 但有一物皆备：任何一个事物，都有阴阳两个方面。
④ 人：原本无"人"，据璧本加。

水，虚则不能制火。虚既不能制火，故小便多者，愈失之远矣。彼谓水气实者，必能制火，虚者不能制火。故阳实阴虚，而热燥其液，小便淋而常少；阴实阳虚，不能制水，小便利而常多。岂知消渴小便多者，非谓此也。何哉？盖燥热太甚，而三焦肠胃之腠理怫郁结滞，致密壅塞，而水液不能渗泄浸润于外，荣养百骸。故肠胃之外燥热太甚，虽复多饮于中，终不能浸润于外，故渴不止。小便多出者，如其多饮，不能渗泄于肠胃之外，故数溲也。故余尽言《原病式》曰：皮肤之汗孔者，谓泄汗之孔窍也。一名气门者，谓泄气之门户也。一名腠理者，谓气液之隧道纹理也。一名鬼门者，谓幽冥之门也。一名玄府者，谓玄微之府也。然玄府者，无物不有。人之脏腑皮毛，肌肉筋膜，骨髓爪牙，至于万物，悉皆有之，乃出入升降道路门户也。故《经》曰：出入废则神机化灭，升降息则气立①孤危。故非出入，则无以生长壮老已；非升降，则无以生长化收藏。是知出入升降，无器不有。故知人之眼、耳、鼻、舌、身、意、神、识，能为用者，皆有升降出入之通利也。有所闭塞，则不能用也。若目无所见，耳无所闻，鼻不闻香，舌不知味，筋痿骨痹，爪退齿腐，毛发堕落，皮肤不仁，肠胃不能渗泄者，悉有热气怫郁，玄府闭塞，而致津液血脉，荣卫清气，不能升降出入故也。各随郁结微甚，而有病之大小焉。病在表则怫郁，腠理闭密，阳气不能散越，故燥而无汗，而气液不能出矣。叔世不知其然，故见消渴数溲，妄言为下部寒尔。岂知肠胃燥热怫郁使之然也？予之所以举此，世为消渴之证，乃肠胃之外燥热，痞闭其渗泄之道路。水虽入肠胃之内，不能渗泄于外，故小便数出而复渴。此数句，足以尽其理也。

试取《内经》凡言渴者，尽明之矣。有言心肺气厥而渴者；有言肝痹而渴者；有言脾热而渴者；有言肾热而渴者；有言胃与大肠热结而渴者；有言脾痹而渴者；有言小肠瘅热而渴者；有因病疟而渴者；有因肥甘石药而渴者；有因醉饱入房而渴者；有因远行劳倦遇大热而渴者；有因伤害胃干而渴者；有因肾热而渴者；有因病风而渴者。虽五脏之部分不同，而病之所遇各异，其归燥热一也。

所谓心肺气厥而渴者，《厥论》曰：心移热于肺，传为膈消。注曰：心热入肺，久而传化，内为膈热消渴多饮也。所谓肝痹而渴者，《痹论》曰：肝痹者，夜卧则惊，多饮，数小便。如脾热而渴者，《痿论》曰：脾气热则胃干而渴，肌肉不仁，发为肉痿。

所谓肾热而渴者，《刺热论》曰：肾热病者，先腰痛胻酸，苦渴数饮，身热。《热论》曰：少阴脉贯肾，络于肺，系舌本，故口燥舌干而渴。叔世惟言肾虚不能制心火，为上实热而下虚冷，以热药温补肾水，欲令胜退心火者，未明阴阳虚实之道也。夫肾水属阴而本寒，虚则为热；心火属阳而本热，虚则为寒。若肾水阴虚，则心火阳实，是谓阳实阴虚，而上下俱热明矣。故《气厥论》曰：肾气衰，阳气独胜。《宣明五气论》曰：肾恶燥，由燥肾枯水涸。《藏气法时论》曰：肾苦燥，急食辛以润之。夫寒物属阴，能养水而泻心；热物属阳，能养火而耗水。今肾水既不胜心火，则上下俱热，奈何以热药养肾水，欲令胜心火，岂不谬哉？

又如胃与大肠热结而渴者，《阴阳别论》：二阳结为之消。注曰：阳结，胃及

———————

① 气立：含义有二：一指人体的真气独立。二指生物赖空气以成。

大肠俱热结也。肠胃藏热,善消水谷。又《气厥论》曰:大肠移热于胃,善食而瘦。《脉要精微论》曰:瘅成为消中,善食而瘦。

如脾痹而渴者,数饮而不得中①,气喘而争,时发飧泄。夫数饮而不得中,其大便必不停留。然则消渴数饮而小便多者,止是三焦燥热怫郁,而气衰也明矣。岂可以燥热毒药,助其强阳,以伐衰阴乎?此真实实虚虚之罪也!夫消渴者,多变聋、盲、疮、癣、痤、痱之类,皆肠胃燥热怫郁,水液不能浸润于周身故也;或热甚而膀胱怫郁,不能渗泄,水液妄行而面上肿也。

如小肠瘅热而渴者,《举痛论》曰:热气留于小肠,肠中痛,瘅热焦渴,则便坚②不得出矣。注曰:热渗津液③而小便坚矣。

如言病疟而渴者,《疟论》曰:阳实则外热,阴虚则内热,内外皆热,则喘而渴,故欲饮冷也。然阳实阴虚而为病热,法当用寒药养阴泻阳,是谓泻实补衰之道也。

如因肥甘石药而渴者,《奇病论》曰:有口甘者,病名为何?岐伯曰:此五气之所溢也,病名脾瘅。瘅为热也,脾热则四脏不禀,故五气上溢也。先因脾热,故曰脾瘅。又《经》曰:五味入口,藏于胃,脾为之行其精气,津液在脾,故令人口甘也。此肥美之所发也。此人必数食甘美而多肥也。肥者令人内热,甘者令人中满,故其气上溢,转而为消渴。《通评虚实论》曰:消瘅仆击,偏枯痿厥,气满发逆,肥贵之人,膏粱之疾也。或言人惟胃气为本。脾胃合为表里,脾胃中州,当受温补以调饮食。今消渴者,脾胃极虚,益宜温补。若服寒药,耗损脾胃,本气虚乏而难治也。此言乃不明阴阳寒热虚实补泻之

道,故妄言而无畏也。岂知《腹中论》云:帝曰:夫子数言热中消中,不可服芳草石药。石药发癫,芳草发狂。注言:多饮数溲,谓之热中;多食数溲,谓之消中。多喜曰癫,多怒曰狂。芳,美味也。石,谓英乳,乃发热之药也。《经》又曰:热中消中,皆富贵人也。今禁膏粱,是不合其心;禁芳草石药,是病不愈,愿闻其说。岐伯曰:芳草之味美,石药之气悍,二者之气,急疾坚劲,故非缓心和人,不可服此二者。帝曰:何以然?岐伯曰:夫热气慓悍,药气亦然。所谓饮一溲二者,当肺气从水而出也,其水谷之海竭矣。凡见消渴,便用热药,误人多矣。故《内经》应言:渴者皆如是。岂不昭晰欤?然而犹有惑者,诸气过极反胜也者,是以人多误也。如阳极反似阴者是也。若不明标本,认似为是,始终乖矣。故凡见下部觉冷,两膝如冰,此皆心火不降,状类寒水,宜加寒药,下之三五次,则火降水升,寒化自退。然而举世皆同执迷,至如《易》《素》二书,弃如朽坏,良可悲夫!故处其方,必明病之标本,达药之所能,通气之所宜,而无加害者,可以制其方也已。所谓标本者,先病而为本,后病而为标,此为病之本末也。标本相传,先当救其急也。又云:六气为本,三阴三阳为标。盖为病,脏病最急也。又云:六气为胃之本。假若胃热者,胃为标,热为本也。处其方者,当除胃中之热,是治其本也。故六气乃以甚者为邪,衰者为正,法当泻甚补衰,以平为期。养正除邪,乃天之道也。为政之理,补贱之义也。

---

① 数饮而不得中:喝了很多水,仍不能止渴。

② 便坚:此指小便赤涩、短少、不利。

③ 热渗津液:因热盛而耗伤津液。

大凡治病，明知标本，按法治之，何必谋于众？《阴阳别论》曰：谨熟阴阳，无与众谋。《标本病传论》曰：知标知本，万举万当。不知标本，是谓妄行。《至真大要论》曰：知标知本，用之不殆。明知逆顺，正行无问①。不知是者，不足以言诊，适足以乱经。故《大要》曰：粗工嘻嘻，以为可知，言热未已，寒病复起，同气异形，迷诊乱经，此之谓也。

夫标本之道，要而博，小而大，可以言一而知百。言标与本，易而弗损。察本与标，气可令调。明知胜复，为万民式，天之道毕矣。《天元纪大论》曰：至数极而道不惑。可谓明矣。所谓药之巧能者，温凉不同，寒热相反，燥湿本异云云，前已言之矣。斯言气也，至于味之巧能，如酸能收，甘能缓，辛能散，苦能坚，咸能软，酸属木也。燥金主于散落而木反之，土湿主于缓而水胜之，故能然也。若能燥湿而坚火者，苦也。《易》曰：燥万物者，莫燥乎火。凡物燥则坚也。甘能缓苦急而散结。甘者，土也。燥能急结，故缓则急散也。辛能散抑、散结、润燥，辛者，金也。金主散落，金生水故也。况抑结散，则气液宣行而津液生也。《藏气法时论》曰：肾苦燥，急食辛以润之。开腠理，致津液，通气也。咸能软坚。咸者，水也。水润而柔，故胜火之坚矣。此五脏之味也。其为五味之本也，淡也。淡，胃土之味也。胃土者，地也。地为万物之本，胃为一身之本。《天元纪大论》曰：在地为化，化生五味。故五味之本淡也。以配胃土，淡能渗泄利窍。夫燥能急结，而甘能缓之；淡为刚土，极能润燥，缓其急结，令气通行，而致津液渗泄也。故消渴之人，其药与食，皆宜淡剂。《至真要大论》曰：辛甘发散为阳，酸苦涌泄为阴；咸味涌泄为阴，淡味渗泄为阳。六者，或散，

或收，或缓，或急，或燥，或润，或坚，或软，所以利而行之，调其气也。《本草》云：药有三品：上品为君，主养命，小毒，以应天；中品为臣，主养性，常毒，以应人；下品为佐使，主治病，大毒，以应地。不在三品者，气毒之物也。凡此君臣佐使者，所以明药之善恶也。处方之道，主治病者为君，佐君者为臣，应臣之用者为佐使。适其病之所根，有君、臣、佐、使、奇、偶、小、大之制；明其岁政君臣脉位，而有逆、顺、反、正、主疗之方，随病所宜以施用。

其治法多端，能备所用者，良工也。寒者热之，热者寒之，温者清之，清者温之，结者散之，散者收之，微者逆而制之，甚者从而去之②，燥者润之，湿者燥之，坚者软之，软者坚之，急者缓之，客者除之，留者却之，劳者温之，逸者行之，惊者平之，衰者补之，甚者泻之。吐之下之，摩之益之，薄之劫之③，开之发之，灸之制之，适足为用，各安其气，必清必净，而病气衰去，脏腑和平，归其所宗，此治之大体也。

《阴阳应象论》曰：治不法天之纪，不明地之理，则灾害至矣。又《六节藏象论》曰：不知年之所加，气之盛衰，不可以为功也。

今集诸经验方附于篇末：

神白散　治真阴素被损虚④，多服金石等药，或嗜炙爆咸物，遂成消渴。

桂府滑石六两　甘草一两，生用

----

① 正行无问：掌握了这些道理，你的方法就是正确的，不必谋于众人。

② 微者逆而制之，甚者从而去之：病轻时用正治法，病重时用反治法。

③ 薄之劫之：指行气、活血、攻破、涌吐等方法。

④ 真阴素被损虚：即真阴素虚。

上为细末。每服三钱，温水调下。或大渴欲饮冷者，新汲水尤妙。

猪肚丸　治消渴、消中。

猪肚一枚　黄连五两　栝蒌四两　麦门冬四两，去心　知母四两，如无，以茯苓代之

上四味为末，纳猪肚中，线缝，安置甑中，蒸极烂熟，就热于木臼中捣可丸，如硬，少加蜜，丸如桐子大。每服三十丸，渐加至四五十丸，渴则服之。如无木臼，于沙盆中用木杵研亦可，以烂为妙矣。

葛根丸　治消渴，消肾。

葛根三两　栝蒌三两　铅丹二两　附子一两者，炮，去皮脐用

上四味，捣罗为细末，炼蜜为丸，如梧桐子大。每服十丸，日进三服。治日饮硕水①者。春夏去附子。

胡粉散　治大渴，百方疗不瘥者，亦治消肾。

铅丹　胡粉各半两　栝蒌一两半　甘草二两半，炙　泽泻　石膏　赤石脂　白石脂各半两

上八味为细末。水服方寸，七日二服。壮者一七半。一年病，一日愈；二年病，二日愈。渴甚者二服；腹痛者减之。如丸服亦妙，每服十丸，多则腹痛也。

三黄丸　主治男子妇人，五劳七伤，消渴，不生肌肉，妇人带下，手足发寒热者。

春三月：黄芩四两　大黄二两　黄连四两

夏三月：黄芩六两　大黄一两　黄连一两

秋三月：黄芩六两　大黄二两　黄连三两

冬三月：黄芩三两　大黄五两　黄连二两

上三味，随时加减，捣为细末，炼蜜和丸，如大豆大。每服五丸，日三服。不去者加七丸。服一月病愈，尝试有验矣。

人参白术散　治胃膈瘅热，烦满不欲食；或瘅成为消中，善食而瘦；或燥郁甚而消渴，多饮而数小便；或热病；或恣酒色，误服热药者，致脾胃真阴血液损虚。肝心相搏，风热燥甚，三焦肠胃燥热怫郁，而水液不能宣行，则周身不得润湿，故瘦瘁黄黑。而燥热消渴，虽多饮而水液终不能浸润于肠胃之外，渴不止，而便注为小便多也。叔世俗流，不明乎此，妄为下焦虚冷，误死多矣。又如周身风热燥郁，或为目瘅、痈疽、疮疡，上为喘嗽，下为痿痹，或停积而湿热内甚，不能转化者，变水肿腹胀也。

凡多饮数溲为消渴，多食数溲为消中，肌肉消瘦，小便有脂液者为消肾。此世之所传三消病也。虽无所不载，以《内经》考之，但燥热之微甚者也。此药兼疗一切阳实阴虚，风热燥郁，头目昏眩，风中偏枯，酒过积毒，一切肠胃涩滞壅塞，疮癣痿痹，并伤寒杂病烦渴，气液不得宣通，并宜服之。

人参　白术　当归　芍药　大黄　山栀子　泽泻以上各半两　连翘　栝蒌根　干葛　茯苓以上各一两　官桂　木香　藿香各一分　寒水石二两　甘草二两　石膏四两　滑石　盆硝各半两

上为粗末。每服五钱，水一盏，生姜三片，同煎至半盏，绞汁，入蜜少许，温服。渐加十余钱，无时，日三服。或得脏腑疏利亦不妨，取效更妙；后却常服之，或兼服消痞丸。似觉肠胃结滞，或湿热内甚自利者，去大黄、芒硝。

人参散　治身热头痛；或积热黄瘦；

----

① 硕水：很多水。

或发热恶寒，蓄热寒战；或膈痰呕吐，烦热烦渴；或燥湿泻痢；或目疾口疮；或咽喉肿痛；或中风昏眩；或蒸热虚汗，肺痿劳嗽，一切邪热变化，真阴损虚，并宜服之。

石膏一两   寒水石二两   滑石四两 甘草二两   人参半两

上为细末。每服二钱，温水调下，或冷水亦得。

三消之论，刘河间之所作也。因麻徵君寓汴梁，暇日访先生后裔，或举教医学者，即其人矣。徵君亲诣其家，求先生平昔所著遗书。乃出《三消论》、《气宜》、《病机》三书未传于世者。文多不全，止取《三消论》，于卷首增写六位藏象二图，其余未遑润色，即付友人穆子昭。子昭乃河间门人，穆大黄之后也，时觅官于京师，方且告困①，徵君欲因是而惠之。由是余从子昭授得一本。后置兵火，遂失其传。偶于乡人霍司承君祥处，复见其文。然传写甚误，但依仿而录之，以符②后之学者，详为刊正云。时甲辰年冬至日，锦溪野老，书续方柏亭东。

久亭寺僧悟大师传经验方   治饮水百杯，尚犹未足，小便如油，或如杏色。服此药三五日，小便大出，毒归于下，十日永除根本。此方令子和辨过，云是重剂可用，悟公师亲验过矣③。

水银四钱   锡二钱，用水银研成砂子 牡蛎一两   密陀僧一两   知母一两   紫花苦参一两   贝母一两   黄丹半两   栝蒌根半斤

上为细末，男子用不生儿猪肚一个，内药，妇人用猰猪肚一个，麻线缝之，新瓦一合，绳系一两遭，米一升，更用栝蒌根末半斤，却于新水煮熟，取出放冷，用砂盆内研烂，就和为丸。如猪肚丸法用之。

----

① 告困：宣称贫困。

② 符：余本均为"待"。

③ 过矣：库本无此二字。

儒门事亲卷十四

扁鹊华佗察声色定死生诀要

病人五脏已夺，神明不守，声嘶者，死。

病人循衣缝，谵语者，不可治。

病人阴阳俱绝，掣衣撮空，妄言者，死。

病人妄语错乱及不能言者，不治；热病者，可治。

病人阴阳俱绝，失音不能言者，三日半死。

病人两目眦有黄色起者，其病方愈。

病人面黄目青者，至期而死，重出在下文。

病人面黄目赤，不死；赤如衃血者，死。

病人面黄目白者，不死；白如枯骨者，死。

病人面黄目黑者，不死；黑如炲，死。

病人面黑目青者，不死。

病人面目俱黄者，不死。

病人面青目白者，死。

病人面黑目白者，不死。

病人面赤目青者，六日死。

病人面黄目青者，九日必死。是谓乱经①。饮酒当风，邪入胃经，胆气妄泄，目则为青，虽天救亦不可生。

病人面赤目白者，十日死；忧、恚、思，心气内索②，面色反好，急棺椁。

病人面白目黑者，死。此谓荣华已去，血脉空索。

病人面黑目白，八日死。肾气内伤，病因留积③。

病人面青目白，五日死。

病人着床，心痛短气，脾气内竭，后百日复愈。能起彷徨，因坐于地，其上倚床，能治此者也。

病人耳目鼻口，有黑色起入于口者，必死。

病人目无精光若土色，不受饮食者，四日死。

病人目无精光，及牙齿黑色者，不治。

病人耳目及颧颊赤者，死在五日中。

病人黑色出于额上发际，直鼻脊两颧上者，亦死在五日中矣。

病人黑色出天中，下至上颧上④者，死。

病人及健人黑色，若白色起，入目及鼻口者，死在三日中矣。

病人及健人面忽如马肝色，望之如

---

① 乱经：经气散乱。使脏腑功能失常，病情危急的征象。

② 内索：竭绝于内。

③ 积：库本为"损"。

④ 上颧上：璧本、成本为"上颧"。

青，近之如黑者，必死矣。

病人面黑，直视恶风者，死。

病人面黑唇青者，死。

病人面青唇黑者，死。

病人面黑，两胁下满，不能自转反者，死。

病人目不回，直视者，一日死。

病人头目久痛，卒视无所见者，死。

病人阴结阳绝，目睛脱，恍惚者，死。

病人阴阳结绝，目眶陷者，死。

病人眉系倾者，七日死。

病人口如鱼口，不能复闭，而气出多不返者，死。

病人卧，遗尿不觉者，死。

病人尸臭者，不可治。

肝病皮黑[①]，肺之日，庚辛死。

心病目黑，肾之日，壬癸死。

脾病唇青，肝之日，甲乙死。

肺病颊赤目肿，心之日，丙丁死。

肾病面肿唇黄，脾之日，戊己死。

青欲如苍壁之泽，不欲如蓝。

赤欲如帛裹朱，不欲如赭。

白欲如鹅羽，不欲如枯骨。

黑欲如黑漆，不欲如炭。

黄欲如罗裹雄黄，不欲如土。

目赤色者，病在心，白在肺，黑在肾，黄在脾，青在肝。黄色不可名者，病在胸中。

诊目病，赤脉从上下者，太阳病也；从下上者，阳明病也；从外入内者，少阳病也。

诊寒热瘰疬，目中有赤脉，从上下至瞳子，见一脉，一岁死；见一脉半，一岁半死；见二脉，二岁死；见二脉半，二岁半死；见三脉，三岁死。

诊牙齿痛，按其阳明之脉来太过者，独热在右，右热；热在左，左热；热在上，上热；热在下，下热。

诊血者，脉多赤多热，多青多痛，多黑多黄，多痹多赤，多黑多青，皆见者，寒热身痛，面色微，齿垢，黄爪甲上，黄疸也。安卧少黄赤，脉小而涩者，不嗜食。

诊百病死生诀第七

诊伤寒热盛，脉浮大者，生；沉小者，死。

伤寒已得汗，脉沉小者，生；浮大者，死。

温病三四日以下，不得汗，脉大疾者，生；脉细小难得者，死，不治。

温病穰穰大热，其脉细小者，死。（《千金》"穰穰""作时行"）

温病下痢，腹中痛甚者，死不治。

温病汗不出，出不至足者，死。

厥逆汗出，脉坚强急者，生；虚缓者，死。

温病二三日，身体热，腹满，头痛，食如故，脉直而疾者，八日死；四五日，头痛腹痛而吐，脉来细强，十二日死；八九日，头不痛，身不痛，目不变，色不变而反利，脉来喋喋，按之不弹手，时时心下坚，十七日死。

热病七八日，脉不软（一作喘）、不散（一作数）者，当有痈，痈后三日，温汗不出者，死。

热病七八日，其脉微细，小便不利，加暴口燥，脉代，舌焦干黑者，死。

热病未得汗，脉盛躁疾，得汗者，生；不得汗者，难瘥。

热病已得汗，脉静安者，生；脉躁

——————

① 黑：余本均为"白"。

者，难治。

热病已得汗，大热不去者，亦死。

热病已得汗，热未去，脉微躁者，慎不得刺治。

热病发热，热甚者，其脉阴阳皆竭①，慎勿刺，不汗出，必下利。

诊人被风不仁，痿蹙，其脉虚者，生；坚急疾者，死。

诊癫病，虚则可治，实则死。

诊癫病，脉实坚者，生；脉沉细者，死。

又癫疾，脉得大滑者，久而自已，其脉沉小急实，不可疗；小坚急者，亦不可疗也。

诊头痛目痛，久视无所见者，死。

诊人心腹积聚，其脉坚强急者，生；虚弱者，死。又实强者，生；沉者，死。其脉大，腹大胀，四肢逆冷，其人脉形长者，死；腹胀满，便血，脉大时绝，极下血，小疾者，死。

肠澼便血，身热则死，寒则生。

肠澼下白沫，脉沉则生，浮则死。

肠澼下脓血，脉悬绝则死，滑大则生。

肠澼之属，身热，脉不悬绝，滑大者，生；悬濇者，死。以脏期之。

肠澼下脓血，脉沉小留连者，生；数疾且大，有热者死。

肠澼筋挛，其脉小细安静者，生；浮大紧者，死。

洞泄食不化，不得留，下脓血，脉微小者生②；紧急者，死。

泄注，脉缓时小结者，生；浮大数者，死。

蚕③蚀阴注，其脉虚小者，生；紧急者，死。

咳嗽，脉沉紧者，死，浮直者，浮软者，生，小沉伏匿者，死。

咳嗽羸瘦，脉形坚大者，死。

咳，脱形发热，脉小坚急者，死。

肌瘦下脱，形热不去者，必死。

咳而呕，腹胀且泄，其脉弦急欲绝者，死。

吐血、衄血，脉滑小弱者，生；实大者，死。

汗若衄，其脉小滑者，生；大躁者，死。

吐血脉紧强者，死；滑者，生。

吐血而咳，上气，其脉数有热，不得卧者，死。

上气脉数者，死，谓损形故也。

上气喘息低昂，其脉滑，手足温者，生；脉濇，四肢寒者，必死。

上气面浮肿，肩息，其脉大，不可治，加利必死。

上气注液④，其脉虚宁伏匿者，生；坚强者，死。

寒气上攻，脉实而顺滑者，生；实而则逆而者死⑤。（《太素》云：寒气在上，脉满实何如？曰：实而滑则生，实而逆则死矣。其形尽满何如？曰：举形尽满者，脉急大坚，尺满而不应。如是者，顺则生，逆则死。何谓顺则生，逆则死？所谓顺者，手足温也；逆者，手足寒也）

病瘅，脉实大，病久可治；脉弦小坚急，病久不可治。

消渴，脉数大者，生；细小浮短者，死。

消渴，脉沉小者，生；实坚大者，

---

① 阴阳皆竭：指寸脉和尺脉都触摸不到。

② 脉微小者生：库本为"脉微小连者"。

③ 蚕：余本均为"蠶"。

④ 注液：即水泄。

⑤ 实而则逆而者死：璧本、成本为"实而逆濇死"。库本为"实而逆濇者死"。

死。

水病，脉洪大者，可治；微细，不可治。

水病胀闭，其脉浮大软者，生；沉细虚小者，死。

水病腹大如鼓，脉实者，生；虚则死。

卒中恶咯血数升，脉沉数细者，死；浮大疾快者，生。

卒中恶腹大，四肢满，脉大而缓者，生；紧大而浮者，死；紧细而微，亦生。

疮、腰脊强急、瘛疭，皆不可治。

寒热瘛疭，其脉代绝者，死。

金疮血出太多，其脉虚细者，生；数实大者，死。

金疮出血，脉沉小者，生；浮大者，死。

斫疮出血一二升，脉来大，二十日死。

斫刺俱有病，多少血出不自止者，其脉来大者，七日死，滑细者生。

从头①顿仆，内有血，腹胀满，其脉坚强者，生；小弱者，死。

人为百药所中伤，脉涩而疾者，生；微细者，死；洪大而迟者，生（《千金》"迟"作"速"）。

人病甚而脉不调者，难治；脉洪大者，易瘥。

人内外俱虚，身体冷而汗出，微呕而烦扰，手足厥逆，体不得安静者，死。脉实满，手足寒，头热，春秋生，冬夏必死矣。

老人脉微，阳羸阴强②者生；脉大而加加者死③；阴弱阳强，脉至而代，期月而死。

尺脉涩而坚，为血实气虚也。其发痛，腹痛逆满，气上行。此为妇人胞中绝伤，有恶血久成结瘕，得病以冬时，黍

当④赤而死。

尺脉细而微者，血气俱不足；细而来有力者，是谷气不充；病得节辄动，枣叶生而死。此病秋时得之。

左手寸口，脉偏动，乍大乍小不齐，从寸至关，关至尺，三部之位，其脉动各异不同，其人病仲夏得之，此脉桃花落而死。

右手寸口，脉偏沉伏，乍小乍大，朝浮大而暮沉伏。浮大即太过，上出鱼际；沉伏即下，不至关中，往来无常，时复来者，榆叶枯落而死。

右手尺部脉，三十动一止，有顷更还，二十动止，乍动乍疏，连连相因，因不与息数相应，其人虽食谷，犹不愈，蘩草⑤生而死。

右⑥手尺部脉，四十动而一止，止而复来，来逆如循张弓弦，緪緪然，如两人共引一索，至立冬死。

病　机

诸风掉眩，皆属于肝。甲乙木也，木郁达之。

诸寒收引，皆属于肾。壬癸水也，水郁泄之。

诸气膹郁，皆属于肺。庚辛金也，金郁折之。

诸湿肿满，皆属于脾。戊己土也，土郁夺之。

————————

① 头：余本为"高"。

② 阳羸阴强：寸脉弱而尺脉有力。

③ 脉大而加加者死：璧本、成本为"脉大加息者死"。

④ 当：余本为"穄"。

⑤ 蘩草：即白蒿。

⑥ 右：江本、成本为"左"。

诸痛痒疮疡，皆属于心。丙丁火也，火郁发之。

诸热瞀瘛，皆属于火。

诸厥固泄，皆属于下。（下谓下焦，肝肾气也。夫守司于下，肾之气也。门户束要，肝之气也。故厥、固、泄、皆属下也。厥谓气逆也。固谓禁固也。满气逆上行，反谓固不禁。出入无度，燥湿不恒，皆由下焦主守也。①）

诸病喘呕皆属于上。（上谓上焦心肺气也。炎热薄烁②，承热分化③，肺之气也。热郁化上，故病属上焦。）④

诸禁鼓栗，如丧神守，皆属于火。热之内作。

诸颈项强，皆属于湿。太阳伤湿。

诸逆冲上，皆属于火。炎上之性用也。

诸胀腹大，皆属于热。热郁于内，肺胀于上⑤。

诸躁狂越，皆属于火。热盛于胃及四末也。

诸暴强直，皆属于风。阳内郁而阴行于外。

诸病有声，鼓之如鼓，皆属于热。

诸热⑥胕肿，疼酸惊骇，皆属于火。

诸转反戾，水液混浊，皆属于热。反戾，筋转也。水液，小便也。

诸病水液，澄沏清冷，皆属于寒。上下所出及吐出、溺出。

诸呕吐酸，暴注下迫，皆属于热。

故《大要》曰：谨守病机，各司其属。有者求之，无者求之⑦。盛者责之，虚者责之。必先五胜，疏其血气，令其调达而致和平，此之谓也。五胜，谓五行更胜也。

标本运气歌

少阳从本为相火⑧，太⑨阴从本湿上坐；

厥阴从中火是家，阳明从中湿是我⑩；

太阳少阴标本从，阴阳二气相包裹；

风从火断汗之宜，燥与湿兼下之可。

万病能将火湿分，彻开轩岐无缝锁。

辨十二经水火分治法

胆与三焦寻火治⑪，肝和包络都无异；脾肺常将湿处求，胃与大肠同湿治；恶寒表热小膀温，恶热表寒心肾炽。十二经，最端的，四经属火四经湿，四经有热有寒时，攻里解表细消息。湿同寒，火同热，寒热到头无两说。六分分来半分寒，

_____

① 下谓下焦……皆由下焦主守也：疑为注释衍文。

② 薄烁：热势炽盛。

③ 分化：统一的事物变为分裂的事物。

④ 上谓上焦心肺气也……故病属上焦：疑为注释衍文。

⑤ 于上：江本、库本为"所生"。

⑥ 热：余本为"病"。

⑦ 有者求之，无者求之：有此症状的，要追究它发生的原因。应有此症状而反不见的，也要追究它不发生的原因。

⑧ 少阳从本为相火：少阳为南方火，所以上见火气治之。

⑨ 太：原本做"本"，据库本、璧本改。

⑩ 阳明从中湿是我：阳明与太阴相表里，太阴为湿土，而太阴之中是阳明燥金，土金相生，燥从湿化，所以说"阳明从中湿是我"。

⑪ 寻火治：按寻常的火热之邪治疗。

寒热中停真浪舌。休治风，休治燥，治得火时风燥了。当解表时莫攻里，当攻里时莫解表，表里如或两可攻，后先内外分多少。敢谢轩岐万世恩，争奈醯鸡①笑天小。

治　病

不读本草，焉知药性。专泥药性，决不识病。假饶识病，未必得法。识病得法，工中之甲。

六　陈

药有六味，陈久为良，狼、茱、半②、橘、枳实、麻黄。

十八反

本草名言十八反，半蒌贝蔹芨攻乌，藻戟遂芫俱战草，诸参辛芍叛藜芦。

运气歌

病如不是当年气，看与何年运气同。只向某年求治法，方知都在《至真》中。

五不及

坎一丁三土五中，一七癸九是灾宫，胜复都来十一位，谁知脏腑与宫同。

断病人生死

《灵枢经》云：人有两，死；而无两，生。阳气前绝，阴气后竭，其人死，身色必青；阴气前绝，阳气后竭，其人死，身色必赤。故阳竭则身青而冷，阴竭则身赤而温③。

四　因

夫病生之类，其有四焉：一者，始因气动而内有所成；二者，始因气动而外有所成；三者，不因气动而病生于内；四者，不因气动而病生于外。

因气动而内成者，谓积聚、癥瘕、瘤气、瘿起④、结核、癫⑤痫之类是也。外成者，谓痈肿疮疡，痂疥疽痔，掉瘛浮肿，目赤瘭胗，胕肿痛痒之类也⑥。

不因气动而病生于内者，谓留饮、澼食、饥饱、劳损、宿食、霍乱、悲恐、喜怒、想慕、忧结之类。不因气动而病生于外者，谓瘴气、贼魅、虫蛇、蛊毒、蜚食、鬼击、冲薄、坠堕、风寒、暑湿、斫射、刺割、挞朴之类也。如此四类，有独治内而愈者，有兼治内而愈者；有独治外

①　醯鸡：蠛蠓，昆虫的一种。
②　狼、茱、半：狼，狼毒。茱，吴茱萸。半，半夏。
③　阳竭则身青而冷，阴竭则身赤而温：原本为"阴竭则身青而冷，阳竭则身赤而温"，据医理及成本改。
④　起：璧本、成本为"气"。
⑤　癫：璧本、江本为"癥"。
⑥　外成者……胕肿痛痒之类也：为夺文。据王冰注文补入。

而愈者；有兼治外而愈者；有先治内后治外而愈者；有先治外后治内而愈者；有须解毒而攻击者，有须无毒而调引者。凡此之类，方法所施，或重或轻，或缓或急，或收或散，或润或燥，或软或坚。方士之用，见解不同，各擅己心，好丹非素，故复问之。

五苦六辛

五苦六辛，从来无解，盖史家阙其疑

也。一日，麻征君以此质疑于张先生。先生亦无所应。行十五里，忽然有所悟，欣然回告于麻征君。以为五苦者，五脏为里属阴，宜用苦剂，谓酸苦涌泄为阴；六辛者，六腑为表属阳，宜用辛剂，谓辛甘发散为阳。此其义也。征君大服其识见深远，凿昔人不传之妙。故曰知其要者，一言而终；不知其要者，流散无穷。

儒门事亲卷十五

疮疡痈肿第一

治蝼蛄疮
良姜　白及　沥青①以上各等份

上为细末，嚼，芝麻水同熬为膏，入冷水共定，用绯绢片、火熨斗作膏药，贴疮上。

又方　千年石灰　茜根烧灰

上为细末，用水调，鸡翎涂上。

水沉金丝膏　贴一切恶疮。
沥青　白胶以上各一两　春秋宜用油，夏宜油蜡二钱半，冬宜用油蜡四钱

上件熔开油蜡，下沥青、白胶，用槐枝搅匀，绵子滤过，入冷水中，扯一千余遍。如疮透了吃数丸，作剂于疮口填者，亦妙。摊纸上贴。勿令火炙。

乳香散　治下疳。
乳香　没药　轻粉　黄丹　龙骨　乌鱼骨　黄连　黄芩　铜绿以上各等份　麝香少许

上为细末。先以温浆水洗过，贴疳疮上。

治蛇伤方　上用蒲公英棵根，作堲②，贴于伤处，用白面膏药贴之，大效。

紫金丹　治疔疮。
白矾四两　黄丹二两

上用银石器，内熔矾作汁，下丹，使银钗子搅之，令紫色，成也。用文武火，无令太过不及。如有疮，先以周围挑破，上药，用唾津涂上数度，着无令疮干。其疮溃动，取疔出也，兼疮颜色红赤为效。如药未成就，再杵碎，炒令紫色。

治疔疮
生蜜与隔年葱，一处研成膏。

上先将疮周回，用竹针刺破，然后用疮药于疮上摊之，用绯绢盖覆。如人行二十里觉疔出，然后以热醋汤洗之。

千金托里散　治一切发背疔疮。
连翘一两二钱　黄芪一两半　厚朴二两　川芎一两　防风一两　桔梗一两③　白芷一两　芍药一两　官桂一两　木香三钱　乳香三钱半　当归半两　没药三钱　甘草一两　人参半两

上为细末，每服三钱。用酒一碗，盛煎三沸，和滓温服，膏子贴之。

二圣散　治诸疮肿。
黄丹二两　白矾二两，飞

上为细末，每服干掺④疮口上，后用保生锭子，捏作饼子贴之。

保生锭子　巴豆四十九个，另研，文武火烧热　金脚信二钱　雄黄三钱　轻粉半匣　硇砂二钱　麝香二钱

上件为末，用黄蜡一两半化开，药将

---

① 沥青：中药松香之别称。

② 堲：污泥。

③ 一两：库本为"二两"。

④ 干掺：将干燥的药粉洒到有渗出液的疮口上以去湿。

和成锭子，冷水浸，少时取出，旋捏作饼子，如钱眼大。将疮头拨破，每用贴一饼子，次用神圣膏药封贴，然后服托里散。若疮气透里，危者服破棺散，用神圣膏贴之。

神圣膏药　贴治一切恶疮。

当归半两　没药三钱　白及二钱半　乳香三钱　藁本半两　琥珀二钱半　黄丹四两　木鳖子五个，去皮　胆矾一钱　粉霜一钱　黄蜡二两　白胶三两　巴豆二十五个，去皮　槐柳枝一百二十条，各长一把　清油一斤

上件一处，先将槐柳枝下油内，煮焦取出，次后下其余药物，煮得极焦，亦捞出。却将油澄清，再熬成膏子。用绯绢上摊贴之。

破棺丹

大黄一两半　甘草二两　荆三棱一两半　山栀子二两半　牵牛末二两

上为细末，炼蜜为丸，如弹子大。每服半丸，食后，酒半盏，研化服之。忌冷水。

三圣散　治臁疮、疔疮、搭手背疽[①]等疮。

葱白一斤　马苋一斤　石灰一斤

上三味，湿捣为团，阴干为细末，贴疮。如有死肉者，宜先用溃死肉药。

溃死肉药方

炊饭尖半两，各三等，一等半两，入巴豆二个；一等半两，入巴豆三个；一等半两，入巴豆五个，各捻作白锭子

上先用二巴豆纳疮，如不溃，再用纳三巴豆，又不溃，用五巴豆者，更用丹砂炒红色，掺疮口，追出清水，其恶肉未尽至，追出赤水，是恶肉尽。更用三圣散贴之，用膏药傅之。

治臁疮久不愈者　用川乌头、黄柏各等份为末，用唾津调涂纸上贴之，大有效矣。

治一切恶疮方　以天茄叶贴之。或为细末贴之，亦妙。

又方　用腊月人中白烧灰，油调，涂疮疥上。

又方　以瓦松不拘多少，阴干为末，先用槐枝葱白汤洗之过，掺之，立效。灸疮久不敛者，更妙。

又方　以蒲公英捣之，贴一切恶疮诸刺。

替针丸　治一切恶疮。

川乌二钱　草乌二钱　五灵脂二钱　轻粉一分　粉霜一分

又方　加斑蝥二十个，去足翅用　巴豆二十个，去皮用

上将三件为末，研令匀，次入轻粉、粉霜研匀，又入斑蝥、巴豆，以水调糊为锭子。（如作散，是谓针头散。）

悬蒌散　治发背[②]恶疮。

悬蒌一个　大黄一两　金银花一两　当归半两　皂角刺一两

上锉碎，用酒一碗，煎至七分。去滓，温服。如有头者，加黍黏子。

治附骨疽及一切恶疮

当归半两　甘草一两　山栀子十二个　木鳖子一个

上为细末。每服三五钱，冷酒调服之。

治诸恶疮

白僵蚕直者　大黄二味各等份

上为细末，生姜自然汁与蜜同和为剂，丸如弹子大。每服一丸，细嚼。

治恶疮死肉铤子

巴豆一钱，去皮油　五灵脂半两　黄丹二钱，飞　加枯白矾一钱

---

① 搭手背疽：疽发背上，手可搭到者。

② 发背：指有头疽出于脊背者。

上为细末，以糊和丸。铤子入疮内用之。

当归活血散　治疮疡未发出，内痛不可忍，及妇人产前后腹痛。

当归二钱　没药一钱半　乳香半钱　白芍药三钱　疮疡者，加人参、木香。妇人，加赤芍药。

上为细末，每服一钱。水一中盏，煎至七分，和滓温服，日二服。妇人酒煎，疮既发，不须用。

熏恶疮方　紫花地丁（一名米布袋收）

上取根晒干，用四个半头砖，垒成炉子，烧着地丁，用络烃砖一枚盖了，使令砖眼内烟出，熏恶疮，出黄水自愈。

治蛇疮　用蒲公英科根作堲。贴于伤处，用白膏药封之。

接骨散　并治恶疮。

金头蜈蚣一个　金色自然铜半两，烧红，醋碎①，研为细末用之　乳香二钱，为细末用之　铜钱重半两者取三文或五文，烧红，醋焠研细　金丝水蛭一钱半，每个作三截，瓦上溥②去气道为度　没药三钱，研细

上为细末，如疮肿处，津调半钱，涂，立止痛。如见得出脓，先用粗药末少许，小油③少半匙，同打匀，再入少半匙，再打匀。又入前药接骨散半钱，再都用银钗子打成膏子，用鸡翎扫在疮肿处，立止痛。天明一宿自破，便效。如打折骨头并损伤，可用前项接骨散半钱，加马兜铃末半钱，同好酒一大盏，热调，连滓温服。如骨折损，立接定不疼。如不折了，吃了药，立便止住疼痛。此方屡经效验，不可具述。服药觑可以食前服，食后服。又外用接骨药：

陈烂麻根两把　羊耳朵一对　乱丝一握，多者更妙

上取肥松节劈碎，约量多少，先放三

两根于新瓦上，都于上外三味，在上烧着存性，就研为末。如生，再烧研为度，后入五灵脂半两。如疼，入好乳香少许，和药如茶褐色为度。用布条子约缠一遭，先摊小黄米粥匀，上撒药末匀，缠定折处，上又用软帛三五重，上又竹箅子缠，勒得紧慢得中。初，三日换上一次，再后，五日换一次，又七日再换上一次，无有不接者。

赤龙散　消散一切肿毒。

用野葡桃根，红者，去粗皮，为末，新水调涂肿上，频扫新水。

便痈方（本名血疝）

牡蛎　大黄　甘草以上各半两　悬蒌一个

上酒浸，露一宿，服之，以利为度。

又方　冬葵子为末，酒调下三两服。

又方　皂角不蛀者，烧过阴干为细末，酒调服，立效。又皂角子七个，水调服，亦效。

又方　胡桃七个，烧过阴干，研为末，酒调服之，不过三服，大效。

又方　生蜜，米粉调服，休吃饭，利小便为度。

治疮无头者　蛇蜕皮于肿处贴之。

又方　皂角刺，烧灰阴干。

上为末，每服三钱，酒调，嚼葵菜子三五个，前药送下，大效。

生肌敛疮药

白蔹　定粉各等份　黄丹少许

上同为细末。洗净疮口，干贴之。

治诸疮水度肿者　生白矾末，水调涂之，自消。

---

① 醋碎：璧本、成本为"淬"。
② 溥：璧本、成本为"㷓"。
③ 小油：即芝麻油。

接骨药

铜钱半两,醋浸淬焦烧,研为末　木香一钱　自然铜一钱　麝香少许

上为极细末。如在上,食后每服三匙头,嚼丁香一枚,乳香一粒,无灰酒一小盏;在下,食前①。如不折,其药反出。服罢,其痛不可当,勿疑,待一日,如骨未接,再服如前。老者十余日,少者不过五七日。

万圣神应丹　出箭头。

莨菪棵一名天仙子,取着中一科,根、本、枝、叶、花、实全者佳

上于端午日前一日,持不语,寻见莨菪棵言道:先生你却在这里。那道罢,用柴灰自东南为头围了,用木橛子撅取了根周回土。次日端午,日未出时,依前持不语,用镬口一镬,取出土,用净水洗了,不令鸡犬妇人见,于净室中以石臼捣为泥。丸如弹子大,黄丹为衣,以纸袋封了,悬于高处阴干。如有人着箭,不能出者,用绯绢盛此药讫,放脐中,用绵裹肚系了,先用象牙末于疮口上贴之,后用前药。如疮口生合,用刀子利开贴之。

治冻疮　腊月雀脑子。烧灰研细。小油调,涂冻疮口上。

又方　以正黄柏为细末,用乳汁调,涂疮口上。

又方　以山药少许,生,于新瓦上磨为塈,涂疮口上。

治手足裂　白及,不以多少,为末水调,涂裂处。

治面上疮　用鏊子底黑煤②,于小油中,以匙打成膏子,摊在纸上,贴疮神效。

治金疮血不止　用白薇末贴之,立止。

善应膏药

黄丹二斤　南乳香另研　没药另研

当归　木鳖子生用　白蔹生用　白矾生用　官桂三寸　杏仁生　白芷以上各一两　新柳枝一斤,各长一寸

上除黄丹、乳没等外,八件用芝麻油五斤,浸一宿,用铁锅内煎,令黄色;药不用,次入黄丹锅内,柳条搅,令黄色,方可掇下;用柳枝搅出大烟,入乳没匀,令冷;倾在瓷盆内,候药硬,用刀子切作块,油纸裹。

接骨丹

五灵脂一两　茴香一钱

上二味为细末,另研乳香为细末。于极痛处掺上,用小黄米粥涂了,后用二味药末掺于上,再用帛子裹了,用木片子缠了。少壮人二日效,老者五六日见效矣。

治癣如圣丸

黄柏　黄芩　黄连　防风以上各半两　白僵蚕一两　全蝎三分　轻粉半钱

上为细末,羊蹄根汁浸,蒸饼为丸,如梧桐子大。每服二三十丸,嚼羊蹄根汁送下。随病人上下,分食前后③。又羊蹄汁涂癣。

治小儿癣杂疮

白胶香　黄柏　轻粉

上为细末。羊骨髓调涂癣上。

治瘰疬方　斑蝥去头翅足　赤小豆　白僵蚕　苦丁香　白丁香　磨刀泥

上各等份为细末。十岁以上,服一钱;二十岁以上,服二钱。五更用新汲水一盏调下,比至辰时见效。女人小便见赤白色三两次,男子于大便中见赤色白色为效。当日服白黏粥,不得吃别物,大忌油

---

①　在下,食前:如果病变部位在下,饭前服药。

②　鏊子底黑煤:一种炊具底部的黑烟灰。

③　随病人上下,分食前后:根据病人病变部位的上下,决定饭前或饭后服药。

腻。患三四者，只一服；七八年者，再一服。

玉饼子　治瘰疬、一切恶疮软疖。

上用白胶一两，瓷器内溶开，去滓，再于溶开后，以蓖麻子六十四个，作泥，入胶内搅匀，入小油半匙，头柱点水中，试硬软添减胶油。如得所①，量疮大小，以绯帛摊膏药贴之。一膏药，可治三五疖。

又方治瘰疬。

小龙肚肠一条，炮干　鳖壳裙襕炮　川楝子五个　牡蛎　大黄　牛蒡子烧存性　皂角子五十个

上为细末，蒸饼为丸，如绿豆大。每服十五丸，食后艾汤下，日三服。

又方　将腊月猫粪，用新瓦两个，合在内，外用盐泥固济②，烧成灰，以小油调，涂疮口上。

又方　取小左盘龙，不以多少，为末，陈米饭搜和得所，丸如梧桐子大。每服三五十丸，却用陈米汤送下。

治眉炼头疮　小麦不以多少，烧令黑色，存性为末。以小油调，涂疮上。

治小儿痃疮　羊粪熬汤，洗去痂，用屋悬燥③，炒罗为末。以小油涂疮上。

圣灵丹　治打扑肭损，痛不可忍者。

乳香三钱，另研　乌梅五个，去核，细切，焙干，为末　白莴苣子二两八钱，炒黄，捣为末　白米一捻，另研细末

上再入乳钵内，研数百下，炼蜜为丸如粟大。细嚼，热汤下。病在上，食后；在下，食前。

出屬方　上用荞麦秸一担，不烂者，烧灰存性。入石灰半斤，同灰一齐过，令火灭，然后以热水淋灰窝，淋下灰水，用铁器内煮，以撩起搅成膏子，于屬上点，自出。或先以草茎刺破亦可。

又方　桑柴灰、石灰，淋汁熬成膏。

草茎刺破，点，以新水沃之。忌油腻等物。

烧烫火方　多年庙上蚑④，与走兽为末。小油调，涂烧汤⑤火疮，效⑥。

又方　生地黄汁，入小油、蜡，同熬成膏，瓷器内盛。用鸡翎扫烫处。

又方　培上青苔，烧灰。小油调，涂烧烫处。

治烧烫方　生地黄，旋取新者烂捣，取自然汁，入小油、黄蜡少许，银石器中熬成膏子。用鸡翎扫疮上。

又方　血余灰，用腊猪脂调涂。

又方　寒水石，烧过为细末，水调涂之。

枯瘤方

砒　硇砂　黄丹　雄黄　粉霜　轻粉以上各等一钱　斑蝥二十个，生用　朱砂一钱　乳香三钱　没药一钱

同研为末，粥糊为丸，捏作棋子样，爆干。先灸破瘤顶，三炷为则，上以疮药饼盖上，用黄柏末，以水调贴之。数日自然干枯落下。

又方　以铜绿为末，草刺破瘤，掺在上，以膏药涂之。

治头面生瘤子　用蛛丝勒瘤子根。三二日自然退落。

乳香散　贴杖疮肿痛。

大黄　黄连　黄柏　黄芩以上各三钱　乳香另研　没药另研，以上各一钱　脑子少许

上四味为末，后入三味，冷水调匀。

---

① 如得所：如果膏药的硬软恰到好处。
② 固济：粘合在一起。
③ 燥：璧本、库本为"煤"。
④ 蚑：虫名，即马陆。
⑤ 汤：璧本、成本为"烫"。
⑥ 效：璧本、库本为"立效"。

摊于绯绢上，贴杖疮上。

治疳疮

马明退烧灰，三钱　轻粉少许　乳香少许

上研为细末，先以温浆水洗净，干掺之。

治疳疮久不愈者

海浮石烧红，醋淬数次　金银花

上海石二停，金银花一停，同为细末。每服二钱半，如签茶一般，日用二服。疮在上，食后；在下，食前服。如病一年，服药半年则愈。

泻肺汤　治肺痈喘急，坐卧不安。

桑白皮锉烧　甜葶苈隔纸焙，各一两

上二味为粗末，每服三钱。水一盏，煎至六分，去滓，食后温服。以利为度。

桔梗汤　治肺痈吐脓。

桔梗锉炒，一两半　甘草炙锉，半两

上为粗末。每服六七钱，水二盏，煎至半盏，去滓，空心服，须臾，吐脓立愈。

黄柏散　治鹏窠徽腰等疮。

黄柏　白及　白蔹以上各等份　黄丹少许

上为细末。凉水调涂。

口齿咽喉第二

地龙散　治牙痛。

地龙去土　玄胡索　荜茇以上各等份

上为细末，每用一字。用绵子裹，随左上痛，于耳内塞之，大效。

牙宣药

荜茇　胡椒　良姜　乳香另研　麝香　细辛　青盐　雄黄以上各等份

上为细末，先以温浆水刷净，后用药末于痛处擦，追出顽涎，休吐了，漱数十次，痛止。忌油腻一二日。

仙人散　刷牙。

地骨皮二两，酒浸二宿　青盐一两　黍黏子一两半，炒　细辛一两，酒浸

上为细末，入麝香少许，每用一字，临卧擦牙，茶酒嗽，良久吐出。

又方　石膏　细辛　柳椹以上各等份

上为末。擦之。

治牙疳

米二停　盐一停　盆碱　麝香少许　白矾

上相合，水拌匀，纸包裹，烧黑焦为末，贴疮上立愈。

治牙痛　口噙冰水一口，用大黄末纸捻，随左右痛处，鼻内嗅①之立止。

又方　韶粉二钱　好朱砂一钱

上为末，每用少许，擦痛处。

又方　好红豆二钱　花减少许

上为末，随牙痛处，左右鼻内嗅之。

又方　华细辛去苗　白茯苓去皮　川升麻　荜拨　青盐　明石膏　川芎　不蛀皂角去皮弦，酥炙黄色。

以上各等分　上为细末，早晚刷牙，温水漱之，牙痛处更上少许。

又方　以巴豆去皮，用针刺于灯焰上，炙令烟出，熏牙痛处，熏三五上。

又方　高良姜一块　全蝎一只

上为细末，先用酸浆水漱牙，次用药末擦之，流下涎水即愈。

又方　治牙痛。花椒研，掺牙坑，痛立止。

又方　枯白矾热水漱之。

治走马咽痹　上用巴豆去皮以绵子微裹，随左右塞于鼻中，立透。如左右俱有者，用二枚。

又方　用生白矾研细，涂于绵针上，

---

① 嗅：江本为"任"。

按于喉中立破。绵针，以①榆条上用棉缠作枣大是也。

又一法　如左右喉痹，于顶上分左右头发，用手挽拔之，剥然有声立效。此法年幼时常见郑六嫂救人甚多，不得其诀，近与子正话及，方得其传。

上一法　以马勃吹咽喉中，立止。

治喉痹

大黄　朴硝　白僵蚕　上件同为细末，水煎，量虚实用，以利为度。

口疮方

白矾一两飞至半两　黄丹一两，炒红色放下，再炒紫色为度

上二味为细末，掺疮上立愈。

目疾证第三

治倒睫拳毛　将穿山甲以竹箅子刮去肉，用羊腰窝脂去皮膜，仍将穿山甲于炭上炙，令黄色，用脂擦去山甲土，如此数遍，令酥为末，随左右眼噙水，鼻内嗅一字，一月余见效。

又方　木鳖子三个，干炒　木贼一百二十节　地龙二条，去土　赤龙爪一百二十个，则勾刺针也

上为细末，摘去倒睫，每日以纸捻蘸药嗅之，一日三五次。

又方　穿山甲炮　地龙去皮　蝉壳五倍子以上各等份

上为细末，如用药时，先将拳毛摘尽，后用药一字，随左右鼻内嗅之。次日目下如线样微肿是验也。

贴赤眼　取青泥中蛆，淘净熬干为末。赤眼上干贴之，甚妙。

贴赤瞎

炉甘石二两　密陀僧一两　黄连　朴硝

上方，先将黄连用水熬成汁，入童子小便，再同熬，后下硝，又熬少时，用火煅炉甘石红，黄连汁内淬七次，与密陀僧末同为末。临卧贴之。

贴赤眼

铜绿　轻粉　牙硝　脑子少许　麝香

上为细末，干贴之。

截赤眼方

黄连　绿矾　杏子　甘草　铜绿各等份

上为粗末，水煎洗，甚效。

碧霞丹　治赤眼暴发，并治赤瞎。

铜绿　白土　芒硝

上件各分为末，丸如皂子大。每用白汤研化一丸，洗之，立效。

汾州郭助教家神圣眼药

蕤仁一两　金精石二两　银精石二两　炉甘石四两，烧　赤石脂一两　滑石二两　密陀僧二两　高良姜三两　秦皮一两　黄丹一两，飞过　铜绿三钱　硇砂三钱　硼砂一钱半　乳香三钱　盆硝少用　青盐　脑子　麝香以上并少用之

上用东流水三升，先入蕤仁，次下余味等，白沙蜜一斤，熬至二升，以线绢细滤过澄清，入前药搅之匀，点，大效。

视星膏

白沙蜜一斤，拣去蜜滓，可秤十四两　密陀僧一两，金色者，研极细，水淘可得六七钱　新柳算子四两，去皮心，半干半炒

上用腊雪水五升，与蜜溶调入药，与柳算子同贮于瓷瓶中，以柳木塞瓶口，油绢封勒②，于黑豆锅中熬。从朝至暮，仍用柳棒阁瓶，防倾侧。用文武火另添一锅，豆水滚下，旋于另锅中取水添之，熬成，用重绵滤净，却入瓶中，用井水浸三

---

① 以：库本为"用"。

② 封勒：将口封紧。

两日，埋在雪中更妙。频点为上。

复明膏　治外障。

白丁香腊月收者尤佳，水飞，秤八钱　拣黄连一两　防风去芦，锉一指许，一两　新柳枝方一寸者，三片

上好四味，用新水一升半，雪水更妙，春秋两三时，冬月一宿，以银石器内，熬至六分，滤去滓，另用蜜一斤，密陀僧研极细末三字，入蜜搅匀另熬，以无漆匙撩点，下蜜中急搅，候沸汤定，一人搅蜜，一人旋又搅药汁，都下在内搅匀，再熬三两沸，色稍变，用新绵三两，重滤去滓。盛器内点眼如常。本方每药半合，用片脑一麦粒大，不用亦可。

锭子眼药

黄丹一两，飞　黄柏半两，去皮　黄连半两，去须　枯白矾半两　炉甘石半两，用黄连制　铜绿半两　硇砂三钱　川乌三钱，炮　干姜二钱　蝎梢一钱　信半钱，火煅　乳香少许　没药少许

上为细末，入豆粉四两，浇蜜和就，如大麦许锭子。于眼大眦头，待药化泪出为效。

治冷泪目昏

密蒙花　甘菊花　杜蒺藜　石决明　木贼去节　白芍药　甘草各等份

上为细末，茶清调下一钱，服半月后，加至二钱。

又方　干姜肥者为末，每用一字，浸汤点洗。

又方　贝母一枚，腻白者，胡椒七粒，为末点之。

单治目昏

荆芥穗　地骨皮　楮实以上各等分

上为细末，炼蜜为丸，桐子大。每服二十丸，米汤下。

治一切目昏

川椒一斤，微炒，捣取椒红约取四两　甘菊花四两，末之　生地黄一斤，取新者，杵作泥，极烂

上将地黄泥与前药末同和作饼子，透风处阴干，再为末，以蜜为丸，如梧桐子大。每服三十丸，食后茶清送下。

洗眼黄连散

当归　赤芍药　黄连　黄柏各等份

上细锉，以雪水或甜水，浓煎汁热洗，能治一切风毒赤目。

诸物入眼中　好墨清水研，倾入眼中，良久即出。

点攀睛①瘀肉

黄丹一两二钱，水飞过，泣干②　白矾一两，银器内化成汁

上将白矾于银器内化成汁，入黄丹末在内，以银匙儿搅匀。更入乳香、没药各一钱，慢火不住手搅，令枯干为粉，候冷研极细，熟绢罗过。后入鹰条一钱半，血竭二分，麝香少许，轻粉三分，粉霜二分，共研极匀如粉，再以熟绢罗过。细末点之，大有神效。

青金散

芒硝一两　螺青　没药　乳香以上各少许

上为细末。每用少许，鼻内嗅之。

治雀目　真正蛤粉，炒黄色，为细末。

上油蜡就热和为丸，如皂子，纳于猪腰子中，麻缠。蒸熟食之，可配米粥。

---

① 攀睛：病名。症见目内眦赤脉缕缕，根生胬肉，胬肉生黄赤脂，脂横侵黑睛，渐蚀神水。锐眦也是如此。

② 泣干：璧本、成本为"候干"。

头面风疾第四

治皯、黵风刺方

苦参一斤　红芍药　冬瓜二味各四两
玄参一两

上为末，每用一字，用手洗面上。

猪蹄膏　洗面上皯药。

上用猪蹄一副，刮去黑皮，切作细片，用慢火熬如膏黏，用罗子滤过，再入锅内，用蜜半盏。

又用：白芷　黑豆去皮　栝蒌一个　白及　白蔹　零陵香　藿香各一两　鹅梨二个，细切

上将七味药为末，同梨入药一处，再熬，滴水不散方成。以绢滤过，临卧涂面。次日用浆水洗面。

治面风　益母草灰，面汤和，烧七遍，洗面用之。

治面皯黑斑点方

白附子一两　白及　白蔹　密陀僧　胡粉　白茯苓以上各等份

上为细末，洗净，临卧以乳汁调一钱，涂面，但洗光净。牛乳亦可。

治头风

苦丁香　川芎　藜芦各等份

上为细末，噙水，鼻内嗅之。

芎黄汤　治头目眩运。

大黄　荆芥穗　贯芎　防风以上各等份

上为粗末，大作剂料，水煎，去滓服之。以利为度。

耳聋方

蓖麻子五十个，去皮

上与熟枣一枚，同捣，丸如枣子大，更入小儿乳汁就和。每用一丸，绵裹，纳于聋耳内，觉热为度，一日一易。如药难

丸，日中曝干。

又方　口噙甘草一枚，耳中塞二块，用绵裹，立通。

脑宣方　皂角不蛀者，去皮弦子，蜜炙捶碎，水中揉成浓汁，熬成膏子。鼻内嗅之。口中咬箸，良久，涎出为度。

治耳底方　以枯白矾为末，填于耳中，立效。

治鼻中肉蝼蛄

赤龙爪　苦丁香以上各三十个　苦葫芦子不以多少　麝香少许

上为末，用纸捻子，点药末用之。

肌臭[1]方

乌鱼骨三钱　枯白矾三钱　密陀僧一钱

上为末，先用药水洗臭处，后用药末擦之。

又方　密陀僧不以多少，研细。先以浆水洗臭处，干擦。

乌头[2]药

细针砂炒　荞面炒，以上各一盏　大麦亦同　酽醋半升，与前二味打糊。

凡用先使皂角水热洗净时，前二味糊，稀稠得所，于髭鬓上涂之均匀，先用荷叶包，次用皮帽裹之。三五时辰，用温浆水洗了，却收取元针砂，其髭发净后，用黑药涂之。

黑药方

没食子　石榴皮　干荷叶另捣，以上各一两　五倍子　诃子皮　百药煎　金丝矾　绿矾另研，旋点诸药

上将七味为细末。炒熟面五六匙，入好醋，打面糊，和药末再涂髭发。又用荷叶封裹，后用皮帽裹之三五时间，洗净甚黑。若更要黑光，用猪胆浆水泽洗，如鸦

————————

① 肌臭：腋臭。
② 乌头：即乌发药，治疗白头发的药。

翎。

又方　酸石榴　五倍子　芝麻叶

上同杵碎，用绢袋盛之，于铁器内水浸，掠发自黑。

治大头病兼治喉痹方　歌曰：人间治疫有仙方，一两僵蚕二大黄，姜汁为丸如弹大，井花调蜜便清凉。

又法　以砭针刺肿处出血，立效。

治时气

马牙硝　寒水石　黍黏子　鬼臼　川大黄　鬼箭草以上各等份　脑子少许

上六味为细末。用新井花水一盏，药末一二钱，入脑子吃。外一半留用，新水得稠①，鸡翎扫在肿处，有风凉处坐。

解利伤寒第五

双解丸

巴豆六个，去皮油　天麻二钱半　胭脂少许

上将巴豆、天麻为末，滴水丸，如秫米大，胭脂为衣。一日一丸，二日二丸，三日三丸。已外不解，先吃冷水一口，后用热水下。如人行十里，以热汤投之。

又一法　无药处可用两手指相交，紧扣脑后风府穴，向前礼百余拜，汗出自解。

又一法　适于无药处，初觉伤寒、伤食、伤酒、伤风，便服太和汤、百沸汤是。避风处先饮半碗，或以齑汁亦妙。以手揉肚，觉恍惚，更服半碗；又用手揉至恍惚，更服，以至厌饫，心无所容，探吐汗出则已。

不卧散

川芎一两半　石膏七钱半　藜芦半两，去土　甘草二钱半，生

上为细末。口噙水，鼻内各嗅之，少

时，吃白汤半碗，汗出解之。

川芎汤　解利一切伤寒。

川芎　藁本　苍术

上三件为细末，沸汤点三钱。须臾，觉呕道便解。如不解，再服之。

诸腰脚疼痛第六

皂角膏　上用醇酒二大碗，皂角一斤去皮弦，捣碎

熬至一半，沸去滓，再用前汁，入银石器熬为膏子，随痛处贴之。

治腰脚疼痛方

天麻　细辛　半夏以上各二两

上用绢袋二个，各盛药三两，煮熟。交互②熨痛处，汗出则愈。

牛黄白术丸　治腰脚湿。

黑牵牛　大黄各二两　白术一两

上为细末，滴水丸，桐子大。每服三十丸，食前生姜汤下。如要快利，加至百丸。

妇人病症第七

如圣丹　治妇人赤白带下，月经不来。

枯白矾　蛇床子以上各等份

上为末，醋打面糊丸，如弹子大，以胭脂为衣，绵子裹，纳于阴户。如热极再换。

诜诜丸　疗妇人无子。

当归　熟地黄以上各二两　玄胡索泽兰以上各一两半　川芎　赤芍药　白薇

———————

① 稠：璧本、成本为"调"。

② 交互：库本为"交牙"。

人参　石斛　牡丹皮以上各一两

上为末，醋糊为丸。每服五十丸，桐子大，空心酒下。

当归散　治月经欲来前后，腹中痛。

当归以米醋微炒　玄胡索生用　没药另研　红花生用

上为末，温酒调下二钱，服之。

治产妇横生　蓖麻子三十个　研烂。

妇人顶上剃去发少许，以上药涂之。须臾，觉腹中提正，便刮去药，却于脚心涂之，自然顺生也。

治血崩

蚕砂不以多少

上为末。每服三五钱，热酒调下服。

又方　贯众去须，锉碎　或用酒、醋煎三钱，煎至七分，去滓，温服，一服立止。

当归散　治血崩。

当归一两　龙骨一两，烧赤　香附子三钱，炒　棕毛灰半两

上为细末。空心米饮调下三四钱。忌油腻、鸡、猪、鱼、兔等物。

莲壳散

干莲蓬烧灰存性　棕榈皮及毛各烧灰，以上各半两　香附子二钱①，炒

上为细末。每服三四钱，空心米饮汤调下服之。

治妇人血枯

川大黄

上为末，醋熬成膏，就成鸡子大，作饼子。酒磨化之。

三分散　治产后虚劳，不进饮食，或大崩后。

白术　茯苓　黄芪　川芎　芍药　当归　熟干地黄以上各一两　柴胡　人参以上各一两六钱　黄芩　半夏洗切　甘草炙，以上各六钱

上为粗末。每服一两，水一大盏，煎至半盏，去滓，温服，日二服。

治产后恶物上潮痞结，大小便不通

芒硝　蒲黄　细墨各等份

上为末。用童子小便半盏，水半盏，调下服之。

治妇人产后虚弱，和血通经

当归一两，焙　芍药二两　香附子三两，炒

上为细末。每服一二钱，米饮调下，服之无时。

治妇人产后恶物不出，上攻心痛

赤伏龙肝灶底焦土，研细

用酒调三五钱，泻出恶物立止。

治娠妇下痢脓血及咳嗽

白术　黄芩　当归各等分

上为末。每服三五钱，水煎，去滓，食前，加桑皮止嗽。

百花散　治妇人产中咳嗽。

黄柏桑白皮用蜜涂，慢火炙黄色为度，二味各等分

上为细末，每服一二钱。水一盏，入糯米二十粒，同煎至六分，以款冬花烧灰六钱，搅在药内同调，温服之。

治妇人吹奶　以桦皮烧灰存性，热酒调下三钱，食后服之。

又方　马明退五钱，烧灰　轻粉三钱　麝香少许

上为细末。每服二钱，热酒调下服之。

又方　以皂角烧灰，蛤粉和，热酒将来调数字，下得喉咙笑呵呵。

又方　以淘米木杓上砂子七个，酒下。以吹帚枝透乳孔，甚妙。

① 二钱：库本为“三钱”。

咳嗽痰涎第八

九仙散　九尖蓖麻子叶三钱飞过　白矾二钱

上用猪肉四两,薄批,棋盘利开掺药,二味荷叶裹,文武火煨热。细嚼,白汤送下后,用干食压之①。

止嗽散

半夏一两半,汤洗七次　枯白矾四两

上二味为末,生姜打面糊和丸,桐子大。每服三二十丸,空心温酒送下。

八仙散

款冬花　佛耳草　甘草　钟乳　鹅管石　白矾　官桂　井泉石以上各等份

上为细末。每服三钱,水煎服之。(又一方掺咽喉中。),

三才丸　治嗽。

人参　天门冬去心　熟干地黄以上各等分

上为细末,炼蜜为丸,如樱桃大。含化服之。

三分茶　茶二钱　蜜二两　荞麦面四两

上以新水一大碗,约打千余数。连饮之。饮毕,良久,下气不可停,人喘自止②。

石膏汤　治热嗽。

石膏乱文者,一两③　人参半两,去芦　甘草半两,炙

上为末。每服三钱,新水或生姜汁;蜜调下亦可。

三生丸　治嗽。

胡桃仁一两　生姜一两,去皮,细切杏仁一两

上二味同研为泥,就和作剂,可得十三四丸。临卧烂嚼一丸,可数服即止。

化痰延寿丹

天麻半两　枸杞子二两半　白矾一两半,半生半熟　半夏一两半,汤洗七次　干生姜一两半　人参一两

上为细末,好糯酒拌匀如砂糖,用蒸饼剂蒸熟,去皮,杵臼捣四五十杵,便丸,如干,入酒三点,丸如小豆大。每服三五十丸,生姜汤下。

半夏汤　治哕欲死者。

半夏一两,洗　生姜二两

上二味,细切。水二盏,煎至八分,去滓,作二服,食后。

治肺痿喘嗽

汉防己

上为细末。每服三钱,浆水一盏,同煎至七分,和滓温服之。

治年高上气喘促,睡卧难禁

上萝卜子捣罗为末,白汤浸调五七钱,食后服之。或炒,或用糖蜜作剂,为丸服之。

麻黄汤　治因风寒、衣服单薄致嗽。

麻黄不去节　甘草生用　杏仁生用

上为粗末。每服三二钱,水煎,食后温服。

心气疼痛第九

失笑散　治急心痛,并男子小肠气。

五灵脂半两　蒲黄半两,炒

上为末。每服三钱,醋半盏,煎二

---

① 用干食压之:先服药,后吃些较干的食物压一压。

② 下气不可停,人喘自止:喝完药后,要做吞咽动作,不要停止。这样停一会儿,气喘就好了。

③ 一两:库本为"二两"。

沸，再入水半盏，再煎二沸，空心，食前，和滓温服之。

又方　醋一盏，加生白矾一小块，如皂子大，同煎至七分，温服，立愈。

又方　高良姜半两，山栀子半两，郁金半两。

又方　以新嫩槐枝一握，切去两头，水二盏，煎至一盏，去滓，分作二服，热服之。

又方　没药　乳香　姜黄　玄胡索以上各等份

上为末。每服三钱，水煎，食后服之。

小肠疝气第十

抽刀散

川楝子一两，破四分，巴豆三个，同炒黄色，去巴豆用之　茴香一两，盐炒黄色，去盐用之

上为细末。每服三钱，葱白酒调下，空心服之。

治阴痛不可忍

吴茱萸二两，洗七遍，焙干微炒　槟榔一两　茴香一两

上为细末，醋糊为丸，热酒送下十丸，食前服之。

治偏肿①

茴香　甘遂

上二味各等份为末。酒调二钱，食前服之。

又方　巴戟去心　川楝炒　茴香炒各等份为末。温酒调二钱，服之。

治小儿疝气肿硬

地龙不去土

为末，唾津调涂病处。

治小肠气痛

全蝎一两　茴香一两，炒黄

上为细末，醋糊和丸，如梧桐子大。如发时，每服五七十丸，温酒送下，食前服之。

治小便浑浊如精之状

没药　木香　当归以上各等份

上为末，以刺棘心自然汁为丸，如梧桐子大。每服五七丸，食前，盐汤下。

治小便频，滑数不禁

知母　黄柏以上各等份

上锉碎，酒浸透，炒微黄为末，水丸，梧桐子大。如服药前一日，休吃夜饭，来日空心，立服米饮汤下一百丸。只用一服，效。后吃淡白粥一顿。

荡疝丹

川楝子炒　茴香炒　破故纸炒，以上各半两　黑牵牛二钱　青皮　陈皮以上各三钱　广茂四钱　木香四钱

上八味为细末，用好酒打面糊为丸，如梧桐子大。空心食前温酒下三十丸。

灸疝法　放疝边竖纹左右交弦，灸七壮。

肠风下血第十一

神应散　治肠风痔漏。

牛头角䚡一只，酌中者　猪牙皂角七锭　穿山甲四十九片，或圆取，或四方取，或一字取之　猬皮一两　蛇蜕皮一条

上五味，锤碎，盛在小口瓷器内，盐泥固定，日中曝干，瓶口微露出烟，用文武火烧红，赤烟微少，取出放冷为细末。

———

①　偏肿：证名。是小肠疝的一个症状。由于用力过度等原因，一段小肠通过腹股沟进入阴囊，引起一侧偏坠、疼痛。

如服药日，先一日临卧，细嚼胡桃仁半个如糊，用温醇糯酒一盏送下，不语便睡，至次日交五更服药，验病年月远近，或秤三钱，五七钱，用水半大碗，醇糯酒半大盏，相合热，和药服之，至辰时再服。又一服，再依前服药，不须用胡桃仁。久病不过七服。忌油腻、鱼、鳖、鸡、兔、猪、犬等物。大有神效。

温白丸 治脏毒下血。

椿根白皮凡引者，去粗皮，酒浸，晒干服

上为末，枣肉为丸，如梧桐子大。每服三五十丸，淡酒送。或酒糊丸。

治脱肛痔瘘

胡荽子一升 乳香少许 粟糠半升或一升

上先泥成炉子，止留一小眼，可抵肛门大小，不令透烟火，熏之。

治脱肛 曼陀罗花子 莲壳①一对 橡碗十六个

上捣碎，水煎三五沸，入朴硝，热洗，其肛自上。

治痔漏下血不止

紫皮蒜十个，独棵者②妙 大椒六十个 豆豉四两

上捣烂为泥丸，弹子大。空心细嚼一丸，盐汤下，日进三服，效。

治痔漏

白牵牛头末四两 没药一钱

上同为细末。如欲服药，先一日不食晚饭，明日空心，将獖猪精肉四两，烧令香熟，薄批，掺药末在内裹之，渐又细嚼，食尽，然后用宿蒸饼压之，取下脓血为效，量病大小虚实，加减服之。忌油腻、湿面、酒色，三日外不忌。一服必效。或用淡水煮肉熟，用上法亦可。又云：服前一日，不食午饭并夜饭，明日空心用之。

又方 黑白牵牛一合，炒黄为末，猪肉四两，切碎炒熟，与药末搅匀，只作一服，用新白米饭三二匙压之，取下白虫为效。

又坐药 黑鲤鱼鳞二三甲，以薄编罾裹，如枣核样纳之，痛即止。

净固丸 治痔漏下血、痒痛。

槐花炒 枳壳去穰，以上各一两

上为细末，醋糊为丸，如梧桐子大。每服二十丸，米饮汤下，空心，食前。十服见效。

黄连贯众散 治肠风下血。

黄连 鸡冠花 贯众 大黄 乌梅以上各一两 甘草三钱，炙 枳壳炮 荆芥以上各一两

上为细末。每服二三钱，温米饮调服，食前。

槐荆丸 治痔漏。

荆芥 槐花等份

为末，水煎一大碗。服丸亦可。

又方 豆豉炒 槐子炒，各等份

上为末，每服一两，水煎，空心下。

熏渫药 凤眼草 赤皮葱 椒③

三味捣粗，同浆水滚过。坐盆，令热气熏痔，但通手渫之。如此不过三次愈矣。

小儿病症第十二

治小儿脾疳

芦荟 使君子以上各等份

上为细末。米饮调下一二钱，服之。

---

① 莲壳：库本为"蝉壳"。

② 独棵者：指独头蒜，一棵蒜只一个蒜瓣。

③ 椒：疑为"川椒"。

玉箸散　治小儿马脾风①。

甘草一寸，煎水　甘遂末一字

上同油、蜜、生姜，银钗儿搅，调下后。用冷水半盏，调夺命散。

夺命散　治小儿胸膈喘满。

槟榔　大黄　黑牵牛　白牵牛各等份，皆当各半生熟用之

上为细末。蜜水调服之。

治小儿斑疮入眼　麸炒蒺藜炙甘草，羌活防风等份捣，每服二钱浆水下，拨云见日直到老。

治疮疹黑陷

铁脚威灵仙一钱，炒末　脑子一分

上为末。用温水调下服之，取下疮痂为效。

治小儿黄瘦腹胀

干鸡粪一两②　丁香末一两

上为末，蒸饼为丸，如小豆大。每服二十丸，米汤下。

黄连散　治小儿头疮。

川黄连　黄柏去粗皮用　草决明　轻粉以上各等份

上为细末。用生小油调药，于疮上涂之，立愈。

治斑疮倒压方

胡桃一个，烧灰存性　干胭脂三钱

上为末。用胡荽煎酒，调下一钱服之。

又方　人牙烧灰存性，研入麝香少许。每服三钱，温酒调下。少许服之，不拘时。

又方　小猪儿尾尖，取血三五点，研入脑子少许，新水调下，食后与服之。

又方　人中白，腊月者最佳，通风处，以火煅成煤③。水调三五钱。陷者自出。

消毒散　治疮疹已、未出，咽喉肿痛。

牛蒡子二两，炒　甘草半两，锉，炒
荆芥一分

上为粗末。每服三钱，水一盏半，煎至七分，去滓，温服，无时。

治小儿斑疮入眼　猪悬蹄甲二两，坩埚内盐泥固济，烧焦为末用　蝉壳二两，去土，取末一两　羚羊角镑④为细末，研之用

上二味为末，研入羚羊角细末一分，拌匀，每用一字。百日外儿，服半钱；三岁以上，服三钱。新水或温水调下，日三、四服，夜一二服。一年以外，则难治之。

又方　透耳药　朱砂一钱　粉霜八分

上研为细末。水调少许，用匙杓头倾一两点于耳内中。

后用：白菊花　绿豆皮　谷精草　夜明砂

上四味为末，用米泔半碗熬成，去滓，入干柿十余个，再同熬。每日吃三两个，仍饮煮干柿汤。

又方　治小儿斑疮入眼。

朱砂　脑子　水银　麝香以上各等份

上四味，研为细末。用水银调，滴入耳中。

发斑药

珠子七个

研碎，用新水调匀服之。

破伤风邪第十三
阴毒伤寒亦附于此

辰砂夺命丹

凤凰台　川乌头生，以上各二钱　麝香

---

① 马脾风：病证名。即小儿急性喘症。

② 一两：江本、成本为"二两"。

③ 煤：黑色。

④ 镑：削，锉。

少许　朱砂少许

上为细末，枣肉和为丸，如弹子大，朱砂为衣。䑋酒送下。量病人年甲虚实，加减用之；小儿半丸，以吐为度；不止，以葱白汤解之。

治破伤风　病人耳塞，并爪甲上刮末，唾津调涂疮口上，立效。无疮口者难用。

治破伤风

乌梢尾一个　两头尖四个　全蝎四个

上三味，为细末，另用石灰五升，柴灰五升，沸汤五升，淋灰水澄清，下药熬之，铁锅器内搅成膏子，如稠，用唾津调。先用温浆水洗净疮口，后涂药。即时药行，吐黄水一日，以新水漱口，即愈。

又方　天南星半生半熟　防风去芦，二味各等份

上为末。清油调，涂疮上，追去黄水为验①。

又方　白芷生用　草乌头尖生用，去皮，二味等份

上为末，每用半钱，冷酒一盏，入葱白少许，同煎服之。如人行十里，以葱白热粥投之，汗出立愈。甚者不过二服。

又方蜈蚣散　蜈蚣头　乌头尖　附子底　蝎梢四味各等份

上为细末。每用一字，或半字，热酒调下。如禁了牙关，用此药斡开灌之。

治阴毒、伤寒、破伤风

草乌头七个，文武火烧熟，去牙头　麝香半钱　朱砂一钱

上为细末。每服一字，以热酒调下，食前服之，汗出为度。忌猪、兔、鱼、鳖、羖羚肉②。

治阴毒病者③　用芥末，以新水调膏药，贴脐上，汗出为效。

又方　牡蛎，干姜末，新水调涂，手心握外肾④，汗出为效。

诸风疾证第十四

不老丹　治一切诸风，常服乌髭驻颜，明目延年。

苍术四斤，米泔水浸软，竹刀子刮去皮，切作片子。内一斤，用椒三两去白，炒黄去椒；一斤，盐三两炒黄，去盐；一斤，好醋一升煮汁尽；一斤，好酒一升，煮令汁尽　何首乌二斤，米泔水浸软，竹刀子刮去皮，切作片子，用瓦甑蒸，先铺黑豆三升，干枣二升，上放何首乌。上更铺枣二升，黑豆三升，用炊单复著，上用盆合定。候豆枣香熟取出，不用枣豆　地骨皮去粗皮，重二斤

上拌于石臼内，捣为细末，候有⑤椹汁搜和，如软面剂相似，瓷盆内按平，上更用椹汁，药上高三指，用纱绵帛覆护之，昼取太阳，夜取太阴，使干再捣，罗为细末，炼蜜和丸，如梧桐子大。空心温酒下六十丸。忌五辛之物。

四仙丹　春甲乙采杞叶，夏丙丁采花，秋庚辛采子，冬壬癸采根皮

上为末，以桑椹汁为丸。每服五十丸，茶清酒任下。

起死神应丹　治瘫痪、四肢不举、风痹等疾。

麻黄去根节，河水五升，熬去滓，可成膏子五斤　白芷二两　桑白皮二两　苍术二两，去皮　甘松二两，去土　川芎三两　苦参三两半加浮萍二两

---

① 追去黄水为验：用此药后，疮口流出黄水，为有效。

② 羖羚肉：黑色的公羊。

③ 病者：库本为"伤寒"。

④ 外肾：即阴茎。

⑤ 候有：原本为"后有"，据成本、库本改。

以上各为细末，用膏子和丸，如弹子大。每服一丸，温酒一盏化下，临卧服之。微汗出，勿虑；如未安，隔三二日再服，手足即时软快；及治卒中风邪，涎潮不利，小儿惊风，服之立效。

愈风丹

芍药　川芎　白僵蚕炒　桔梗　细辛去叶　羌活以上各半两　麻黄去节　防风去芦　白芷　天麻　全蝎炙，以上各一两　甘草三钱　南星半两，生姜制用　朱砂半两，为衣

上为末，炼蜜丸，如弹子大。每服一丸，细嚼，茶酒吞下。

香芎散　治偏正头风。

贯芎　香附子炒　石膏乱纹者良，水飞　白芷　甘草　薄荷以上各一两

一方　川乌头半两，炮去脐皮用之

上为细末，每服二钱，温酒或茶清调下服之。

妙功十一丸　治痫。

丁香　木香　沉香　乳香　麝香　荆三棱炮　广茂炮　黑牵牛微炒　黄连　雷丸炒　鹤虱炒　胡黄连　黄芩　大黄焙　陈皮　青皮　雄黄　熊胆　甘草炙，各二钱半　赤小豆三百六十粒，煮　白丁香直尖者，三百六十个　轻粉四钱　巴豆七粒

上二十三味，为细末，赤小豆烂煮研泥，同荞面打糊，和作十一丸，朱砂为衣，阴干。服时水浸一宿，化一丸。大便出，随病各有形状，取出为验；或作化一番，不可再服。曾经火灸者不治。远年愈效。

朱砂滚涎散　治五痫。

朱砂水飞　白矾生用　赤石脂　硝石以上各等份

上同为细末，研蒜膏如丸，绿豆大。每服三十丸，食后，荆芥汤下。

又方　朱砂不以多少，水飞，研为细末

上用猪心血浸，蒸饼为丸，如绿豆大。每服二十丸，空心，金银汤下之。

治诸风疥癣及癞

浮萍一两　荆芥　川芎　甘草　麻黄以上各半两　或加芍药　当归

上为粗末。每服一两，水一碗，入葱白根、豆豉，同煎至一半，无时服，汗出为度。

治癞涂眉法

半夏生用　羊粪烧，以上各等份

上为末。生姜自然汁调涂。

五九散　治癞。

地龙去土　蝉壳　白僵蚕　凌霄　全蝎以上各等九个

上同为末。只作一服，热酒调下。浴室中汗出黏臭气为效。

苦参散　治疠风。

苦参取头末，秤，二两　猪肚一个，去脂

上以苦参末掺猪肚内，用线缝合，隔宿煮软，取出，洗去元药。先不吃饭五顿，至第二日，先饮新水一盏，后将猪肚食之，如吐了，再食之，食罢，待一二时，用肉汤调无忧散五七钱，取出小虫一二万为效。后用皂角一斤，不蛀者，去皮弦及子，锤碎，用水四碗，煮至一碗，用生绢滤去滓，再入苦参末搅，熟稀面糊膏子相似，取出放冷，后入余药相和。

药附后：何首乌二两　防风一两半　芍药五钱　人参三钱　当归一两，焙

上为细末，入皂角膏子为丸，如桐子大。每服三五十丸，温酒或茶清送下，不拘时候，日进三服。后用苦参、荆芥、麻黄，煎汤洗冷。

水肿黄疸第十五

治通身黄肿

瓜蒂焙干，三四钱

上为细末。每用半字，于鼻内吹上，日一度，并吹三日。如不愈，后用黄芩末之，煎汤五钱下。

治蛊气　取环肠草，不以多少，曝干，水煎，利小便为度。

治黄疸面目遍身如金色

瓜蒂一十四个　母丁香一个　黍米四十九粒

上先捣瓜蒂为末，次入二味，同为细末。每用半字，夜卧，令病人先噙水一口，两鼻内各半字，吐了水，令病人便睡，至夜或明日，取下黄水，旋用熟帛揾了，直候取水定[1]，便服黄连散。病轻者五日，重半月。

黄连散　治黄疸，大小便秘涩壅热。

黄连三两　川大黄一两[2]，锉碎，醋拌，炒过用之　黄芩　甘草炙，各一两

上为细末。每服二钱，食后温水调下，一日三服。治水肿，不利小便，非其法也。故《内经》云：湿气在上，以苦吐之；湿气在下，以苦泻之。吐泻后，长服益元散加海金沙，煎以长流水服之，则愈矣。大忌脚膝上针刺出水，取一时之效，后必死矣；尤忌房室、湿面、酒、醋、盐味，犯之必死。

木通散　治水肿。

海金沙　舶上茴香　巴戟　大戟　甘遂　芫花　木通　滑石　通草以上各等份

上为细末。每服三钱，以大麦面和作饼子，如当二钱大，烂嚼，生姜汤送下。

下痢泄泻第十六

治痢

紫菀　桔梗　赤芍药　白术以上各等份

上为细末，每服三五钱，细切，羊肝拌之，作面角儿烧服之，后用白汤送下，食前。

治痢　杜蒺藜炒碾为末酒调下，三两服。

香[3]豉丸　治痢。

蒜为泥　豉为末

上二味相和作丸，如梧桐子大。米饮汤下五七十丸，食前服之。

治大人小儿吐泻腹胀、胸膈痞闭

五灵脂　青皮　陈皮　硫黄　芒硝以上各等份

上将硝黄于铫子内，以文武火熔开，用匙刮聚，自然结成砂子，取出研碎，与前三药同末，面糊为丸，如绿豆大，小儿麻子黄米大。每服二十丸，量虚实加减，米饮汤送下，无时。

又方治泻。　车前子不以多少。

上为细末。每服二钱，米饮汤调下服之。水谷分，吐泻止。

诸杂方药第十七

治消渴　拣黄连二两，八九节者良

上锉咬咀。以水一碗，煎至半碗，去

---

① 直候取水定：一直等到黄水流完，揩拭干净。

② 一两：库本为"二两"。

③ 香：库本为"蒜"。

滓顿服，立止。

百日还丹 佛茄子 樟柳根以上各等份

上为末，枸杞汁和丸，如鸡头大。每服十丸，新水送下。

酒癥丸 巴豆十六个 全蝎十五个 雄黄一块 白面五两

上为末，滴水丸，如豌豆大，每一丸。如痛饮者，二丸。

立应丸 治脏腑泄痢，脓血不止，腹中疼痛。

干姜一两，炮，另末 百草霜一两 巴豆连皮一两，炒用 杏仁一两，同巴豆和皮炒黑色，杵为泥，后入霜研用

上用黄蜡四两，熔开蜡，次入前四味，用铁器搅匀，旋丸桐子大。每服三五丸，甘草汤下。白痢，用干姜汤下，食前。若水泻，温水下。

反胃 黄柏末，热酒调三五钱，食后服之。

治小便多，滑数不禁 金刚骨为末，以好酒调下三钱，服之。

又方 白茯苓去黑皮 干山药去皮，白矾水内湛过，慢火焙干用之

上二味各等份，为细末。稀米饮调下，服之。

治卒淋痛 芫花三钱 茴香二钱，微炒黄色

上为细末，水煎服之。

治趼①方 以水调白面，稀稠得所。糊趼上以纸封之，明日便干。如不曾破者，剥去面便行。

治大便秘 生麻子不以多少，研烂，水调服之。

坐剂 治大便久秘，攻之不透者用之。

又用蜜不计多少，慢火熬令作剂，稀则粘手，硬则脆，稀稠得所，堪作剂，搓

作剂样，如枣核大，粗如箸，长一寸许。蘸小油，内于肛门中，坐良久自透。有加盐少许，以《素问》咸以软之。

交加饮子 治久疟不已，山岚瘴气。

肉豆蔻十一个，面裹烧一个 草豆蔻二个，同上法用 厚朴二寸，一半生用，一半用生姜汁制过用 甘草二寸半，一半生用，一半炙用 生姜二块，如枣，纸裹煨过，半生半熟

上为末，每服分一半，水一碗，银石器内，煎至一大盏，去滓，温服。发日，空心。未愈，则再服。

天真丸 补虚损。

佛袈裟②男用女，女用男，以新水四担，洗尽血水，以酒煮烂为泥 威灵仙一两 当归半两 缩砂一两 莲子肉二两，炒熟 干地黄一两，酒浸 广茂半两 甘草二两 牡丹皮一两 牛膝一两，酒浸 木香半两 白术一两 白茯苓一两

上为细末，与君主同捣，罗为细末，酒浸蒸饼为丸，如桐子大。每服三五十丸，日三服。

取雕青 水蛭，取阴干为末。先以白马汗擦青处，后用白马汗调药涂之。

治蚰蜒入耳中 上用猫尿灌耳中，立出。取猫尿，用盆盛猫，以生姜擦牙大妙。

又方 黑驴乳灌耳中，亦出。

又方 以湿生虫③研烂涂于耳边，自出。

辟谷绝食第十八

辟谷方

大豆五升，洗净，蒸三遍，去皮为细末

---

① 趼：足久行之后所生的硬皮。

② 佛袈裟：胞衣之别称，又名紫河车。

③ 湿生虫：活的含浆液多的昆虫。

大麻子五升，汤浸一宿，漉出，蒸三遍，令口开，去皮为细末用　糯米五升，淘净，同白茯苓一处蒸熟用之　白茯苓五两，去皮，同上糯米一处蒸熟为用

上将麻仁末一处捣烂如泥，渐入豆黄末，同和匀，便团如拳大，再入甑蒸，从初更着火至半后夜住火，至寅时出甑，午时曝干，捣为末。服之，以饱为度。不得吃一切物，用麻子汁下。第一顿，一月不饥；第二顿，四十日不饥；第三顿，一千日不饥；第四顿，永不饥。颜色日增，气力加倍。如渴，饮麻仁汁，转更不渴，滋润五脏，若待吃食时分，用葵菜子三合为末，煎汤放冷服之。取其药如后，初间吃三五日，白米稀粥汤，少少吃之，三日后，诸般食饮无避忌。此药大忌欲事。

又方　茯苓饼子　白茯苓四两，为末头白面一二两

上同调，水煎，饼面稀调，以黄蜡代油煿成煎饼，蜡可用三两。饱食一顿，便绝食。至三日觉难受；三日后，气力渐生，熟果芝麻汤、米饮凉水微用些，小润肠胃，无令涸竭。开食时，用葵菜汤并米饮稀粥，少少服之。

又方　保命丹　人参五两　麻子仁二两，炒，去皮　干地黄　栝蒌子炒　菟丝子酒浸，以上各二两　生地黄　干大枣各三两　大豆黄卷一升，煮，去沫　黑附子一两生用，一两炮去皮用之　白茯苓　茯神　地骨皮去粗皮　蔓荆子煮熟用　杏仁去皮尖用　麦门冬炒，去心用　地肤子蒸七遍　黍米作粉　粳米作粉　白糯米作粉　天门冬去心　车前子蒸　侧柏叶煮三遍，以上各二两五钱

上同为细末，各拣选精粹者，腊月内合者妙，他时不可合，日月交蚀不可合，如合时，须拣好日，净室焚香，志心修合，勿令鸡犬妇人见。又将药末用蜡一斤半，滤去滓，白蜜一斤，共二斤半，一处溶开，和匀，入臼杵二千下，微入酥油，丸如梧桐子大。每服十丸，服至五日。如来日服药，隔宿先吃糯米一顿，粳米白面皆可，次日空心，用糯米粥饮送下。如路行人服，如遇好食吃不妨，要止便止。如吃些小蒸饼，嚼烂咽，或干果子，以助药力，不吃更妙。忌盐醋。日后退下药来，于长流水中洗净，再服，可百年不饥矣[①]。

————

① 矣：库本无"矣"。

张子和心镜别集

伤寒论双解散

守真制双解散，通圣、益元各七八分，入生姜、葱白煎，解伤寒三二日间。以其初觉，亦伤寒疑似之间，解表恐伤于内，然攻里恐伤于表，故制双解，以其表里齐见俱解，甚为得法。然间有不解，犹未尽善也。

子和增作法，亦用前药煎一碗，令饮其半，探引出风痰，次服一半，仍用酸辣汤投下，使近火，衣被覆盖，汗出即解八九分矣。此法子和得之，规绳之，入①世所未知也。

论发汗

世人只知桂枝、麻黄发汗，独不知凉药能汗大有尽善者。热药汗不出者反益病，凉药发之百无一损。《素问》云：辛甘发散为阳。白粥配葱食之便能发汗，益元加薄荷亦能发汗，承气用姜枣煎，以辛甘发散之意。守真双解，子和演为吐法，岂非凉药亦能发汗也！

论攻里

攻里之药，当用寒凉。世人畏之，是不知药随病而②俱出，何曾留于中乎？桂枝下咽，阳盛立毙；承气入胃，阴盛乃亡。此语惑人久矣，鲜有解者。因有知几穷理，偶于守真医书中③稍见其意。此阳实阴实，阳实发散，阴实宣泄，不同。实，谓不受病也。阴实本不受病，何用承气宣泄？反之则有毙亡之失也。此二句，

盖为伤寒之设也。

论攻里发表

《素问》云：攻里不远寒，发表不远热。启玄子云：世人直疑攻里合用寒药，发表合用热药，似是而非也。盖攻里不远寒，是不远司气之寒，虽严凝盛寒之际，若合攻里，不可畏天寒而不用寒药。发表不远热者，是不远司气之热，虽流金烁④石，炎蒸盛暑，合用发表之药，不可畏暑而不用热药。此不远寒热之理也。

捫衣撮空何脏所主

捫衣撮空，许学士说作肝热，风淫末疾故手为捫衣撮空。此论虽当，莫若断之为肺热。以为愈矣，其人必谵语妄言，经曰：肺热必为谵语，兼上焦有病，肺必主之。手经者，上焦也，二者皆当其理，果何如哉？

天地为体用，肺为体，肝为用也。肝主诸血者，阴物也。此静体何以自动？盖肺主气，气所鼓舞，故静得动。一说肝之用者，一说肺之用者，此天地互为体用，二者俱为当也。

是知肝藏血，自寅至申，行阳二十五度，诸阳用事，气为肝所使；肺主气，自申至辰，行阴二十五度。诸阴用事，肺为所用。

_____

① 入：疑为"人"之讹文。
② 而：璧本为"出"。
③ 医书中：璧本为"医书注中"。
④ 烁：璧本为"砾"。

伤寒只传足经不传手经论

伤寒只传足六经，仲景本论无说，古今亦无言者。惟庞安常谓：主生，故太阳水传足太阴土，土传足少阴水，水传足厥阴木，为贼邪，盖牵强穿凿。胡不观《内经·阴阳杂合论》云：太阳根起于至阴，名阴中之阳，少阳根起于窍阴，名阴中之少阳，太阴根起于隐白，名曰阴中之太阴，少阴根起于涌泉，名阴中之少阴，厥阴根起于大敦，名曰阴中之厥阴。其次序正与此合。

大抵伤寒，始因中风，得之于阴，是以正传足经者，阴中之阳，阳中之阴也。

又以六气考之，厥阴为初之气，少阴为二之气，太阴为三之气，少阳为四之气，阳明为五之气，太阳为终之气，此顺也。逆而言之，正与此合，缘伤寒为病逆而非顺也。

亢则害承乃制

假令水为母，母为子，当春旺之时，冬令犹在，即水亢也。水既亢极，则木令不至矣。木者，继冬而承水也，水既亢则害其所承也。所以木无权则无所制土，土既旺则水受制。噫！夫人必自侮然后人侮之，旨哉！木，长春之令也。水受土制，热克其寒，变而为湿。

张子和医学学术思想研究

张子和，金代著名医学家，是中国医学史上一位风格独特、超群脱俗的杰出人物，为金元时代医学的创新与发展做出了卓越贡献。他论病首重邪气，主张治病以祛邪为先，邪去则正安，擅用汗、吐、下三法治疗急、难、重症，为攻下派的宗师，与刘完素、李东垣、朱丹溪一起，被后世誉为"金元四大家"。他毕生从事临床研究，疏于著述，今从其留世的《儒门事亲》以及《心镜别集》窥探张氏思想以及成就，俾其学术思想和临证经验在中医学中发挥更大作用。

一、生平考介

张子和，名从正，字子和。金代睢州考城人（五代梁时，考城又称戴邑，故其自号"戴人"；又因其在宛丘长期居住和行医，人们称其为"张宛丘"）。生于南宋绍兴二十六年（金贞元四年，即 1156年），卒于南宋绍定元年（金正大五年，即 1228年），享年 72 岁。他出生在世医之家，祖上即以医为业，他幼承庭训，随父学医，二十岁即悬壶应诊。由于张子和医术高明，"起疾救死多取效"而名噪京都，后经人推荐，于金·兴定中期（即1217 年至 1222 年）成为御医。但是张子和"为人放诞，无威仪，颇读书，嗜酒"，加上其高标远旨的攻邪思想不被理解，反而招致谤言诽议而偾事，以至于避祸归隐。至于其何时辞去太医之职，由于《归潜志》中"旋告去"以及《河南通志》"居无何辞去"的记载，给后世留下了悬念，但是根据其行踪推断应该在 62 岁至63 岁之间。他辞去太医之后，隐迹于林泉，访客于禅院，交游于隐水，在宛丘一带过着游逸的隐士生活。在此期间，与麻知几等人交往甚密，且为友人以及门人常仲明等讲授医学、传授经验，《儒门事亲》遂得以完成。他在青年时期曾从过军，《儒门事亲》卷二有"余向日从军于江淮之上"的记载，加上其在泰和六年丙寅（即 1206 年），仍为南征师旅治瘴气疟疾，可以看出其从军时间应该在其 50 岁之前。

（一）故里及侨居地

关于张子和的故里，有"睢州"、"宛丘"、"陈州"、"鄀城"等不同说法，分别见于《归潜志》、《四库全书总目提要》、《医学读书志》和《心印绀珠经》、《医籍考》以及《儒门事亲》等书籍。经近人考证，比较统一的说法是他出生于金代考城，也就是现在的河南兰考、民权一带。而"陈州"（今天的淮阳县）是当时的一个府置，是他在中年和晚年期间的久居之地。"宛丘"在当时属陈州所辖的一个县，在当今的淮阳县东南，沈丘县一带，正是颍河上游，与《归潜志》中的"久居陈"、《儒门事亲·小儿疮疱丹瘭瘾疹旧蔽记》载"近年，予之壮临，沿蔡河来往"以及李濂《医史》载"张子和……日游隐水之上"相合。隐水，即当今之沙河，又称殷河，源于许昌，流经郾城等地，入颍水。所以张子和与寓居郾蔡间的麻知几交往密切而"日游隐上"。蔡河也是颍河的一条支流。鄀城，实即考城，是子和里籍。清康熙年间《考城县志》："金初属曹州，又改属睢州。"民国《考城县志》："今曹之考城东南有北鄀城。"

（二）家人及门人

张子和出生在比较富裕的家庭，自其祖母韩氏起开始行医，至张子和一代已有近百年的历史。其兄子正为当时的名医，从《儒门事亲》记载来看他至少有两个孩子。他的门人很多，历史记载的主要有麻知几、常仲明等人。

麻知几（1172～1232），名九筹，河北易州人。他少小聪慧，三岁识字，七岁就能作草书大字，人称神童。弱冠之时即升入太学，成为当时文人中的佼佼者。他在京城了解到张子和的医名，后来就亲自到颍阳（当今临颍一带）拜访他，得出"观其用药百发百中，论议赅瞻，应变无穷，所治之疾，应手辄愈"的结论，之后就随张子和隐居于郾城一带，与其谈论医道。在张子和去世之后，他根据张子和的医论写出了《儒门事亲》一书，使张子和的学说流传后世。后来由于逃避战乱，麻知几举家迁居河南确山，途中被元兵俘获，在押解去河北的途中，因病亡故。

常仲明，名常德，河北镇阳人。原为张子和的病人，在亲自历验了汗、吐、下攻邪法的独特功效之后，拜张子和为老师，以张子和门人自居。他是《儒门事亲》主要撰写者之一，另著有《伤寒心镜》又名《张子和心镜别集》，他还搜集了张子和的医论医话汇撰成为《治法心要》。

栾企，字景先，是张子和晚年所收的门人，也是张子和的病人。在《儒门事亲》中有关于他随张子和学医的记载。他也参与了《儒门事亲》的编纂。

赵君玉，当时的地方官吏，因张子和的高超医技，自谦为张子和的门人，但是他并不以业医为生。

二、学术思想渊源

张子和的思想上宗《黄帝内经》《难经》《伤寒论》之学，融会《千金方》《本事方》之论，近绍刘河间火热论之说，勤求博采，总结自己和民间的治疗经验，汲取了公元11世纪之前中医攻邪疗法的经验，自成攻邪学派一大家。现将其学术渊源表述于下：

（一）理源《灵》《素》

张子和自青少年时，就开始研习医术，贯通《灵枢》《素问》之学，学有渊源。又通过长期的临床实践，对《灵》《素》中的攻邪理论体会尤深，并大力阐扬推衍。《儒门事亲》所论的攻邪理论在《灵》《素》中都能找到依据。如他在《汗吐下三法赅尽治病诠》中说："夫病之一物，非人身素有之也。或自外而入，或由内而生，皆邪气也。天之六气，风暑火湿燥寒；地之六气，雾露雨雹冰泥；人之六味，酸苦甘辛咸淡。故天邪发病多在乎上；地邪发病多在乎下；人邪发病多在乎中，此为发病之三也。"这一认识与《内经》中的病因发病理论是相一致的。如《灵枢·百病始生》说："夫百病之始生也，皆生于风雨寒暑，清湿喜怒。喜怒不节则伤脏，风雨则伤上，清湿则伤下。三部之气，所伤异类，喜怒不节则伤脏，脏伤则病起于阴也；清湿袭虚，则病起于下；风雨袭虚，则病起于上，是谓三部。"概言之，就是把疾病的发生归类为内在因素和外在因素两个方面。风暑火湿燥寒、雾露雨雹冰泥、酸苦甘辛咸淡，都属于外在因素，喜怒忧思惊恐则属于内在的因素。不论内因外因，疾病总非机体所固有，都是邪气加诸人体而生。因此，治疗疾病首当攻去病邪，邪去则正安，机体被病邪扰乱的生理功能，也将逐渐恢复。他说："邪气加诸身，速攻之可也，速去之可也……夫邪之中人，轻则传久而自尽，颇甚则传久而难已，更甚则暴死。若先论固元气，以补剂补之，真气未胜，而邪气已交弛横鹜而不可制矣。有邪积之人而议补者，皆鲧湮洪水之徒也。先论攻其邪，邪气去则元气自复也。"张从正攻邪所用汗、吐、下三法，其实质是根据病邪所在的处所，因势利导，驱邪外出。他说："处之者三，出之者亦三也。诸风寒之邪，结搏皮肤之间，藏于经络之内，留而不去，或发疼痛走注，麻痹不仁，及四肢肿痒拘挛，可汗而出之；风痰宿食，在膈或上脘，可涌而出之；寒湿痼冷，热客下焦，在下之病，可泄而出之。"其理论根据亦源于《内经》。如《素问·阴阳应象大论》说："因其轻而扬之，因其重而减之，其高者因而越之，其下者引而竭之，中满者泻之于内，其有邪者，渍形以为汗，其在皮者，汗而发之，其实者散而泻之。"

（二）术继河间

金元时期是我国医学学术交流较为活跃的时期，当时的百家争鸣，推动了中医学的发展进步。河间刘完素阐发火热病机，以善治火热病证而名噪一时，成为河间学派的开山之人。张子和自青年时代就深入研究刘完素的学术理论，并在临床上广泛加以实践。他自述对刘完素辛凉之剂运用四十多年，"解利伤寒、温热、中暑、伏热，莫知其数"。张子和治病力主攻邪，"邪去正安"的指导思想，基于"外因论"，也是来源于刘完素的寒凉学说。刘完素根据《素问·至真要大论》所述的"病机十九条"，列属于火的包括"诸痛痒疮"在内占6条，属于热的占4条，因而力主用药寒凉。张子和宗法刘完素，坚持论病机以火热为主，议治法以寒凉立论。他把疾病原因分为外来客邪所伤（外因）和五志所伤（内因）。他认为，不仅客邪所伤以"火热"独多，五志所伤更以心火为主。如他在《儒门事亲·九气感疾更相为治衍》中说："五志所发，皆从心造。故凡喜怒悲恐之证，皆以平心火为主。"又说："劳者伤于动，动便属阳；惊者骇于心，心便属火，二者亦必以平心火为主。"观张子和临床所用之方剂，多取自刘完素。如汗法用防风通圣散、益元散加姜、葱、豉合而为双解散；吐法用瓜蒂散、独圣散化裁为茶调散、三圣散；下法用舟车丸、神芎丸发展为浚川散、通经散、禹功散等，都是在刘完素寒凉学说的基础上制定的。张子和毕其一生之精力，将河间的理论用于临床实践，并进一步发展提高，提出了"攻邪学说"，并积累了丰富的临床验案资料，证实自己主攻论的正确性，从而使自己的观点得到世人的承认。如元人张颐斋在《儒门事亲》序中说："南渡以来，宛丘张子和出焉，探历圣之心，发千载之秘，凡所拯疗，如取如携，识者谓长沙河间，复生于斯世矣。"

（三）融会新知

张子和受到刘完素学术思想的影响，勇于实践，大胆创新，极力反对迷信古人、迷信鬼神、迷信天命，十分重视勤求博采，总结自己和民间的治疗经验。主要表现在以下几个方面：

1. 对古代医学理论大胆提出批评意见

张仲景的《伤寒杂病论》自古都被习医者视为珍宝，但是他却对麻知几说："公慎勿殢仲景纸上语"。对当时医学界很看重的《诸病源候论》，他评价说："巢氏，先贤也，固不当非。然其说有误者，人命所系，不可不辨也。"如论霍乱吐泻，巢氏认为："皆由温凉不调，阴阳清浊二气相干，致肠胃之间变为霍乱。寒气客于脾则泻，寒气客于胃则吐；亦因饮酒食肉，腥脍生冷过度……脾胃得凉，水谷不消，皆成霍乱。"张子和认为不然，他说："凡病心腹满胀，肠鸣而为数便，甚则心痛、胁膜、呕吐、霍乱厥发、注下、胕肿身重，以上病症，皆脾热所生。"在治法上主张"用淡剂以流其湿，辛凉以退其风，咸苦以解其喝，冰水以救内涸。"正是由于这种尊重事实、敢于破除迷信的精神，才使他辨析病症、处理治法时，不守古人的绳墨而独出心裁。他说："古人医法未备，故立此三法。后世医法皆备，自成其说，其可废后世之法而从远古？譬犹上古结绳，今日可废书契而从结绳乎？"由此可见张子和师古但不泥古，善于融会新知的治学特点。

2. 极力反对巫祝祷神治病等骗人的迷信活动

他从不相信鬼神作祟致病的谬说。在他的著作中虽然偶有"符咒"之类的东西，但全面分析其文字，可以看出都是后人塞进去以假乱真的。他在《疟非脾寒及鬼神辨》一文中，一针见血地指出："谬说鬼疾，妄求符篆，祈祷辟匿，皆方士误杀人也。"又说："疟之甚者，则归之祟怪，岂不可笑耶。"他曾治一"因忧结块"的病例，患者于大悲哭之后，便觉心痛，月余成块，状如覆杯，大痛不止。张子和往诊，时有巫者在旁，他佯学巫者姿态，杂以谐谑戏言以轻蔑巫者，引起病人大笑不止，一二日内心下结块消失。人问其故，他说："忧则气结，喜则百脉舒和。"（《儒门事亲·十形三疗》）此乃张子和故用蔑视巫者的态度，借以转移病人的情志，从而达到了愈疾的目的。他还援引《素问·五脏别论篇》说："'拘于鬼神者，不可与言至德'，何世俗之愚而难化也。"于800年前迷信鬼神之风俗积习难返之时，能明确地提出反对迷信，并揭露巫觋的欺骗性，显然是难能可贵的。在封建社会里，统治阶级为了巩固其统治，大肆宣扬"死生有命，富贵在天"的"天命论"来欺骗愚弄人民。因此，一般人有病不积极治疗，死后则归咎天命。张从正不同意因病死亡是"命中注定"的谬论，他说："人之死者，岂为命乎？"又说："主性命者在乎人，去性命者亦在乎人，养性命者亦在乎人，修短寿夭皆自人为。"张子和尝见一富家有两子，皆好食紫樱，每顿一二斤。每当紫樱成熟季节，须食半个月。后来其长子患肺痿，次子患肺痈，相继死去。他叹问："人之死者，命耶天耶？"殊不知《内经》早就告诫："久而增气，物之常也；气增而久，夭之由也"，这两个富家子之夭亡是"失教纵口"的结果，张子和确切地指出：此既非"天数"，亦非"命定"。

3. 富有创新精神

张子和不仅反对迷信并富有创新精神，而且十分重视劳动人民与疾病作斗争的经验。他一生对民间的各种有效治病方法都注意勤求博采，用之临床。他说："余非敢掩人之善，意在救人耳。""余立于医四十余岁，使世俗之方人人可疗，余亦莫知敢废也。"观《儒门事亲·世传神效名方》，绝大部分采自民间的单方、验方。如用瓦松阴干研末，治一切恶疮；用生地黄汁入麻油、黄蜡熬膏，涂治烧伤、烫伤；用炒槐花、枳壳研末醋和为丸，空腹服以治痔漏、下血痒痛；用拔头顶发治疗喉痹。他吸取睢阳高大明、侯德的经验，治疗落马坠井、打扑闪折、汤烫火烧、车碾损伤，肿发焮痛而日夜号泣不止等病症时，先用通经散、下导丸等药峻泻"三四十行"，痛止肿消，后服活血散毒之药，病去如扫，使外伤病人不致瘫残跛缺。由此可见，勤求博采，躬身实践是其学术渊源的又一重要方面。

三、著作考

目前所能够见到的张子和著作有《儒门事亲》和《心镜别集》两部，乃张子和学术思想和医疗经验的结晶。但是，这两部著作的内容，并非都是张子和的原作。深究其实，则应该是张子和之学。

（一）《儒门事亲》

据《医籍考》等文献史料记载，张子和著有《儒门事亲》三卷、《治病百法》二卷、《十形三疗》三卷、《杂记六门》一卷、《撮要图》一卷、《世医神效名方》一卷和《伤寒心镜》一卷，共十种，十五卷。除《伤寒心镜》附入《刘河间医学六书》之外，其余的九种共十四卷均收集于今见的《儒门事亲》之中，另据《心印绀珠经》记载，张子和的著作尚有《三复指迷》一卷。钱大昕根据《金史》，认为还有《汗下吐法治病撮要》一卷，《秘录奇方》二卷，《张氏经验方》二卷，共四种，六卷。但均云亡佚。

《医籍考》载："《医统正脉》中所辑《儒门事亲》，是书凡十四卷……盖所谓《儒门事亲》，止其前三卷……"刘祈《归潜志》曰："西京伊良子氏藏元中统中高鸣刻本《儒门事亲》亦三卷。先子仍据朱好谦《心印绀珠经》订其篇目，述之所著《医》，今原其说，据《医方类聚》各证门所列，加以详核……"从而可知，后世的《儒门事亲》十四卷本，是以张子和原作《儒门事亲》三卷本为基础，加上收集其他八种著作共十一卷所成。然而我们今天所见的《儒门事亲》均为十五卷本，其中《三消论》一卷，却未曾为李濂《医史》、《医籍考》等文献史料所包括。可见《儒

门事亲》先后经历了三卷本、十四卷本、十五卷本的三个过程，只是三卷本未再单独刊行而已。有学者认为，《儒门事亲》原系一部丛书，这是指上述的十四卷本《儒门事亲》的九种内容。

今见的《儒门事亲》，是集中反映张子和学术思想和经验的代表作，前三卷为论说辩解性质为主的文章，第四至第九卷为分证分病论治的经验，第十和第十一卷主要讨论运气发病及其有关疾病的治疗，第十二卷主要列举张子和有关方剂内容，第十三卷收载刘河间《三消论》，第十四卷综论古代诊法要诀、病因、病机及治则，第十五卷搜集古人的外科、五官、儿科、妇科及奇难杂症之证治经验方。这些内容的形成，大致有四个过程：

1. 张子和撰写的内容

《儒门事亲》的前三卷，是命名《儒门事亲》的原书内容，世人皆认为是张子和所撰的原稿，有些经麻知几润色。这三卷文词最精，论正平达，其例有说有辩，有记有解，有诫有笺，有诠有式，有断有论，有疏有述，有衍有诀。名目繁多，大旨主于用攻，是全书的精华，是张子和学术思想的集中所在。但是，前三卷三十篇中的最后三篇（即《虫䘌之生湿热为主诀》《补论》《水解》），却是麻知几作了较多润色的部分，所以出现较多称谓张子和的有关内容，如"隐上张子和用此法"、"得遇太医张子和先生"、"乃知子和之于医……皆成治法"等语，所以《本草纲目》引《水解》时，直呼麻知几之名，可以佐证。

2. 麻知几为主，及张子和门人常仲明等所记录整理的内容

这部分占全书很大比重。李濂《医史》中记载："张子和、麻知几、常仲明辈，日游隐水之上，申明奥义，辨析玄

理，遂以平日闻见及尝试之效，辑为一书，名之曰《儒门事亲》……是书凡十四卷，盖子和草创之，知几润色之……"《归潜志》曰："张子和……麻知几与之善，使子和论说其术，因为文之……""是书一成，一法一论，其大义皆子和发之，至于博之以文，则徵君所补能辞焉。"所以，这些内容虽多不出张子和之笔，亦多出自张子和之口，或乃彰明张子和之说。从内容及体例来看，大致包括张子和讲学的理论记录、跟随张子和实践的临床记录、张子和所运用的方药记录、搜集的世传方药。

（1）讲学内容记录　卷四、卷五、卷十、卷十一，其内容多为理论阐述，文词较精，文体大致相同，不少地方引经据典，但相当部分与所引原文有一定出入。卷五的句首多用"夫"，卷十一句首多用"凡"，少具体病案内容。说明这些是对讲授内容的记录，且未核实所引原文，出自一二人手笔。

（2）跟随张子和临床实践的病案记录　卷六、卷七、卷八以及卷九的前半部分，其内容是记述具体病案，具时间、地点、姓名、年龄、病状、治疗等，亦有一般诊治大法。从其文词表达形式、内容、分量及前后出现"麻先生"及张子和门人"常仲明"、"赵君玉"等名字，可知所记病案出自几人手笔。这些内容为我们提供了考证张子和生平的一些证据。

（3）对张子和所用方剂的搜集　但凡张子和提到的方剂均收集于卷十二。分三法六门，体例统一，具方名、药物、药量、用法。其中所引古方，或作化裁，或药量、煎服法均有变通，说明张子和临证应变，遵古而不泥古。

（4）收集古人的经验方药　卷十五为《世传神效名方》，共分为十八类，所及范围有内科、外科、五官、妇科、儿科、奇难杂症，多为与汗、吐、下三法有关的方药。与卷十二比较，体例不太统一，如有些缺少方名。可能是张子和临证过程，与常仲明等所收集到的世传民间经验方药。

3. **常仲明补遗的内容**

李濂《医史》："……《儒门事亲》……是书凡十四卷。盖子和草创之，知几润色之，而常仲明有庶其遗，为《治法心要》……"按此即卷十四，其主要内容是《扁鹊华佗察声色定死生诀要》、《诊百病死生诀》、《病机》，引录于《脉经》、《黄帝内经太素》，个别处作了发挥。

4. **麻知几收集，后人补入的内容**

李濂《医史》和《医籍考》均载《儒门事亲》只有十四卷，据《医方类聚》各证门所列，加以详核，亦只有十四卷，唯缺今见本《儒门事亲》卷十三的《三消论》一卷。据《三消论》线溪野老的跋语："三消之论，刘河间之所作也，因麻徵君寓汴梁，暇日访先生后裔……求先生平昔所著遗书，乃出《三消论》、《气宜病机》二书未传于世者，又多不全，止取《三消论》，于卷首增写《六位》、《脏象》二图，其余未遑润色，即付友人穆子昭……余从子昭授得一本，后值兵火，遂失其传，偶于乡人霍承君祥处复见其文，然传写甚误，但依方而录之。以付后之学者，详为刊正云。时甲辰年冬至日"（即1244年）。今见《儒门事亲》卷十三的《三消论》，篇名下有"因在前此书未传于世，恐为沉没，故刊而行之。"说明麻知几确实已收集《三消论》，并作了部分加工润色。但是未能刊行，直至张子和、麻知几先后辞世，仍埋没民间。《医籍考》载："……《儒门事亲》……惜其真本为徵君藏于山中，不可复见，今刊行者，尚为错乱疑阙……或失其真……异时有好事者，购得真本，重刊而行之……则子和不死矣"，"……将行于世，会子和、知几相继死，迄今其书存焉。"可以证此。《儒门事亲》初刊时间是元中统三年（即宋景定三年，1262年），其时，张子和、麻知几已先后逝世三十多年。所称的十四卷即不包括《三消论》。至明嘉靖二十年（1541年），邵辅（伯崖）根据元刊本，加以改易刊行，并补入《三消论》，遂成十五卷本。而后《医统正脉全书》本又据以刊行，而广为传播。

《三消论》为刘河间所作。刘氏倡火热之论，而张子和则私淑刘氏，"其法宗刘守真，用药多寒凉。"是刘河间学术的忠实继承者和实践者，故麻知几收集了《三消论》，后人又把《三消论》补入于《儒门事亲》，反映了张子和与刘河间的师承关系。

（二）《心镜别集》

《心镜别集》又名《伤寒心镜别集》，或《张子和心镜别集》。清代名医汪琥曰："《伤寒心镜别集》，镇阳常德编，其书止论七条；首论伤寒双解散及子和增法，次论发表、论攻里、论攻里发表、论寻衣撮空、论传足经不传手经、论亢则害承乃制。其言虽非阐扬仲景之旨，亦深通刘河间之书者也。"从其内容分析，前四篇为补充论述汗、吐、下三法的短文，后三篇是对风证、伤寒传经及亢害承制的观点。亦是常仲明对张子和学术的补遗，被后人附入于《河间六书》之末。常德，字仲明，金兴定中镇阳人，受张子和之学，为张氏门人，参与整理《儒门事亲》并为补遗。因之，《心镜别集》亦被后人视为张子和遗作，故又名《张子和心镜别集》。

综合而言，《儒门事亲》及《心镜别集》，虽不尽出张子和之笔，但可谓集张子和学术之大成，亦反映了张子和师承刘河间的学术关系。

（三）《儒门事亲》的版本

据1959年《中医图书联合目录》所载书目，《儒门事亲》有20多种版本存世，现存最早的版本距今已经有700多年的历史。初次刊行应该在金代，但是没有流传下来。当今最早的版本是1262年刊行的元代刻本，源于金刻本，并流传到日本，是在张子和去世四年之后的重印本，现存于北京大学图书馆。

明朝流传下来的主要有三种版本，《医方类聚》本和邵辅本以及《医统正脉》本。其中《医方类聚》本是朝鲜人金礼蒙分类汇编而成，刊行于1445年，1861年日本人丹波元坚根据家藏残本增补重印，即《医方类聚》江户学训堂本。以丛书形式出现，共列七目，这也是现存唯一的以丛书形式出现的刊本。

邵本刊行于明嘉靖二十年（1541年），凡十四卷，不含《三消论》，邵本为民间流传的刻本。这也说明了，在明朝就有人把张子和的经验编撰成书出版，冠以《儒门事亲》为全书之名。他改图为文，形成了从丛书版本形式到现在通行本的趋势。此版本为现存较完备的版本之一，现在通行的版本也较多源于此本。

明朝的另外一个版本是存于王肯堂《医统正脉》大型医学丛书中，此书共收录《儒门事亲》十五卷，是现存十五卷本的渊源。

清朝的版本以《四库全书》所收录的《儒门事亲》为代表，刊行于1778年，是以邵本为基础的版本。1991年上海古籍出版社影印此本，才得与读者见面。晚清也有不少版本，如宣统年间的上海千顷堂古印本，詹犀曾编撰《儒门事亲集要》，以及康熙年间日本松下睡鹤堂本等均为当今流行的重要版本。

近代的版本主要有：民国年间，有曹炳章《中国医学大成》所收录的《儒门事亲》（1990年上海科技出版社重印）；河南中医学院图书馆存的《豫医双璧》所录《儒门事亲》。解放后，1959年上海科技出版社重印了《儒门事亲》，这是目前通行本的代表。1983年河南科技出版社出版了《儒门事亲校注》，有校有注有按，为后人学习《儒门事亲》提供了方便。1984年人民卫生出版社出版了《子和医集》编入了《伤寒心镜》，这是目前反映张子和学术思想重要版本之一。上世纪90年代以后，国内又出版了许多关于张子和的著作，具有代表性的有：中国中医药出版社出版的《金元四大家医学文集》，中医古籍出版社的《儒门事亲研究》以及杨建宇所编撰的《儒门事亲校注》等。

综上所述，我们可以看出，在明朝初期以前多为单刻本，少有丛书刊行。此后，多见冠名《儒门事亲》之合刻本。十四卷本以明邵刻本为代表，十五卷本以《医统正脉》为代表，解放后多以上海科技出版社1959年排印本为主。

四、医学学术思想

张子和的医学学术思想包括以下五个方面：邪气致病的病因发病学观点；汗、吐、下三法赅尽治病；五志七情，病从心发的观点；"药邪"观；补论。以下分而论之。

（一）邪气致病的病因发病学观点

张子和认为，人体发病皆由邪气侵袭所致；邪气入侵，必然会出现虚实变化的病理规律；病程长短与病情轻重，皆与邪气有关；要治愈疾病，必须攻其邪气，邪气得以祛除，正气得以恢复，这是他的病因发病学观点的基本内容。正如《儒门事亲·汗吐下三法该尽治病诠》中所说："夫病之一物，非人身素有之也。或自外而入，或由内而生，皆邪气也。"人与天地相统一，是一个有机的整体，人有六味，而天地皆有六气，诚如《儒门事亲·汗吐下三法该尽治病诠》所云："天之六气，风、暑、火、湿、燥、寒；地之六气，雾、露、雨、雹、冰、泥；人之六味，酸、苦、甘、辛、咸、淡。"人之六味与天地之六气协调，则不会有邪气的产生；一旦天地人不相和谐，则天地六气就会与人之六味相作用，从而产生邪气。即天气变成"天邪"；地气变成"地邪"；人气变成"人邪"。邪气产生之后就会侵袭人体，如果正气内存则不会发病，反之则容易受邪而发病。《儒门事亲·汗吐下三法该尽治病诠》："人身不过表里，气血不过虚实。表实者里必虚，里实者表必虚；经实者络必虚，络实者经必虚，病之常也。"邪气侵入人体有三个途径，分别来自于"天"、"地"、"人"，并称之为"天邪"、"地邪"、"人邪"。《儒门事亲·汗吐下三法该尽治病诠》："故天邪发病，多在乎上；地邪发病，多在乎下；人邪发病，多在乎中。"由于感邪不同，所以病症各异，这是人体发病有不同部位、不同表现的原因。而感邪各异，治疗途径方法也就不同，因势利导，去邪存正。"邪气加诸身，速攻之可也，速去之可也……先论攻其邪，邪去而元气自复也。"他从此理论出发，提出了相应的祛除三类不同病邪的"汗"、"吐"、"下"的治疗方法。由此可知，病因邪生、证由邪定、邪去正安是张子和的病因发病学观点。

（二）汗、吐、下三法该尽治病

张子和根据邪气致病的病因发病学观点指出："……此为发病之三法也。处之者三，出之者亦三。"所谓"出之者亦三"就是汗、吐、下三法，即在表者皆用汗，在下者皆用下，在上者皆用吐。在确立治疗方法、祛邪途径的基础上，他把诸药统论于三法之中即"辛、甘发散，淡渗泄，酸、苦、咸涌泄。发散者归于汗，涌泄者归于吐，泄者归于下。渗为解表归于汗，泄为利小溲归于下。"（《儒门事亲·汗吐下三法该尽治病诠》）这样就把病因发病中的病邪性质、发病规律和治疗中的立法用药联系起来。并认为"圣人止有三法，无第四法也"。如是则把各种治疗方法均统于三法之中，即所谓"三法可以兼众法"也。

1. 汗法

（1）汗法的概念　张子和根据"因其轻而扬之"，摆脱了传统汗法的观念，提出凡是疏散外邪的治疗方法统归于汗法，力辟习俗固守的"发表不远热"之旨，认为辛温能发汗，寒凉亦能发汗。他提出了"世俗止知唯温热者为汗药，岂知寒凉亦能汗也"（《儒门事亲·凡在表均可汗式》），补充了《伤寒论》汗法的不足。他将常用的发表药物，根据其性味分为辛热、辛温、辛甘、辛凉等40多种。还依据人与天地合一的哲学理论指导临床用药，例如他指出："南陲之地多热，宜辛凉之剂解之；朔方之地多寒，宜辛温之剂解之。午未之月多暑，宜辛凉解之；子丑之月多冻，宜辛温之剂解之，少壮气实之人，宜辛凉解之；老者气衰之人，宜辛温解之。病人因冒寒食冷而得者，宜辛凉解之；病人禀性和缓者，可辛温解之。病人两手脉浮大，可辛凉解之，两手脉迟缓者，可辛温解之。如是之病不可一概而用，偏热（当）寒凉（而）及与辛温，皆不知变通者，夫地有南北，时有寒暑，人有衰旺，脉有浮沉、剂有温凉，服有多少，不可差矣。"他还对方剂按发汗的强弱进行了分类：桂枝汤、麻黄汤、五积散、败毒散等为发汗甚热之剂；新麻汤、葛根汤、解肌汤、逼毒散等为发汗辛温之剂；大小柴胡汤、柴胡饮子等为苦寒发汗之剂；通圣散、双解散等为辛凉发汗之剂等等，为临床选方用药提供了方便。

除运用药物发汗外，他还善于运用物理疗法来发汗，包括灸、蒸、熏、洗、熨、烙、针刺、砭射、导引、按摩等。具体应用方法表现在以下几个方面：

温室发汗：密闭居室，室内生火或床下置火盆，提高室内温度，"以藉火力出汗"。此法医案共有六则，或单独适用，或配合治疗方法，广泛运用于飧泄、风水、狂证、头热痛、腹胀、肛气等病证。

情志相胜发汗：张子和阐扬"五志相胜"理论，提出"情志为病理相为治"的观点，强调在治疗疾病时不可专门依赖药物调治，应释情遣怀、移情易病，或与心理暗示及安慰，提出了具体的心理治疗方法：悲可以治怒，以怆恻苦楚之言感之；喜可以治悲，以谑浪亵狎之言娱之；恐可以治喜，以恐惧死亡之言怖之；怒可以治思，以侮辱欺罔之言触之；思可以治恐，以虑彼志此之言夺之。最终达到发汗的目的，属于"情志"疗法。

砭刺发汗：张子和认为，出血与发汗，名虽异而实同。其发泄逐邪、疏风宣毒、通经散瘀、决壅泻火、清宣开窍，与使用汗法机理类同。该汗法被广泛的运用治疗头面五官红、肿、热、痛诸症；皮外科痈疽癣瘤以及风搐、呕血、肾风等20余种内外、五官科疾病，也是他最常用的治疗方法之一。属于"针刺"法。

澡浴发汗：即在暖室中用热水或适当方药煎汤洗浴。如治小儿风水，除服五苓散通阳利水外，更于不透风处浴之，使内外并行，收汗出肿消之功。此法还广泛用于小儿夜啼，祛脾湿，调节二脏功能。澡浴属于"湿"、"渫"之法，通过浴汗以散肺之郁热，解心火灼烁之苦。属于"蒸、熏"范围。

导引按蹻发汗：治疗外感时气，张子和常采用导引法，使病人盘脚而空，次于两手交十指，攀后风池、风府（此二穴乃是风门也）。向前叩首，几至于地，如此一进二十数，继以葱醋、辛辣汤投之，汗出立解。或采用按摩法：伤寒勿妄散，解时使人按其股，按其腹，取得玄府宣通，气液流行，驱邪外出之效。

张子和外治法发汗，具有易于控制治疗量，避免药邪为害，针对性强等特点，且简便易行，其效捷验。既达到了开玄府而逐邪气的目的，又体现了中医整体观念和辨证论治的特点，成为张子和攻邪法的一大特色。

（2）汗法的适用范围　凡邪在肌表尚未深入者均可用汗法。具体归纳为：其一，凡风寒暑湿诸，邪之在表者，其症或发疼痛出汗、麻痹不仁及四肢肿痒拘挛，皆可用汗法。其二，感受风邪诸疾，如风寒湿痹、小儿惊风等均可发汗以祛风排毒。其三，热邪郁表，如癫、狂病等热郁疾病，常用汗法以疏散热郁，即"火郁发之"之义。

（3）汗法的法度　张子和指出："发汗之法，辨阴阳，别表里，定虚实，然后汗之"，"凡发汗欲周身漐漐，然不欲如水淋漓，欲令手足俱周遍，汗出一二时为佳，若汗暴出，邪气多不出，则当重发汗，则使人亡阳。凡发汗中病则止，不必

尽剂。"（《儒门事亲·凡在表者皆可汗式》）。强调气血衰少者禁刺；风府，小儿血会不可轻用；刺血之后注意饮食宜忌及情志调摄；汗出可与吐下法配合使用，达到"吐法兼汗"的目的。如病有外感而兼有痰食者，往往用防风通莖散加葱根，于暖室置火，服后探吐，每于一吐之后，汗出漐漐，内外之邪顿解，此吐法兼汗，可谓匠心独具。

2. 吐法

（1）吐法的概念　张子和的吐法，在《儒门事亲》中，专用吐法治疗22例，与其他治法结合应用62例，占全部病例的二分之一，涉及病症达60余种。由此可知，不能单纯以涌出"上脘及膈间痰涎食"这一狭小内容来界定其吐法，其吐法之功效亦难以用现代洗胃与吸痰术所替代。张子和吐法已不只拘于具体吐法之形式，而是以"吐之令其条达"为目的。这从子和吐法的外延方面可以得到具体说明。张子和认为"自膈以上，大满大实，病安能出"，因此，凡肠中一切有形之痰积，皆主张一吐为快，迅扫病根，反对养痈遗患的治疗方法。其所用方多发于仲景及《千金》、《外台》诸方，并对36味引吐散的性能作了详细分析，认为："凡吐伤寒者，应用瓜蒂散；吐杂病者，用一物瓜蒂散，或葱根汤；吐痰食者，用茶调散；吐两胁病者，用茶调散加全蝎；火郁者以盐之咸寒引吐之；痰症用常山吐之。"

（2）吐法的内容

①针对病因，排除致病源：通过涌吐，吐出宿食，涌出风痰，达到"木郁达之"之效。张子和治疗"风搐"、"狂"、"沉积水气"、"茶癖"、"癫"、"伤冷"、"胸不利"、"隔食中满"等病，均用吐法，即体现了迅速扫除致病源的思想。

②启枢机，因势利导，缓缓图治：张

子和在治疗"中风"、"中暑"、"落马发狂"病案中，先用能上涌下泄之药，夺病之大势，利用涌吐之法，顿挫病势，然后再用对症方药缓缓图治，这也是他攻邪思想和步骤的体现。另外对于厥证之气逆气乱，张子和在《儒门事亲卷四·厥》中指出"若尸厥、痿厥、风厥、气厥、酒厥，可一涌即醒。"子和涌吐有宣升上行之义，涌吐上焦而下焦升，中焦畅，故张子和用涌吐治疗石淋、尿闭、便秘等均见奇功。

③宣达腠理、祛邪外出：即"开玄府，发腠理"也，张子和在《儒门事亲》中指出："吐汗，发扬寒热之邪"、"吐中自有汗"。在《儒门事亲·卷一·立诸时气解利禁忌式》中指出"因其一涌，腠理开发，汗出周身。"在治疗"感风寒"、"风水"、"风湿"、"劳嗽"中用吐法，即体现了"开玄府，发腠理、祛邪外出"之观点。

④灵活外用吐法：张子和吐法除用内服药涌吐外，还借助于物理刺激以达到涌吐之效果。指出"引涎、漉涎、嚏气、追泪"等，凡上行者，皆吐法也。举外用法如下：

引涎法：《儒门事亲》中引涎的代表方剂有"脑宣方"（卷十五·头面风痰第四），本方乃皂角熬膏纳鼻嗅之，口咬筷子，良久，涎出为度。

漉涎法：《儒门事亲》中漉涎的代表方剂有"牙宣药"（卷十五·口齿咽喉第二）将药研细，先用温浆水刷净牙齿，后用药末擦痛处，追出顽涎为度。

追泪用方：张子和追泪专方是"锭子眼药"（《儒门事亲·卷十五》）此药乃眼颗粒剂，把麦粒大小的药粒放于眼大眦头，等散化泪出为效。这是借助于药粒刺激和药效达到治疗眼疾之目的。

（3）吐法的法度　催吐药的服用方法，空腹服，不断增加药量使胃中之药量逐渐增多，便可出现温温欲吐之势。

服药后仍不能自动吐出者，须用钗、鸡羽探吐，以吐为度。

凡吐后皆眩者，宜静卧休息，观其变化；昏眩甚者，或吐不止者，可饮新汲水，冰水解之。

体质强者，可取一次大吐而愈；弱者，可取四次小小吐之；吐后病减或病情剧者，审其可吐者，仍可继续吐之。

吐后不宜贪食过饮，禁食干硬肥脯难化之物，房事等亦所必禁。

3. 下法

（1）下法的概念　下法，在元以前，是用导泻的药物荡涤肠胃燥结的方法统称之，而张子和把凡能通达气血、祛除邪气，使之从下而行的多种治法均列于下法。他认为"催生、下乳、磨积、逐水、破经、泄气，凡下行者，皆下法也"（《儒门事亲·汗吐下三法该尽治病诠》）。大凡宿食邪滞蕴结肠胃，杂病腹满拒按，黄疸食积及阴寒痼冷，热客下焦，痰饮，热邪未尽，瘀血积滞而致中下焦之里实证（经血不调、小便不利、腰胯痼疾及外伤诸病等），皆可随症下之。《儒门事亲》中下法涉及内外妇儿各科疾病计60多种病。

（2）下法的内容　张子和针对热壅、寒结、水聚、痰滞、血瘀病机，采用凉下、寒下、热下、温下及调中攻下之剂，其中寒凉之方剂占多数，如承气汤、导水丸、八正散、五冷散、禹功散等。同时总结了常用攻下之药物约三十味，及攻下药的主治、性味，其中寒凉药二十三味，并认为牵牛、大戟、皂角有小毒，巴豆、甘遂等有大毒，当慎用，说明张子和使用下法仍不忘顾护正气。凡用下法者，对证候以至选方，以及病之轻重缓急均有详述。张子和把寒下剂分为几类，如调胃承气汤为泄药之上药，为重剂；大、小桃仁承气汤次之，陷胸汤又次之，大柴胡汤又次之。以凉药下者，八正散泄热兼利小溲；洗心散抽热兼治头目；内外上下蓄热而下泄有黄连解毒散；解上下蓄热而泄有神芎丸；凉血而行经的生四物汤为凉下之剂。以温药下者，他把无忧散列为下诸积的上药，把逐水的十枣汤列为上药；润燥通腑的神功丸列为调中缓下之药。并倡导急性病用汤药，慢性病宜为丸药。"急则用汤，缓则用丸，或以汤送丸。"（《儒门事亲·凡在下者皆可下式》），并列举了不同的下法。指出"大人小儿，一切所伤之物在胃脘，如两手脉迟而滑者，内实也，宜下之。并根据病情的变化，提出了"皆可下之"、"犹宜再下之"、"当再下之"、"故可下之"、"皆以急下之"等五种不同的下法。

（3）下法的范围　张子和根据其自身丰富的临床经验，灵活使用下法，扩大了治疗疾病中下法的应用范围。根据"通者不痛，痛者不通"之理，若阳气壅遏，腑气郁滞，上下不通，则疼痛由生，而下法可通腑开郁，郁遏开张，气血畅通，则疼痛自止。如痿证是因燥热灼伤津液，肌肉、筋脉失常所形成，可用下法。下可去燥，燥去津存，筋脉得濡，痿证自愈，故下可治痿。治疗血证亦可用下法，出血若由阳热盛壮、败伤络脉所致，则下可凉血，下可泄热，热清血凉，出血自止，故下亦可止血。在治疗冻疮时亦可用下法，冻疮虽属血虚寒凝为多，然属热邪内扰，阳气郁遏，肢端不温，血脉凝滞者亦不少，若属后者，则用苦寒攻下。下可泄热，故可治疗冻疮。子和又根据下可导滞治疗洞泄，洞泄可由肠道湿热、浊水积滞、功能失调导致；而下法可以导滞磨积、荡涤浊水、恢复肠道功能；此外下法还广泛运用于呕逆喘咳，此类病症凡由腑气不通、浊气上逆所导致者，可用下法以通腑降逆；另外下可开郁，治疗妇女不孕。因妇人不孕可由阳气壅遏，燥金乘木，木气郁滞，三焦不通，心火不降，肾水不升所导致；而下可通腑，开张郁遏，使肝气疏泄，三焦畅通，心肾相交，水火相济，则用事如常，受孕成胎。

（4）下法的法度

①下法不囿于实证：张子和的下法所治多属实、热证，但为寒属虚者亦有。张子和运用下法的指征注重的是邪气导致的气血郁滞的病理状态，重点在于攻邪外出，下行分流。如《儒门事亲·卷七·感风寒九十六》，《儒门事亲·卷七·冻疮九十七》中下法的运用。

②峻下多用于暴病卒痛邪实：张子和不但继承了"急下存阴"之治疗思想，而且发展了下法，用于暴病卒痛。子和在《儒门事亲》中指出："盖有毒之药，能上涌下泄，可以夺病之大势。"张子和用下法治疗"吐血"、"积聚"、"胃脘痛"、"风水"、"停饮"、"肿满"等病就是这一学术思想的体现。

③疑难病症反复攻下：张子和运用下法治疗疑难病症，尤其是湿邪，积聚等病程较长，不易速愈的疾病，张子和主张反复多次攻下。有每日三五次，有每月三五次，每年五七次，前后百余行等不同，这在子和和常仲明在《儒门事亲》卷三·十二、卷四·二十六、卷六·二十七等的论述及医案中均有明确说明。

④下中有缓：张子和下法并非是简单的"下"，而是有质、有量、有先、有后、有缓、有急之分的系统的完整的下法，决不是"下法"就是泄下那样简单，也不仅是"舍死而治"的冒险，其"审慎用药，缓攻虚邪"的思想，多不为人知。这一点在《儒门事亲》卷六·泄泻八十四、卷二

·凡在下者皆可下式十六、卷七·孕妇便结九十一的论述和医案中有详细说明，学习张子和下法时不可不知。

⑤次第用下，诸方配合：张子和常用的下法方剂有二十余种，有润下、缓下、峻下、攻下等不同，有散，丸，煎剂之各异。但他在运用时，根据病情，次第用下，或缓攻，或急下，或单方，或复方，或配合其他方药，或配合食疗，或配合汗、吐之法，根据病情各有所需，针对病情施以不同的下法。《儒门事亲·卷六·沉积疑胎一百三十四》中用五个方，《儒门事亲·卷七·大便燥结九十》中用3个方，并配合食疗。在《儒门事亲·卷六·中暑十八》中用下剂、食疗法配合汗法。在《儒门事亲·卷六·亘道不食六十三》、《儒门事亲·卷六·黄疸七十二》、《儒门事亲·卷六·虚劳四十九》、《儒门事亲·卷六·屈膝有声七十八》、《儒门事亲·卷九·当禁不禁病愈后犯禁而死》、《儒门事亲·卷七·杖疮一百十六》等均有体现，其中吐、汗、下联用的病例约有63例。

⑥根据病情，体质因素掌握下法：子和临床应用下法必察其可下三证，且审慎考虑病者体质，病情等综合因素，当下则下，当止则止，反复攻下，中病则止。"中病即止，不必尽剂，过而生衍；沉积多年羸劣者，不服陡攻之药；虚中积聚者可五日一服"（《儒门事亲·卷二凡在下者皆可下式》）

以上就是张子和治疗疾病常用的"汗"、"吐"、"下"三法，由此可以看出，张子和之所以善用此三法，主要在于他对这三法有很深的理解。因此说，张子和一生最大的贡献就是确立的"汗"、"吐"、"下"三法可以治疗所有疾病的思想。同时，这也是张子和最重要的学术思想方面。

（三）五志七情，病从心发的观点

张子和不仅善于应用"汗"、"吐"、"下"三法治疗疾病，他还很重视情志对人体的影响，在临床中，他曾灵活运用情志疗法治疗很多疾病。《儒门事亲》中记载情志疾病60余种。其中包括由暴怒所致的呕血、飧泄、煎厥、薄厥等；由狂喜所致的笑不止、毛发焦、狂等；由悲哀所致的癫痫、阴痿、暴下绿水等；由思虑所致的失眠、白淫、不欲食等。

张子和以《素问·举痛论篇》九气为病为依据，在刘完素"六气皆从火化"、"五志过极皆为热甚"的火热理论基础上，对情志疾病有自己独特的见解。他认为情志性疾病皆与"心"有关，治疗当从"心"着眼。例如他在《儒门事亲·九气感疾更相为治衍》中说："五志所发，皆从心造，故凡见喜、怒、悲、惊、思、恐之证，皆以平心火为主。至于劳者，伤于动，动便属阳；惊者骇于心，心便属火。二者亦以平心为主。"这段话阐明了情志病变与心的密切关系，且病理以心火亢盛为主，故以平心调神为主要治疗方法。从中医理论看，心主神明，即心神主宰人的精神活动的外在表现和思维意识活动，它包括了神志、神情、神态、思维活动等诸多方面，故临床上凡五志七情病变，均见上述多方面的病理状态，而呈现所谓"神"的异常，此时宜以治心为主。又因张氏私淑刘完素之学，而完素又为"寒凉派"的代表，故以寒凉药"平心火"就很容易理解了。如张氏在治疗笑不休、狂、小儿拗哭不止、发惊抽搐等证时，皆以平心、清心之法取得良好效果，特别是对笑不休证，将《内经》"神有余则笑不休"的理论阐发得精辟、透彻，曰："此所谓神者，心火是也。火得风而成焰，故笑之象也。五行之中，惟火有笑矣。"

他根据五行生克制胜原理，提出"九气感疾更相为治"的法则，治疗五志化火的七情病变，即"悲可以治怒，以怆恻苦楚之言感之；喜可以治悲，以谑浪亵狎之言娱之；恐可以治喜，以恐惧死亡之言怖之；怒可以治思，以侮辱欺罔之言触之；思可以治恐，以虑彼志此之言夺之。"他用这一观点指导心理治疗，改变病人的心理病理状态，收到良好的效果。

（四）"药邪"观

1. "药邪"的概念　古代医学家对于包括药源性疾病在内的"药邪"早有认识，认为"药邪"是由于药物本身产生或者运用不当而造成的一种致病因素，除药源性疾病外，还包括药物中毒（常因误服或过服、久服含有毒性成分或毒性作用的药物所致，煎制方法不当亦可造成）、误用药物等等几个方面。如：《素问·五常政大论》"病有久新，方有大小，有毒无毒，固宜常制矣。大毒治病，十去其六，常毒治病，十去其七，小毒治病，十去其八，无毒治病，十去其九，谷肉果菜，食养尽之，无使过之，伤其正也。"说明了药物作用的两重性，有毒药物要严格控制，无毒药物也不必尽剂，否则药物用之过久伤及正气，可以导致疾病。又如《诸病源候论·服药失度候》："凡合和汤药，自有限剂，至于圭、铢、分、两，不可乖违。若增加失宜，便生他疾。其为病也，令人吐下不已，呕逆而闷乱，手足厥冷，腹痛转筋。久不以药解之，亦能致死"，则是强调药物配伍剂量不可错乱。再如张景岳在《景岳全书》中强调，即使是饮食也不宜太过，否则于人有害。"然毒药虽有约制，而饮食亦贵得宜，皆不可使之太过，过则及伤也。"

医家对"药邪致病"的论述众说纷纭，但明确提出"药邪"一词的却是金元时期的张子和。"宛丘营军校三人，皆病痿，积年不瘥。腰以下肿痛不举，遍身疮赤，两目昏暗，唇干舌燥，求疗于戴人，戴人欲投泻剂，二人不从，为他医温补之药所惑，皆死。其同病有宋子玉者，俄省曰：彼已热死，我其改之。敬邀戴人，戴人曰：公之疾，服热药久矣，先去其药邪，然后及病邪，可下三百行。子玉曰：敬从教。"由此可见，张子和第一次明确地提出了药邪。

2. 张子和对"药邪"的认识　张子和对"药邪"之于人体的危害，认识得十分深刻，其时医者喜用辛温燥烈以温补，病者喜温而恶寒，喜补恶泻，这种不良风气十分流行。张氏力纠时弊，"服热药久矣，先去其药邪"，故强调"治病当论药攻"明确地提出了"药邪"说，这是对中医病因学的一大发展。

（1）药邪致病　"男子二十上下而精不足，女子二十上下而血不流，皆二阳之病也。时人不识，便作积冷极意治之，以温平补之……《内经》本无劳证，由此变而为劳……皆以为传尸劳，不知本无此病，医者妄治而成之耳。"即是由于医者误诊，妄投药物，药物对于疾病无效反而致害，而使二阳之病变为劳病，药邪为病也。基于此，他十分强调："夫养生当论食补，治病当论药攻。"另外，有些疾病，用药不当，会加重病情。如"高烁巡检之子八岁，病热，医者皆为伤冷治之，以热药攻矣，欲饮水，水禁而不与，内水涸竭，烦躁转生，前后皆闭，口鼻俱干，寒热往来，嗽咳时作，遍身无汗。"

（2）转生他疾　对此，张子和十分重视，在《儒门事亲》中有多处论述，如"夫大人小儿暴注、泻水不已……慎不可骤用罂粟壳、干姜、豆蔻圣散之类，纵泻止则肠胃不通，转生他疾"；"夫病疳利，……若服豆蔻罂粟之类，久妇人月事不来，……慎勿服峻热之药，了之则变为肺痿、骨蒸、潮热……"；"病后但觉极寒，……切不可以热剂温之。恐反成他病也"。还如："凡男子妇人，骨蒸潮热……慎勿服姜附峻热之药，若服之，饮食难进，肌肉消减，转加危笃，五劳之病，合从不有，发表攻里，遂误致此"；"凡小儿之法，不可用极寒极热之药，及峻补峻泻之剂，或误用巴豆、杏仁、硫黄、腻粉之药，若有此药，反生他病"。

（3）药误致死　张氏根据临床所见所闻，提醒后世医者，医生乃司人生命之职业，当慎重异常，否则药误可杀人。如"盖以痿，肺热为本，叶焦而成痿，以此传于五脏，岂有寒者欤？若痿作寒治，是不刃而杀之也。夫痿病不死，死者用药之误也"；"如治水肿痛者，多用水银轻粉白丸子，大毒之药下之，水肿未消而牙齿落，牙齿落而不进食，水尽而立毙"。

3. **药邪的形成**　对药邪的形成张氏认为大致可分为两类，即药物自身的毒邪和误用药物所造成的药邪。

（1）药物自身的毒邪

①过量：张氏认为治病用药，剂量不足，药不能达病所则不能发挥作用；而剂量过大，特别是一些含毒性的药物，过量会造成自身的毒邪蓄积而中毒。《素问·阴阳应象大论》曰：形不足者温之以气；精不足者，补之以味。味者，五味也，五味调和，五味调和则可补益精气也。……五味贵和，不可偏胜。……若用金石草木补之者，必久而增气，物化之常，气增而久，夭之由也。所以久服黄连、人参者，而反化为热，久服热药之人，可不为寒心哉"。并进而认为"中病则止，不必尽

剂"。

②误服：张氏认为病者不遵医嘱，相信秘方、验方、补方，或是医者没有正确掌握药物的用法，也会造成药邪。例如："……将以证后人之误用药者也。予堂兄艺错乱，用升麻泻血，喘满昏愦，懊恼闷乱"；"医者不察其脉，不究其原，反作伤寒。反之，桂枝麻黄升麻之属，以汗解之，汗而不解，其转疑惑，反生他证，如此误死者，可胜计哉。"

③炮制不当：某些含有毒性的药物经过适当的炮制可以减轻毒性，如若对这类药物炮制不规范，则易致人中毒。如张子和说"……此药犯巴豆，或出油不尽，大热大毒，走泄五七行，或十余行，其人必津液枯涸，肠胃转燥，发黄瘀热，目赤口干、恍惚昏愦惑狂，诸热交作，如此误死者，不可胜举。"张氏认为巴豆出油不尽，属炮制不当，亦易造成药邪，令人致病甚至误伤人命。

（2）误用药物造成的药邪

①误用燥热：张氏针对当时医界盲目滥用温热燥药，病家喜温恶寒，富贵之人喜用金石养生的状况，直言"养生当论食补，治病当论药攻"。明确指出无论无病还是有病，妄进热药为补，喜取辛热燥烈之品，必然产生不良后果，《儒门事亲》书中每每论及误用燥热而致药邪，致病害命。例如"病以温热为源，风寒为兼，三气合而为之，奈何治此者，不问经络，不分脏腑，不辨表里，便作寒湿脚气，乌之附之、乳之没之，种种燥热攻之，……以致便旋温滞，前后俱闷，值燥转甚，肌肤日削，食饮不入，邪气外侵，虽遇扁华，亦难措手。"又如："夫男子妇人，病水湿泻注不止，因服豆蔻乌梅姜附峻热之剂，遂令三焦闭涩，水道不行，水满皮肤，躯体否肿，面黄肿大，小便赤涩，两足按之

陷而复起。"

②滥用补法：张子和针对当时医界病家喜补恶泻，喜温恶寒，"尝藉之为利，而不知补之为害也"，"及其闻攻则不悦，闻补则乐之"的状态，大声疾呼妄以补法治病，其害不浅，乃药邪所由，预命之始。所以他最反对滥用补法，指出："平补、峻补、温补、寒补、筋力之补，房室之补……若施之治病，非徒功效疏阔，至其害不可胜言者。"认为补法一条"必观病人可补者，然后补之"。并指出采用补法，必然识其径、得其法、适其时，否则，用之不得法，必因偏胜或偏损而致病。在《儒门事亲》一书中，收载滥用补法而致病者随处可见，如"息城李左衙之妻，病白带如水，窈满中绵绵不绝，秽臭之气不可近……诸医皆云积冷，起石、硫黄、姜、附之药，重重燥补，污水转多……名曰火龙丹，服至数升，污水弥甚。"又如"……张承应，年几五十，腹如孕妇，面黄食减，欲作风气，或令服黄芪建中汤及温补之剂，小溲涸闭……"；"王太仆云：太阳受寒，血凝为瘕，太阴受寒，气聚为疝……可以温药逐之，不可以温药补之，若补之者，是欲病而强挽留之也。"

（五）补论

《儒门事亲·卷二》列"补论"专篇。归纳其补法思想于方药如下：

1. 邪未去而不可言补

张子和于"汗、吐、下三法该尽治病诠"中说："良工之治病，先治其实，后治其虚，亦有不治其虚时。粗工之治病，或治其虚，或治其实，有时而幸中，有时而不中。谬工之治病，实实虚虚，其误人之迹常著，故可得而罪也。惟庸工治病，纯补其虚，不敢治其实，举世皆曰其平稳，误人而不见其迹。渠亦不自省其过，

虽终老而不悔，且曰：'吾用补药也，何罪之有?'病人亦曰：'彼以补药补我，彼何罪焉?'虽死而亦不知觉。夫粗工之与谬工，非不误人，惟庸工误人最深，如鲧湮洪水，不知五行之道。"由是而知，张子和在赞同良工"先治其实，后治其虚"（即去邪之后方言补）的同时，又反对"庸工之治病，纯补其虚，不敢治其实"的方法。对庸工这种治病方法比喻为"鲧湮洪水"。他还进一步论曰："若先论固其元气，以补剂补之，真气未胜而邪已交驰横骛而不可制矣！惟脉脱下虚、无邪无积之人，始可议补。"他还再次强调"有邪积之人而议补者，皆鲧湮洪水之徒也。"

他在《儒门事亲》第二卷中说："若此数证，余虽用补，未尝不以攻药居其先。何也？盖邪未去而不可言补，补之则适足资寇。"又说："故病蠲之后，莫若以五谷养之，五果助之，五畜益之，五菜充之，相五脏所宜，毋使偏倾可也。凡药皆毒也，非止大毒、小毒谓之毒，虽甘草、人参不可不谓之毒，久服必有偏胜。气增而久，夭之由也。是以君子贵流不贵滞，贵平不贵强，卢氏云：强中生百病，其知言哉。人惟恃强，房劳之病作矣，何贵于补哉。以太宗、宪宗高明之资，犹陷于流俗之蔽，为方士燥药所误；以韩昌黎、元微之犹死于小溲不通、水肿；有服丹置数妾，而死于暴脱；有服草乌头如圣丸，而死于须疮；有服乳石、硫黄，小溲不通；有习气求嗣，而死于精血；有嗜酒而死于发狂见鬼；有好茶而为癖，乃知诸药皆不可久服，但可攻邪，邪去则已。近年运使张伯英病宿伤，服硫黄、姜、附数月，一旦丧明；监察陈威卿病嗽，服钟乳粉数年，呕血而殂。呜呼！后之谈补者，尚监兹哉。"

2. 养生当论食补，治病当论药攻

张子和主张"养生当论食补，治病当论药攻"，用汗、吐、下三法祛邪，所谓"损有余乃所以补不足"，故"不补之中有真补存焉"，能达到以攻为补，邪去正安的治疗目的。他虽言攻即是补虚，其前提是攻邪不可伤败胃气。他认为善用药者，要使病人进五谷，保养胃气，才是真正懂得补法的道理。病退谷进，邪去精生，才达到邪去正安的疗效。

三法攻邪后，病邪虽去，正气未复，且汗、吐、下之后不可能不伤气耗液，故病后养胃气是治疗过程中必不可少的一环。补养正气，他遵循《素问·脏气法时论》"五谷为养，五果为助，五畜为益，五菜为充，气味合而服之，以补精益气"之旨为食疗的准绳，偏重在饮食调养，藉谷肉果菜以养正扶羸。

3. 张子和之补法方药

（1）药补之方 《儒门事亲》卷十五录补方58首，占160首内服方总数的1/3强。足见子和运用补法在其学术思想中十分重要的地位。张子和补方分类及其用药配伍有显著的特点。

子和纯补虚方分：①补五脏虚损、补养气血、平补养生三类，共约20余首。补五脏虚损的代表方有：补肾的无比山药丸，阴阳双补的四仙丹，补脾的养脾丸，平补脾土的茯苓饼子，补肝胃的治目方，乌须明目的不老丹，补肺的人参补肺汤，补心的定志丸药。②补养气血的代表方有：气血双补的胃风汤、三分散，养血的四物汤，养血调经的当归散。③平补养生的代表方有：天真丸、保命丹、辟谷方。纯补虚方的共同特征是补性平润，偏温不燥，偏凉不寒，补不滞腻。张氏平补用药配伍的特点有：气血双补多用人参、白术（或甘草）配当归、芍药（或地黄），复方

多用四君子汤配四物汤。养肝肾滋阴液多用天冬、麦冬、生地、杨根、首乌、桑椹等为主组方。张氏善用滋阴柔润之品挤汁入药，如麻仁汁、地黄汁、枸杞汁、桑椹汁、生地汁、生藕汁等。张子和补血方喜欢配入香附、刺蒺藜之品调理气血。

张子和攻补兼施方多独具匠心。补养气血之参、术、归、芍、配伍祛湿、疏风、清热降火、理气化痰等药，组成攻补兼施类方。如排风汤、人参散、神功丸等方。以归、芍为主配伍的攻补兼施代表方有：当归川芎散、芍药柏皮汤、当归丸、润体丸等。以参、术、草、归、芍为主配伍的攻补兼施代表方有：防风汤、白术汤，苦参散等。这些方大多为攻邪之后的通用药，攻祛病邪，补养正气，以善其后。

张子和攻补兼施的另一类方药是补脾调中之参、芪、术、苓、草等配伍消积导滞，醒脾渗湿，宽肠开胃等药形成攻补兼施方，其代表方有：枳术丸、平胃散、白术木香散、五苓散等。另有补肝肾养阴液的药物与祛邪药配伍的代表方有：三生丸、疏风丸。张子和攻邪多用剽悍之品，而在攻邪之时，却十分注意匡扶正气。一些性质峻烈或毒性较大方剂，多配合血肉有情之品。如用猪肾、紫河车等。

（2）食养食疗之补 张子和善于食养食疗，主张以食平疗，食养补虚。《儒门事亲》中食养、食疗之品计80种，是张子和补法方药的重要补充。

张子和食疗食养之品已超出了《内经》五谷、五果、五畜、五菜之范围。谷类有：白术、大麦、荞面、小麦、陈粟米、粳米、大豆、赤小豆、黑豆、白扁豆、绿豆酸浆水及其制品，果类有：柿、梨、甜瓜、西瓜、桃、杏、栗、枣、核桃、桑椹、芝麻以及干果。畜类有：猪、

牛的各种血肉食品、牛乳、鸡卵、咸鱼、蚕茧等；菜类：菠菜、葵菜、藕汁、冬瓜、海带、大蒜、胡萝、马齿苋、姜、葱、椒、芥末等。另外，有日常调味之醋、盐、汤、茶、蜜等。水有河水、新水、冰蜜水等。并且张子和主张食疗食养不可随意，是有所忌宜的。

张子和食疗食养组方大致分为三类：专用食物疗痰补虚方，如补虚散。另有一些外用方，具有代表性的有：辟谷方、保命丹、疗瘰方、益肾散、枳术丸、米饮汤、煮肝散等，计有 20 余首。这些方每方之中都具有谷蔬畜果之食疗食养之品，特点十分突出。所以，一般人认为子和"偏攻拙补"的观点是不恰当的，学习研究子和补虚方药，对全面科学地认识子和攻邪的学术思想是十分有益的。

由上可知，张子和对补法理论的贡献，主要表现在于辨证处理邪正的关系，主张攻邪居先，寓补于攻，提倡食疗补虚，注重顾护胃气、安谷生精等方面。他的补法理论与实践，是值得后人弘扬和效法的。

五、临证经验

张子和为临床大家，他不仅善于应用汗、吐、下三法治疗临床各科疾病，还注意应用食疗补虚以及应用心理疗法治疗疾病等，均取得了良好的治疗效果。将其临证经验具体归纳为治病重用三法祛邪、食疗补虚、心理疗法、刺血疗法四个方面分述之：

（一）治病重用三法祛邪

汗、吐、下三法是张子和治病祛邪的重要方法，他认为治病去疾离不开此三法，故曰："世人欲论治大病，舍汗、吐、下三法，其余何足言哉？"他将三法用于临床各科并积累了丰富的经验，所以说："所论三法，至精至熟，有得无失。"举治病重用三法祛邪在内科、妇产科、儿科和眼科的运用经验如下：

1. 内科

案例 1：病在里，从表治，以汗止泻

赵明之，米谷不消，腹作雷鸣，自五月至六月不愈。诸医以为脾受大寒，故并与圣散子、豆蔻丸。虽止一二日，药力尽而复作。诸医不知药之非，反责明之不忌口。戴人至而笑曰：春伤于风，夏必飧泄。飧泄者，米谷不化，而直过下出也。又曰：米谷不化，热气在下，久风入中。中者，脾胃也。风属甲乙，脾胃属戊己，甲乙能克戊己，肠中有风故鸣。《经》曰：岁木太过。风气流行，脾土受邪，民病飧泄。诊其两手脉皆浮数，为风在表也，可汗之。直断曰：风随汗出。以火二盆，暗置床之下，不令病人见火，恐增其热。给之入室，使服汗剂，以麻黄投之，乃闭其户，从外锁之，汗出如洗。待一时许开户，减火一半。须臾汗止，泄亦止。（《儒门事亲·卷六·飧泄》）

【按】世医对于完谷不化，久泻不止之飧泄，多从中焦虚寒论治。但张子和所见者，脉浮数，断然投辛温解表之品，使风从汗解，飧泄遂止。病在里，从表治，此不治之治，给人以深刻启示。

案例 2：先发汗，再涌吐，以治风痰

常仲明之子，自四岁得风痰疾，至十五岁转甚，每月发一两次。发必头痛，痛则击数百拳，出黄绿涎一两盏方已。比年发益频，目见黑花，发作昏不知人，三四日方省。诸医皆用南星、半夏化痰之药，终无一效。偶遇戴人于隐水之南乡，戴人以双解散发汗，次以苦剂吐痰，病去八

九，续以分剂平调，自春至秋，如此数次，方获全瘥。（《儒门事亲·卷六·风痰》）

【按】风痰，乃因宿痰感受风邪而发，张子和治此顽痰标本兼顾，先发汗以去风邪，再涌吐以攻顽痰，十一年之风痰由此获瘥。

案例3：三涌汗出，复令泻下以治狂

一叟年六十，值徭役烦扰，而暴发狂。口鼻觉如虫行，两手爬搔，数年不已。戴人诊其两手脉，皆洪大如绲绳，断之曰：口为飞门，胃为贲门。曰口者，胃之上源也，鼻者，足阳明经起于鼻，交頞之中，旁纳太阳，下循鼻柱，交人中，环唇下，交承浆，故其病如是。夫徭役烦扰，便属火化。火乘阳明经，故发狂。故《经》言，阳明之病，登高而歌，弃衣而走，骂詈不避亲疏。又况肝主谋，胆主决，徭役迫遽，则财不能支，则肝屡谋而胆屡不能决。屈无所伸，怒无所泄，心火盘礴，遂乘阳明金。然胃本属土，而肝属木，胆属相火，火随木气而入胃，故暴发狂。乃命置燠室中，涌而汗出，如此三次。《内经》曰：木郁则达之，火郁则发之，良谓此也。又以调胃承气汤半斤，用水五升，煎半沸，分作三服，大下二十行，血水与淤血相杂而下数升，取之乃康。以通圣散调其后矣。（《儒门事亲·卷六·狂》）

【按】狂证所得，因七情郁结，五志化火，痰蒙心窍所致，治宜涤痰开窍，泻火攻积，为之常法。然张子和对数年不愈之患者以三涌汗出之后，又令泻下污水、淤血为治而痊愈，真可谓深得治狂之秘法。

案例4：先用吐法，再止嗽化痰，治热痰涎嗽

夫富贵之人，一切涎嗽，是饮食厚味，热痰之所致然也。先用独圣散吐之；吐讫，可服人参散、通圣散加半夏，以此止嗽。更服大人参半夏丸，以之化痰也。大忌酸咸油腻生硬热物也。（《儒门事亲·卷四·一切涎嗽》）

【按】涎嗽患于富贵之人，其病因病机为过食厚味之物，化生热痰而致。张子和认为治疗此类病症宜先涌吐，再止嗽，最后化痰，且忌酸咸油腻生硬热物。这种井然有序的治疗，非经验丰富者不能。

案例5：吐法医狂笑不止

戴人路经古亳，逢一妇，病喜笑不止已半年矣。众医治者，皆无药术矣。求治于戴人，戴人曰：此易治也。以沧盐成块者二两，余用火烧令通赤，放冷研细，以河水一大碗，同煎至三五沸，放温分三次啜之。以钗探于咽中，吐出热痰五升。次服大剂黄连解毒汤是也。不数日而笑定矣。《内经》曰：神有余者笑不休。此所谓神者，心火是也。火得风而成焰，故笑之象也。五行之中，惟火有笑。（《儒门事亲·卷六·笑不止》）

【按】心属火，笑为心所主。如神气有余，则笑不止，治当清心泻火。此例患者，病笑不休，时逾半载，众医无术，而张子和以吐法令患者涌出热痰，使火熄神定，大笑遂止。

案例6：先吐后下治喘满实证

夫上喘中满，醋心腹胀，时时作声，否气上下，不能宣畅。叔和云：气壅三焦不得畅是也。可用独圣散吐之。吐讫，次用导水、禹功，轻泄三五行。不愈，更以利膈丸泻之，使上下宣通，不能壅滞。后服平胃散、五苓散、益元散、桂苓甘露散、三和散，分阴阳、利水道之药则愈。（《儒门事亲·卷四·上喘中满》）

【按】喘分虚实，若上喘、中满为气壅三焦不得畅通的实证，其治法，张子和

认为应该先吐后下，继则除湿健脾，使上下宣通，正气平复。若惟虚而喘满，则不可用此法。

案例 7：下利脓血，腹痛不止，治用下法

复下利脓血，腹痛不止，可用调胃承气汤，加生姜、枣煎。更下藏用七八十丸，量虚实加减。泻讫，次用长流水，调五苓散五七钱，或加灯芯煎，调下亦得。调益元散五七钱亦可。大忌油腻、一切热物，则愈矣。（《儒门事亲·卷四·下利脓血》）

【按】下利脓血病的突出症状若是腹痛不止，此为实邪所致，当以泻下之法为治。生活调养则应禁忌油腻热物，否则必致湿热蕴结，症情益重。

案例 8：泻医腰胯痛

戴人女僮，冬间自途来，面赤如火，至隐阳，病腰胯大痛，里急后重，痛则见鬼神。戴人曰：此少阳经也，在身侧为相火。使服舟车丸、通经散，泻至数盆，病犹未瘥，人皆怪之，以为有祟。戴人大怒曰：驴鬼也！复令调胃承气汤二两，加牵牛头末一两，同煎服之。大过数十行，约一二盆，方舍其杖策。但发渴。戴人恣其饮水、西瓜、梨、柿等。戴人曰：凡治火，莫如冰水，天地之至阴也。约饮水一二桶，犹觉微痛。戴人乃刺其阳陵穴，以伸其滞，足少阳胆经之穴也。自是方宁。女童自言此病，每一岁须泻五七此，今年不曾泻，故如是也。常仲明悟其言，以身有湿，故一岁亦泻十余行，病始已。此可与智者言，难与愚者论也。（《儒门事亲·卷六·腰胯痛》）

【按】腰胯痛有因少阳相火炽盛所致者。对此张子和以活血利气，逐水攻下为治。

案例 9：汗、吐、下并用治愈水泻不止

夫男子妇人，病水湿泻注不止，因服豆蔻、乌梅、姜附峻热之剂，遂令三焦闭塞，水道不行。水满皮肤，身体否肿，面黄腹大，小便赤涩，两足按之陷而复起。《内经》曰：诸湿肿满，皆属脾土。可用独圣散吐之。如时月寒凉，宜于暖室不透风处，用火一盆，以借火力出汗。次以导水禹功散，量虚实泻十余行，湿去肿减则愈矣。是汗下吐三法齐行，既汗下吐讫，脏腑空虚，宜以淡浆粥养肠胃二三日。次服五苓散、益元散同煎，灯芯汤调下。如势未尽，更宜服神助散，旧名葶苈散。可以流湿润燥，分阴阳，利小便。不利小便，非其法也。既平之后，宜大将息。忌鱼、盐、酒、肉、果木、房室等事，如此三年则可矣。如或不然，决死而不救也。（《儒门事亲·卷四·水泄不止》）

【按】水泻不止，医者辨证不明，因误投峻热剂而至水道不行、周身浮肿，张子和用汗吐下三法，继则调理饮食，将养肠胃，并强调禁厚味戒房事。可见其大病之后保养阴精与培护中土之重要。

案例 10：下法医沉疴——大便少而频十年

太康刘仓使，病大便少而频，日七八十次，常于两股间悬半枚瓠芦，如此十余年。戴人见之而笑曰：病既频而少，欲通而不得通也，何不大下之，此通因通用也。此一服药之力。乃与药，大下三十余行，顿止。（《儒门事亲·卷六·大便少而频》）

【按】大便少而频，长达十余年之病人，四处求医用药，但因治不得法，终未见效，其痛苦可知。张子和仅以一服攻下之剂，使十年沉疴顿消，可谓深晓《内经》"通因通用"之妙义。

案例 11：吐、下、刺血结合治愈抽

风反张

吕君玉之妻，年三十余，病风抽目眩，角弓反张，数日不食。诸医皆作惊风、暗风、风痫治之。以天南星、雄黄、天麻、乌、附用之，殊无少效。戴人曰：诸风掉眩，皆属肝木，曲直动摇，风之用也。阳主动，阴主静，由火盛制金，金衰不能平木，肝木茂而自病。先涌风痰二三升，次以寒剂下十余行，又以针刺百会穴，出血二杯愈。（《儒门事亲·卷六·风抽反张》）

【按】抽风反张，系肝木过旺，郁而化火，火邪壅滞经络所致。张子和治以涌痰，下以泻热并用针刺出血，使实热分三路而去，则病痊愈。

案例12：三法祛邪治标，滋阴养血治本，治疗臂麻不便

郾城梁贾人，年六十余，忽晓起梳发，觉左手指麻木，斯须半臂麻，又一臂麻；斯须头一半麻，比及梳毕，从胁至足皆麻，大便二三日不通。往问他医，皆云风也。或药，或针，皆不解。求治于戴人。戴人曰：左手三部脉皆伏，比右手小三倍，此枯涩痹也。不可纯归之风，亦有火燥相兼。乃命一涌一泄一汗，其麻立已。后以辛凉之剂调之，润燥之剂濡之，惟小指次指尚麻。戴人曰：病根已去，此余烈也，方可针溪谷。溪谷者，骨空也。一日晴和往针之，用《灵枢》中鸡足法，向上卧针，三进三引，讫，复卓针起，向下卧针，送入指间皆然，手热如火，其麻木全去。昔刘河间作《原病式》，常以麻与涩，同归燥门中，真知病机者也。（《儒门事亲·卷七·臂麻不便》）

【按】手臂麻木延至半身，系气血亏虚，经筋失于濡养，虚风内动，风火相兼所致。张子和以风火兼燥立法，以汗下吐三法并施治其标，以甘寒滋阴、养血润燥

治其本。惟真晓医理者方能如此得心应手。

2.妇产科

案例13：吐法治标，通经治本愈经闭

一妇年三十四岁，经水不行，寒热往来，面色萎黄，唇焦颊赤，时咳三两声，向者所服之药，黑神散、乌金丸、四物汤、疏肝散、鳖甲散、建中汤、宁肺散、针艾百千，病转剧。家人意倦，不欲求治。戴人悯之，先涌痰五六升。午前涌毕，午后食进，余证悉除。后三日复轻涌之，又去痰一二升，食益进。不数日，又下通经散，泻讫一二升。后数日，去死皮数重，小者如肤片，大者如苇膜。不一月，经水行，神气大康矣。（《儒门事亲·卷六·月闭寒热》）

【按】经闭，因情志不舒而致瘀血不行，虽有面色萎黄，唇焦颊赤之象，正所谓"大实有羸状"者。张子和不惑于假象，断然先涌痰以治标，后通经以治其本，不一月而愈。

案例14：涌痰泄水治妇人二阳病

一妇月事不行，寒热往来，口干、颊赤、喜饮，旦暮闻咳一二声。诸医皆云经血不行，宜虻虫、水蛭、干漆、硇砂、芫青、红娘子、没药、血竭之类。惟戴人不然，曰：古方中虽有此法，奈病人服之，必脐腹发痛，饮食不进。乃命止药，饮食稍进。《内经》曰：二阳之病发心脾，心受之则血不流，故女子不月。既心受积热，宜抑火升水，流湿润燥，开胃进食。乃涌出痰一二升，下泄水五六行，湿水上下皆去，血气自行沸流。月事不为水湿所隔，自依期而至矣。亦不用虻虫、水蛭之类有毒之药，如用之，则月经纵来，小溲反闭，他证生矣。凡精血不足，当补之以食，大忌有毒之药，偏胜而成夭阙。（《儒

门事亲·卷七·妇人二阳病》)

【按】二阳之病系情志郁结，心火脾土具受影响，故水谷不化，血脉不流而月事不来。张子和认为"既心受积热，宜抑火升水，流湿润燥，开胃进食"，以涌痰泄水治之。水湿去，气血行，月事不为水湿所隔，自依期而至。忌用虻虫、水蛭之类有毒之药。

案例15：清热泻火治经血暴下

夫妇人年及五十以上，经血暴下者。妇人经血，终于七七之数，数外暴下，《内经》曰：火主暴速。亦因暴喜、暴怒、忧结惊恐之致然也，慎不可作冷病治之，如下峻热之药则死。止可用黄连解毒汤，以清于上；更用莲壳灰、棕毛以渗于下。然后用四物汤加玄胡散，凉血和经之药是也。(《儒门事亲·卷五·经血暴下》)

【按】妇人年过七七，天癸竭，地道不通，经血已止，若突然大下者，多因火热炽盛，或情志过激而致。对此病人张子和以清热泻火顾其本，收涩止血兼其标。

案例16：吐下治带

息城李左衙之妻，病白带如水，窈满中绵绵不绝，秽臭之气不可近，面黄食减，已三年矣。诸医皆云积冷，起石、硫黄、姜、附之药，重重燥补，污水转多，常以褥，日易数次。或一药以木炭十斤，置药在坩埚中，盐泥封固，三日三夜，炭火不绝，烧令通赤，名曰火龙丹。服至数升，污水弥甚。燔艾烧针，三年之间，不可胜数。戴人断之曰：此带浊水，本热乘太阳经，其寒水不可胜，如此也。夫水自高而趋下，宜先绝其上源。乃涌痰水二三升，次日下沃水十余行。三遍，汗出周身，至明旦，病人云：污已不下矣。次用寒凉之剂服及半载，产一子。《内经》曰：少腹冤热，溲出白液。带之为病，溶溶然若坐水中，故治带下同治湿法，泻痢，皆

宜逐水利小溲。勿以赤为热，白为寒。今代刘河间书中言之详矣。(《儒门事亲·卷六·白带》)

【按】白带多因脾虚肾亏，湿注于下，致带脉失约，任脉不固而成。治宜健脾益气、除湿止带。张子和以祛邪之法，三吐三下为治，涤痰逐水以祛邪，上下分消以止带为求本之法。

案例17：论吐、下法治妇人无子

夫妇人年及二三十者，虽无病而无子，经血如常，或经血不调，乃阴不升阳不降之故也。可独圣散，上吐讫冷痰三二升；后用导水丸、禹功散，泻讫三五行，及十余行；或用无忧散；泻十余行；次后吃葱醋白粥三五日。胃气既通，肠中得实，可服玉烛散，更助以桂苓白术丸、散。二药是降心火，益肾水，既济之道。不数月而必有孕也。

若妇人有癃闭、遗尿、嗌干之诸证，虽服药、针灸，亦不能孕也。盖冲任督三脉之病，故不治也。(《儒门事亲·卷五·妇人无子》)

【按】已婚妇人不论月经正常或失调，若年及三十而无子者，均属阴阳升降失司所致。对此张子和认为，治宜先涌吐，次泻下以祛实邪，继则调胃气、交心肾以固先后天之本。于是，化源充足，阴阳和故能有孕。若冲任督三脉俱病者，不易治。

案例18：增液攻逐法治胎死血瘀证

一孕妇年二十余，临产召稳媪三人，其二媪极拽妇之臂，其一媪头抵妇之腹，更以两手扳其腰，极力为之。胎死于腹，良久乃下，儿亦如血，乃稳媪杀之也。岂知瓜熟自落，何必如此乎！其妇因兹经脉断闭，腹如刀剜，大渴不止，小溲闭绝。主病者禁水不与饮，口舌枯燥，牙齿齽黑，臭不可闻，食饮不下，昏瞆欲死。戴人先以冰雪水恣意饮之，约二升许，痛缓

渴止。次以舟车丸、通经散。前后五六服，下数十行，食大进。仍以桂苓甘露散、六一散、柴胡饮子等调之，半月获安。

又一妇人临产，召村妪数人侍焉。先产一臂出，妪不测轻重拽之，臂为之断，子死于腹。其母面青身冷，汗漐漐不绝，时微喘，呜呼，病家甘于死！忽有人曰：张戴人有奇见，试问之。戴人曰：命在须臾，针药无及，急取秤钩，续以壮绳，以膏涂其钩，令其母分两足相外偃坐，左右各一人脚上立足。次以钩其死胎，命一力壮妇，倒身拽出死胎，下败血五七升，其母昏困不省。待少顷，以冰水灌之，渐咽两口，大醒食进。次日四物汤调血，数日方愈。戴人常曰：产后无他事，因侍妪非其人，转为害耳。（《儒门事亲·卷七·收产伤胎》）

【按】妇人临产，理应由接生者因势利导，助一臂之力，使胎儿自然娩出。张子和所举两例，皆因助产者盲目施力，强行拖拉，以致子亡母病。故对此胎死血瘀之证，张子和先令饮水增其液，继以攻逐通其经，实有"助水行舟"之意。"催生下乳，磨积逐水，破经泄气，凡下行者，皆下法也。"故此亦下法之案例。

3. 小儿科

（1）以白虎汤为主治出疹性热病（清泄攻下）的经验　宋金时期，对出疹性热病尚以"疮疱痘疹"统称之。至陈文中著《痘疹方论》（公元1214年），才初能区别天花与麻疹。张子和已认识到："疮疱瘾疹丹熛麸疮者，是天之一气伤人也"，为"蕴蓄浊恶热毒之气……此证时与伤寒相兼而行"，并有"惹疮疱传染"的特点。他认为其病因有别于六淫，性质有别于伤寒，具流行、传染特征的一类热病。故强调出疹性热病初起"止可用辛凉之剂解

之"，慎用辛温解表。表证罢后即以"白虎加人参汤冷服之勿辍"。里热蕴盛者即应以调胃承气、凉膈散泻越内热，"疹出稠密者，以寒凉药舍死而治之"。张子和借《伤寒论》治阳明热之白虎汤，移为出疹性热病之专方，并针对时人秋冬春寒不用白虎之旧习加以贬斥："既有白虎汤证，岂可问秋冬乎？疮疱瘾疹丹熛，皆是火之用也……故曰白虎汤加人参，一日不可缺也。"他特别指出白虎汤辛凉疏泄，可"防疮发喘"，"疮疱黑陷喘者，十死八九，若依此法，尚能活其六七"。为出疹性热病合并肺炎的治疗，启人思路。如他治一小儿"患疮疱黑陷，腹内喘者，以白虎加人参，凉膈散加当归、桔梗，连进数服"。并辅以"卧寒凉之处，以新汲水灌其面目手足"使患儿获救。认为这种物理降温法对热病"亦是开昏破郁之端"，对防止高热神昏极有裨益。张子和对出疹性热病以白虎为主方，首用辛凉宣解，次用辛凉疏泻，里热炽盛即清泻攻下的治疗原则，已摆脱伤寒的窠臼，给后世治疗此类疾病指出了原则并提出了方法，其济世之功昭然。

（2）疗疳症多用牛黄通膈丸（下之）

疳之所成，张子和认为应归于"绵帛太厚、乳食伤多"，"奉养过度"，"积热熏蒸之故"，指出喂养不当是主要病因。张子和归纳疳症证候群，不似钱乙按五脏定名之拘刻；不类巢元方之《诸病源候论》按病候取名之衍散。其证为："身瘦肌热，面黄腹大，或吐泻、腹有青筋、两胁结硬如碗之状"或"喜食泥土、揉鼻窍，头发作穗，乳瓣不化"。并注意到有"疳眼"、"疳痢"、"口疮"，寄生虫感染，及其他感染性皮肤病合并症。症候特点鲜明，简要概括。在形体、饮食、毛发、皮肤色泽、嗜异症、精神变异及肝脾肿大等方面的描

述，若与《中医儿科学》（五版）对照，其归纳与之惊人相似。较之后世明代《证治准绳》尚有六十一候之繁。清代《医宗金鉴》亦有十九候之多，实为难能可贵。对疳症的调治，张子和多用牛黄通膈丸、甘露散、钱氏益黄散等消疳健脾。牛黄通膈丸为张子和所创儿科名方，他说："余常以牵牛、大黄、木通三味，末之为丸，以治小儿诸病皆效。"（《儒门事亲·卷一·过爱小儿反害小儿说》）

（3）治小儿泄泻用甘露散（下法）

张子和对小儿泄泻，原则上"分利阴阳利水道最为急，用桂苓甘露散之类"。桂苓甘露散一名甘露散，系张子和在《宣明论方》同名方基础上增损而成。以七味白术散与五苓散合方，加寒水石、生石膏、滑石组成。同原方相比，加强了扶正醒脾、清利湿热之功，契合脾虚湿热相兼的病机，是张子和调治小儿脾胃病主方。常用于泄泻、疳症及小儿诸病的后期调理。

汗吐下三法为张子和"攻邪"的主要治疗手段，在儿科临床运用亦别具特色。汗法医案共计有四，其中"风水"、"悲哭不止"、"通身浮肿"三案，考虑到小儿藩篱疏薄，均不用麻桂、通圣、双解等习用方取汗，而用"浴以温汤，渍形以为汗"，"暖处取汗"等外治法，达到解肌宣腠祛邪的目的。小儿用下法，多采用牛黄通膈丸小量缓攻，并将"小儿内泻转生慢惊及两目直视、鱼口出气者"列为禁下七条之一。然当峻攻者亦断然用之。如在"砂石淋"案中，其云："不吐不下，下焦何以开？"三小儿均上吐下泄，使绞痛得平，窘塞得开，砂石自下。吐法习用瓜蒂散，广泛治疗小儿砂淋、目疾、湿癣、膝膑跛行诸疾。且多与下法联用，以疏浚气机，通畅三焦，和血通经。考张子和瓜蒂散，乃《伤寒论》同名方上增人参、甘草以扶

助正气，使吐不伤正。其立意之深，组方有别，多为世人疏忽。对小儿惊风，张子和鉴于"举世皆用大惊丸、抱龙丸、镇心丸等药"，以珠犀冰麝摧伐嫩稚，他独创涌涎平惊法，以吐涎散少量多次轻涌之，涌后再用通圣散取漐漐微汗，以散风泄热，使痰豁惊平风熄。对惊风、天吊、痫证、风搐、脐风诸症，屡用屡验。可谓独辟蹊径，另开法门。举三法在儿科应用之案例如下：

案例19：汗法治小儿风水

鄲之营兵秋家小儿，病风水，诸医用银粉、粉霜之药，小溲反涩，饮食不进，头肿如腹，四肢皆满，状若水晶。家人以为勉强，求治于戴人。戴人曰：此证不与壮年同，壮年病水者，或因留饮及房室。此小儿才七岁，乃风水证也，宜出汗。乃置燠室，以屏帐遍遮之，不令见火。若内火见外火，必昏愦也。使大服胃风汤而浴之。浴讫，以布单重覆之。凡三五重，其汗如水，肿乃减五分。隔一二日，乃依前法治之。汗出，肿减七分，乃二汗而全减。尚未能食，以槟榔丸调之，儿已喜笑如常日矣。（《儒门事亲·卷六·小儿风水》）

【按】小儿无邪之体，病非外感，则为内伤，但无七情房室之虑，故风水症患于小儿，与成人自是不同。因本病为肠胃虚弱，而受风冷侵袭所致，故张子和主以发汗祛邪，"乃二汗而全减"，复内服调中益气之剂，以固中州。

案例20：汗法治小儿悲哭不止

夫小儿悲哭，弥日不休，两手脉弦而紧。戴人曰：心火甚而乘肺，肺不受其屈，故哭。肺主悲。王太仆云：心烁则痛甚，故烁甚悲亦甚。今浴以温汤，渍形以为汗也。肺主皮毛，汗出则肺热散矣。浴止而啼亦止，乃命服凉膈散，加当归、桔梗，以竹叶、生姜、朴硝同煎服，泻膈中

之邪热。(《儒门事亲·卷六·小儿悲哭不止》)

【按】小儿悲哭不止，乃心火内郁、刑灼肺金，"肺不受其屈"而致，治当清心宁神、养阴润肺。张子和首用浸渍取汗，继用凉膈泄热，乃有表里分解，殊途同归之妙。

案例21：论汗法治小儿通身浮肿

夫小儿通身浮肿，是水气肿也。小便不利者，通小便则愈。《内经》曰：三焦闭塞，水道不行，水满皮肤，身体否肿，是风乘湿之证也。可用长流水加灯芯，煎五苓散，时时灌之。更于不透风暖处频浴，汗出则肿消，肿消则自愈，内外兼治故也。(《儒门事亲·卷五·通身浮肿》)

【按】小儿周身浮肿，多因三焦闭塞，气化失司，以致水湿停留，泛溢于肌肤，所以治以温阳化气，利水渗湿，并且"于不透风暖处频浴"以发其汗，汗、利兼行，使邪去肿消。

案例22：吐下法医小儿目惊视

青州王之一子，年十余岁，目赤多泪，众工无效。戴人见之曰：此儿病目瞤，当得之母腹中被惊。其父曰：妊娠时在临清被围。戴人令服瓜蒂散加郁金，上涌而下泄，各去涎沫数升，人皆笑之。其母亦曰：儿腹中无病何吐泻如此？至明日，其目耀然爽明。李仲安见而惊曰：奇哉此法！戴人其日又与头上出血，及眉上、鼻中皆出血。吐时，次用通经散二钱，舟车丸七十粒，自吐却少半，又以通经散一钱投之。明日又以舟车丸三十粒投之，下十八行，病更不作矣。(《儒门事亲·卷六·目瞤》)

【按】目瞤，目惊视也。此症临床少见，其由久治不效，诸医多以通常之目疾论治。惟张子和独有见解，指出系儿孕于母腹中时，其母有所大惊。惊则气乱，血

气不畅，邪已郁于先天，故治以上吐下泻，并刺其头、眉及鼻中而获痊愈。

案例23：吐下法并用治小儿沙石淋

酒监房善良之子，年十三，病沙石淋，已九年矣。初因疮疹余毒不出，作便血。或告之，令服太白散。稍止后，又因积热未退，变成淋闭。每发则见鬼神，号则惊邻。适戴人客邓墙寺，以此病请。戴人曰：诸医作肾与小肠病者，非也。《灵枢》言足厥阴肝之经，病遗尿闭癃。闭为小溲不行，癃为淋漓也。此乙木之病，非小肠与肾。木为所抑，火来乘之，故热在脬中。下焦为之约，结成沙石，如汤瓶煎炼日久，熬成汤碱。今夫羊豕之脬，吹气令满，常不能透，岂真有沙石而能漏者邪！以此知前人所说，服五石丸散而致者，恐未尽然，《内经》曰：木郁则达之。先以瓜蒂散越之；次以八正散，加汤碱等分顿啜之，其沙石自化而下。

又：屈村张氏小儿，年十四岁，病约一年半矣。得之麦秋，发则小肠大痛，至握其峻跳跃旋转，号呼不已，小溲数日不能下，下则成沙石。大便秘涩，肛门脱出一二寸，诸医莫能治。闻戴人在朱葛寺避暑，乃负其子而哀请戴人。戴人曰：今日治，今日效，时日在辰巳间矣。以调胃承气，仅一两，加牵牛头末三钱，汲河水煎之，令作三五度咽之。又服苦末丸，如芥子许六十粒。日加晡，上涌下泻，一时齐出，有脓有血。涌泻既觉定，令饮新汲水一大盏，小溲已利一二次矣。是夜凡饮新水二三十遍，病去九分，只哭一次。明日困卧如醉，自晨至暮，猛然起走索食，与母歌笑自得，顿释所苦。继与太白散、八正散等调一日，大瘥。恐暑天失所养，留五日而归。戴人曰：此下焦约也。不吐不下，则下焦何以开？不令饮水，则小溲何以利，大抵源清则流清者是也。

又　柏亭刘十三之子，年六岁，病沙石淋。戴人以苦剂三涌之，以益肾散三下之，立愈。（《儒门事亲·卷六·沙石淋》）

【按】张子和从本案三例中论述了沙石淋之病因病机，指出此非肾与膀胱之病，乃足厥阴肝经郁而不畅，积热化火，煎、熬水中杂质而成。他用上涌下泻之法清利湿热，涤石而出，其治法可谓独到。

4. 眼科

张子和用汗、吐、下三法治目疾，不但对眼科疾病的病因有自己的认识，而且在临床上运用祛邪三法治病亦有其独特的经验。

张子和不仅从经络角度探讨了眼与各经的联系，而且进一步看到了脏腑、六气、七情等多方面导致目血太过与不及的原因。如指出由风痰所致的头风证日久则目昏；大肠闭涩燥结可致目昏；风痰证可致目眩；风水证可致眼睑浮肿；火运之年气候炎热可致目赤；胎孕受惊可使小儿惊视；心下顽积可致视物不真；热痹熏蒸使人损目；风冲于外，与内火相搏则泪出而下等等。

因而，他倡言用汗吐下三法治本，以愈目疾。"若大人目暴病，宜汗、吐、下。以其血在表，故宜汗；以其火在上，故宜吐；以其热在中，故宜下。""夫两目暴赤，发痛不止，可以长流水煎盐汤吐之，次服神芎丸、四物汤之类。《内经》曰：暴病皆火也。又曰：治病有缓急，急则治其标，缓则治其本。标者，赤肿也；本者，火热也。""夫病目赤，经年不愈者，是头风所加之，令人头痛。可用独圣散、八正散之类。赤目肿作，是足厥阴肝经有热，利小便能去肝经风热也。"

案例24：吐下合时令并刺血治目赤

李民范，目常赤。至戊子年火运，君火司天。其年病目者，往往暴盲，运火炎烈故也。民范是年目大发，遂遇戴人，以瓜蒂散涌之，赤立消。不数日，又大发。其病之来也，先以左目内眦，赤发牵睛，状如铺麻，左之右。次锐眦发，亦左之右。赤贯瞳子，再涌之又退。凡五次，交亦五次，皆涌。又刺其手中出血，及头上鼻中皆出血，上下中外皆夺，方能战退。然不敢观书及见日。张子和云：当候秋凉再攻则愈。火方旺而在皮肤，虽攻其里无益也。秋凉则热渐入里，方可擒也。惟宜暗处闭目，以养其神水。暗与静属水，明与动属火，所以不宜见日也。盖民范因初愈后，曾冒暑出门，故痛连发不愈。如此涌泄之后，不可常攻，使服黍黏子以退翳。（《儒门事亲·卷六·目赤》）

【按】医案言及此证的流行性，概属于后世所谓"天行赤眼"。现所谓"红眼病"之类，虽不治亦可自愈，然治疗颇为棘手。目疾暴赤，系火邪为患，治当清热泻火。张子和曾以涌吐剂，凡行者五，且刺其上下中外，皆令出血，"方能战退"，"然不敢观书及见日"未曾痊愈。后来说："当候秋凉再攻则愈……方可擒也"，并告知患者先注意调养，待秋凉后再治。这正是张子和人与自然有密切关系的整体观念在临床施治中的具体运用。

案例25：遵循张子和涌吐法而愈赤目

安喜赵君玉，目暴赤肿，点洗不退。偶遇戴人语曰：凡病在上者皆宜吐。乃以茶调散涌之。一涌赤肿消散。君玉叹曰：法之妙，其迅如此！乃知法不远人，人自远法也。（《儒门事亲·卷六·赤目》）

【按】目赤肿痛，多系肝经火热之邪为患，当以清肝泻火为治。患者遵张子和上病宜吐之训，一涌而愈，乃悟信医方能近法，近法方能疗疾。此案不是张子和所医，然，其法之功也。

综上所述，张子和论眼疾，有血太少与太过，病寒与病热之分。且明确认识到有"止宜补肝养肾"者。其所载方剂，外用与内服药物，并不专主泻火。如治冷泪目昏之方药用密蒙花、甘菊花、杜蒺藜、石决明、木贼、白芍药、甘草，疏风清热、柔肝滋阴。组方甚精，然不属三法之列。但其主论火热之疾，倡刺血、用三法，重在补人未备，扬己所长。故明代刘纯《玉机微义》评论说："此论目疾出血最急，于初起热痛暴发，或久病郁甚，非三棱针宣泄不可。然年高之人及久病虚损并气郁者，宜从毫针补泄之则可。故知子和亦大略之言尔。少阳斯意可见。"张子和的眼科成就，为后世医家所重视，部分医案和医论，被元末明初的倪维德、明代傅仁宇分别录入其眼科专著《原机启微》和《审视瑶函》中，尊为经典，垂范后人。

（二）食疗补虚

食疗补虚是张子和临证施补的又一特色，他在《汗吐下三法该尽治病诠》一文中说："补者，以肉谷菜养口体者也。夫肉果菜之属，犹君之德教也；汗下吐之属，犹君之刑罚也。故曰：德教，兴平之粱肉；刑罚，治乱之药石。若人无病，粱肉而已；及其有病，当先诛伐有过。病之去也，粱肉补之，如世已治矣，刑措而不用。"由此可见，张子和对辨证运用食补之论，可谓明晰透彻。

《儒门事亲》中所用食疗之品共有80多种，包括：谷类之大麦、荞面、小麦、陈粟米、粳米、大豆、赤小豆、黑豆、白扁豆、绿豆、酸浆水以及制品；果类之柿、梨、甜瓜、西瓜、桃、杏、栗、枣、核桃、桑椹、芝麻以及干果；菜类之菠菜、葵菜、藕汁、冬瓜、海带、大蒜、胡萝、马齿苋、姜、葱、椒、芥末等。另外，有日常调味之醋、盐、汤、茶、蜜等；水有河水、新水、冰蜜水等。

张子和食疗食养组方具代表性的有辟谷方、保命丹、疗瘿方、益肾散、枳术丸、米饮汤、煮肝散等20余首。这些方每方之中都具有谷蔬畜果之食疗食养之品，特点十分突出。所以，认为张子和"偏攻拙补"的观点是不恰当的。张子和反对滥用补法，非废补不用，他认为当邪去正虚之际，应少用或不用药物，而采用谷肉果菜之品以补虚复损。这是因为各种药物，无不具有一定的毒性，久服之后，虽少量的微毒亦在体内蓄积而成"药邪"，进而损伤人体的正气，故曰："凡药有毒，非止大毒、小毒谓之毒，虽甘草、人参，不可不谓之毒，久服必有偏胜，气增而久，夭之由也。"更况以乌、附、丹、石、硫黄等温热之药以为补，其毒就更为严重："凡精血不足，当补之以食，大忌有毒之药，偏胜而成夭阏"。他主张病愈之后："莫若以五谷养之，五果助之，五畜益之，五菜充之，气味合服之，以补益精气。"对于药攻后未尽的病邪则提倡进食米粥素净之品，助正气以尽邪，即《内经》"食养尽之"之谓。他强调食物调养必须在攻邪之后用之以恢复身体健康，此即"养生当论食补，治病当论药攻"的观点。同时还指出谷肉果菜应"相五脏所宜，毋使偏倾"，也就是说，谷肉果菜必须均衡摄入，以应五脏所需，方可起到补益精气，调和脏腑的作用。

张子和以食补虚还体现在对胃气的重视，故曰："善用药者，使病者而进五谷者，真得补之道也。"显然这种以谷食为主的进补之道，无非是建立在顾护胃气培养后天的理论基础之上，因为人身以精气为本，本固则精化，精化则髓足，所谓

"水谷入胃，脉道乃行"。张氏善于以药石攻邪之后，多采用"粥食调养"的方法，确有苏醒胃气，恢复健康的效果。如张氏使用吐法后，常以粥食调养胃气，所谓"涌后用淡粥养之"。又如水泄不止，"三法行毕，脏腑空虚，先宜以淡浆粥养胃肠三两日"。治五实证，以大剂下之，大痰已去，"徐以调和胃气之药，饴粥日加，自尔平复"。可见，其宗旨在于恢复胃气，以补益精血，与《内经》之旨不悖。张氏不仅善用食物调养补虚，更强调以食物治疗某些疾病，他认为食疗治病既无药物偏胜之弊又能保护胃气，和调血脉，应予推广。例如治疗孕妇大便秘结，以菠菜及猪羊血作羹，既可润肠通便，又能食养补益。其原案为：戴人过东杞，一妇人病大便燥结，小便淋涩，半生不娠，惟常服疏导之药，则大便通利，暂废药则结滞。忽得孕，至四五月间，医者禁疏导之药，大便依常为难，临圊则力努，为之胎坠。凡如此胎坠者三，又孕。已经三四月，弦望前后，溲溺枯涩，甘分胎陨，乃访戴人。戴人诊其两手脉，俱滑大，脉虽滑大，以其且妊。不敢陡攻，遂以食疗之。用花碱煮菠菱葵菜，以车前子苗作茹，杂猪羊血作羹，食之半载，居然生子，其妇燥病方愈。张子和认为"菠菜寒利肠胃，芝麻油炒而食之，利小便；葵宽肠利小便"。因而指出"老年人久病，大便涩滞不通者，……时复葵菜、菠菜、猪羊血自然通利也"。又如对痢疾的治疗，"粳米、鸡卵能断痢"。粳米鸡卵都属于平常的食品，其所以能治病的关键，还在于两者都能补中健胃、安谷厚肠。脾胃之气振，则自能正复驱邪而病愈。他如以生藕汁治消渴；海带、海藻、昆布久服治疗瘿气；冰蜜甜瓜疗热痢；猪肉葵菜羹导下误吞铜钱之物；冰蜜水止脏毒下血；乳汁不下，以精肉清汤和美食，或猪蹄汤等，均在《儒门事亲》中详载。

附食疗补虚病案二则

案例26：食疗愈泄

殷辅之父，年六十余，暑月病泄泻，日五六十行，自建碓镇来请戴人于陈州。其父喜饮，二家人辈争止之。戴人曰：夫暑月年老，津液衰少，岂可禁水，但劝之少饮。比及用药，先令速归，以绿豆、鸡卵十余枚同煮，卵熟取出，令豆软，下陈粳米作稀粥，搅令寒，食鸡卵以下之，一二顿，病减大半。盖粳米鸡卵，皆能断痢。然后制抑火流湿之药，调顺而方愈。（《儒门事亲·卷六·暑泄》）

案例27：大便燥结——先软坚攻下，继以食养

戴人过曹南省亲，有姨表兄，病大便燥涩，无他证。常不敢饱食，饱则大便极难，结实如针石，或三五日一如圊，目前星飞，鼻中血出，肛门连广肠痛，痛极则发昏，服药则病转剧烈。巴豆、芫花、甘遂之类皆用之，过多则困，泻止则复燥，如此数年，遂畏药性暴急不服，但卧病待尽。戴人过诊，其两手脉息，俱滑实有力。以大承气汤下之，继服神功丸、麻仁丸等药，使食菠菱葵菜，及猪羊血作羹，百余日充肥，亲知见骇之。呜呼！粗工不知燥分四种，燥于外，则皮肤皱揭；燥于中，则精血枯涸，燥于上，则咽鼻焦干；燥于下，则便溺结闭。夫燥之为病，是阳明化也，水寒液少，故如此。然可下之，当择之药之。巴豆可以下寒；甘遂、芫花可下湿；大黄、朴硝可以下燥。《内经》曰：辛以润之，咸以软之。《周礼》曰：以滑养窍。（《儒门事亲·卷七·大便燥结》）

（三）心理疗法

参照现代心理学的研究成果，将张子和用心理疗法的经验归纳为四个方面，即情志疗法、共情疗法、行为疗法和综合疗法。张氏的心理疗法设计精巧合理，既符合中医学的治疗法度，又暗合现代心理治疗的某些原则与方法。

1. 情志疗法

情志疗法，又称情志相胜法、以情胜情法，是中医心理治疗学中最具特色的一部分，本疗法以七情学说、五行相生相克为理论基础。在《儒门事亲·卷三·九气感疾更相为治衍》篇中，张子和将情志疗法归纳为"悲可以制怒，以怆恻苦楚之言感之；喜可以制悲，以谑浪亵狎之言娱之；恐可以制喜，以恐惧死亡之言怖之；怒可以治思，以污辱欺罔之言触之；思可以制恐，以虑彼志此之言夺之。"这与《内经》中提出的"悲胜怒、恐胜喜、怒胜思、喜胜忧、思胜恐"的情志治疗思想一脉相承，张子和以此疗法治病不但疗效佳，而且更具可操作性。举例如下：

案例28：以"怒胜思"治不寐

一富家妇人，伤思虑过甚，二年不寐，无药可疗，其夫求戴人治之。戴人曰：两手脉俱缓，此脾受之也，脾主思故也。乃与其夫，以怒而激之。多取其财，饮酒数日，不处一法而去，其人大怒汗出，是夜困眠，如此者，八九日不寤，自是而食进，脉得其平。

【按】肝为将军之官而主怒。本例患者因思虑伤脾而致气血失调，阴阳不和，故卧而难眠，治之无功。张氏以五行学说木克脾土之理，将其激怒，使汗随怒出，汗出则营卫和，营卫和则寤寐自平。又张氏于《九气》篇治"一妇人久思而不眠，余假醉而不问，妇果呵怒，是夜困睡。"

以上两例，是对因思不寐的病人用怒胜思法予以治疗。思虑过多，常常伴随睡眠障碍，此类病人如果以药治疗，往往效果不佳。张氏针对病因运用以怒胜思的情志疗法，均取得了很好的治疗效果，这对我们临床治疗失眠障碍有一定启迪意义。

案例29："以情胜情"治疗怒不食

项关令之妻，病怒不欲食，常好叫呼怒骂，欲杀左右，恶言不辍。众医皆处药，几半载尚尔，其夫命戴人视之，戴人曰：此难以药治，乃使二娟各涂丹粉，作伶人状，其妇大笑，次日又令作角觗，又大笑，其旁常以两个能食之妇，夸其食美，其妇亦索其食，而为一尝之，不数日，怒减食增，不药而瘥，后得一子。夫医贵有才，若无才，何足应变无穷。（《儒门事亲·十形三疗·病怒不食》）

【按】张子和以情胜情，以喜制怒，并配合运用了暗示诱导方法："其旁常以两个能食之妇，夸其食美，其妇亦索其食，而为一尝之"，终使疾病不药而愈。

2. 行为疗法

行为疗法是现代心理学界应用最广泛的心理治疗方法之一，张氏所采用的行为疗法包括满灌疗法、系统脱敏疗法、消退疗法等。

《儒门事亲·卷三》有这样一医案："余尝击拍门窗，使其声不绝，以治因惊而畏响，魂气飞扬者"，案中使用的即为满灌疗法，让病人处于恐怖的环境之中，使之逐步耐受适应。满灌疗法的核心是持续地、反复地给予刺激，此例中"使其声不绝"就是这样一个原因。现代心理治疗学的研究治疗结果已经明确，满灌疗法能有效地缓解各种恐怖症，并且疗效比较持久。

系统脱敏疗法的设计则较为复杂，以使病人逐步耐受并适应一系列由弱到强的刺激。如《儒门事亲·卷七·惊》篇中卫得新之妻因遇盗而受惊，张子和采取的即为系统脱敏疗法。他的设计可用下面的步骤标示：当面击木—（当面）连击木三五次—以杖击门—遣人画背后之窗—使人击其窗自夕达曙，以此标示由弱到强的刺激，让病人在整个过程中逐步适应，最后达到了"虽闻雷而不惊"，恐怖症也完全治好了。系统脱敏疗法的核心是设计合理的刺激分级，张子和的治疗设计十分合理，其空间上由近及远，刺激强度由弱到强，所以取得了明显的治疗效果。附该案并列原文如下：

卫德新之妻，旅中宿于楼上，夜值盗窃人烧舍，惊坠于床下，自后每闻有响，则惊倒不知人。家人辈蹑足而行，莫敢冒触有声，岁余不瘥。诸医作心病治之，人参、珍珠及定志丸皆无效。戴人见而断之曰：惊者为阳，从外入也；恐者为阴，从内出也。惊者，为自不知故也。恐者，自知也。足少阳胆经属肝木，胆者，敢也，惊怕则胆伤矣。乃命二侍女执其两手，按高椅之上，当面前下置一小几，戴人曰：娘子当视此。一木猛击之，其妇大惊。戴人曰：我以木击几，何以惊乎？伺少定击之，惊也缓。又斯须连击三五次；又以杖击门；又暗遣人画背后之窗，徐徐惊定而笑曰：是何治法？戴人曰：《内经》云，惊者平之，平者常也，平常见之必无惊。是夜使人击其门窗，自夕达曙。夫惊者，神上越也，从下击几，使之下视，所以收神也，一二日虽闻雷而不惊。德新素不喜戴人，至使终身厌服，如有言戴人不知医者，执戈以逐之。《儒门事亲·卷五·拗哭不止》篇治疗小儿哭闹不止，则采用了消退疗法。云："小儿拗哭不止……以棉绢带缚手足讫，用三姓妇人净驴槽，卧小儿于其中，不令旁人知而觑之，后移时则

拗哭自止也。"消退疗法是治疗儿童不良行为习惯的最有效的心理治疗方法，因为儿童哭闹不止是由于不良的强化过程造成的，消退了不良的行为习惯，儿童的病就没有了。用三姓妇人净驴槽，应是为了增加其神秘感，使病人和家属更容易相信和接受，放在驴槽而不是放在其他熟悉的环境中，不良行为更易消退。当然这个环境的选择有些不近人情。以上分析可以看出张氏采用了三种不同的行为疗法，均取得了明显的疗效，可称之为熟练的行为心理治疗专家。

3. 共情

共情也译作共感、移情，是各种心理治疗取得良好心理疗效的前提和基础。共情重视建立良好的医患关系。建立良好的医患关系，还需要向病人详细的解释病情，祛除病人的疑虑，争取病人的积极配合，如《儒门事亲·卷一·指风痹痿厥近世差说》篇载一医案："西华季政之病寒厥，其妻病热厥，前后十余年"，张子和与之解释了寒热厥的病因，并用《素问·厥论》加以解释并证明，于是政之喜曰："《内经》真圣书也，十余年之疑，今而释然，纵不服药，愈过半矣"。配合医药治疗，二人之疾很快告愈。附该例原文如下：

今人见兹厥者，皆谓之圾著掠著，此是何等语也。非徒其名之谬，因其名之谬尔乖其实也。即言圾著、中著、掠著，必归之风，此清心、灵宝、至宝，又为先驱矣！鼻中嗅药，身上煿火，岂知厥之为病，如前所说者耶！顷西华季政之病寒厥，其妻病热厥，前后十余年。其妻服逍遥十余剂，终无寸效。一日命余诊之，二人脉皆浮大而无力。政之曰："吾手足之寒，时时渍以热汤，渍而不能止；吾妇手足之热，终日以冷水沃而不能已者，何

也?"余曰:"寒热之厥也,此皆得之贪饮食,纵嗜欲。"遂出《内经·厥论》证之。证之喜曰:"《内经》真圣书也,十年之疑,今而释然,纵不服药,逾过半矣!"仆曰:"热厥者,寒在上也;寒厥者,热在下也。寒在上者,以温剂补肺金;热在上者,以凉剂清心火。"分处二药,令服之不辍。不旬日,政之诣门人谢曰:"寒热厥皆愈矣。"……

4. 综合治疗

人类疾病的产生,往往是由于生物—心理—社会因素的综合作用,心理问题可引起或加重躯体疾病,而躯体的疾病往往也会引起或加重心理疾病,所以治疗时也应该采取综合治疗方式。有时候应以心理治疗为主要治疗手段,但更多的时候,则需要采用针药与心理治疗相结合的办法。如《儒门事亲·卷三·九气》中就有这样的记载:"余又尝以针下之时便杂舞,忽笛鼓应之,以治人之忧而心痛者"。

《儒门事亲·卷八·是胎非积》篇则记录了另一种类型的综合疗法。书中记载:时人胡王不信他的妻子怀孕了,再三求治于张子和。他既相信张子和(因为他再三求治),却又不相信张的判断,所以他的问题是心理问题,而不是他妻子的病。张子和"与之平药以应其意",此处的平药起到的就是安慰剂的作用。现代心理治疗有时也会遇见这样的病人,本来无需用药,却非要大夫开药,此时往往需要开一些安慰剂之类的药物,而这类药起到的是心理治疗的作用。附案例原文如下:

胡王之妻,病脐下积块,呕食,面黄肌瘦而不月。或谓之干血气,治之无效。戴人见之曰:孕也。其人不信,再三求治于戴人。与之平药以应其意,终不肯下毒药。后月到,果胎也。人问何以别之?戴人曰:尺脉洪大也。《素问·阴阳别论》

所谓阴搏阳别之脉。

(四)刺络泻血疗法

刺络泻血治病属张子和攻邪法的范畴,是与汗、吐、下不同的一种治法。他认为针刺、砭射、导引、按摩,凡解表者,皆汗法也。由此可见,针刺、砭射皆属于攻邪范畴,刺络泻血,攻邪最捷,对后人多有启发。

张子和所用刺血疗法具体适用于目暴赤肿、羞明隐晦、头风疼痛,少年发白早落或白屑,腰脊牵强,阴囊燥痒,雷头风,面肿风,喉痹等证。他认为:"大抵治喉痹,用针出血,最为上策","目疾头风出血最急";以及治疗目赤肿痛,除针刺有关穴位出血外,他还有以草茎刺鼻孔出血的经验,实为经验之谈。再加上他自己目赤肿痛作无止时,终以刺血而愈。因此,他对刺络泻血法有独特的临床经验,归纳如下:

1. 泻血工具多用锛针

《儒门事亲》中记载刺络泻血的医案19例,注明用锛针者10案,占一半以上。锛针即铍针,九针之一,《灵枢·九针十二原》:"其长四寸,广二分半,末如剑峰,以取大脓。"其刺激创伤面大,出血较多。《内经》以此"取大脓",而张子和用锛针刺血治病校多,有直接刺穴位出血的,如《儒门事亲》卷六治风搐反张案"以锛针磨尖刺百会穴,出血二杯愈";也有将锛针磨尖刺局部的,如卷三舌胀案,卷六湿癣案;还有用锛针作刀使用的,如卷九治粉瘤案"以锛针十字划破,按出黄胶脓三两匙,立平"。现有人用锛针高温后割治一些外科病证,如稍大的疣赘、肛肠息肉、皮肤良性瘤等,不出血,不感染,疗效卓著。另外,张子和还用"秆草"、"磁片"作泻血工具,如卷六肿风,卷十小儿丹瘤即是。

2. 刺针数多，出血量大

首先，张子和泻血刺针数之多，部位之多是惊人的，多者竟达百针以上，数十处。如《儒门事亲》卷七治背疽"以铍针绕疽晕，刺百余针"；卷六治湿癣"于癣上各刺百余针"。除了在病变部位处多刺放血外，如卷一治目肿痛不已"宜上星志百会，速以铍针刺血，五十刺；攒竹穴，丝竹空上兼眉际一十刺"共刺十几个穴位。还有不定位放血，如卷六齿案"刺其手中出血，乃头上鼻中皆出血，上下中外皆夺"。另外，张氏好刺鼻中而令其大出血，如卷十治暴发火眼"凡两目暴赤痛者，肿不止——速宜秆草，左右鼻窍内弹之，出血立愈。"

张子和刺血治病之泻血量较多。如《儒门事亲》中记载出血量用"大出血"、"其血出尽"、"血出如泉"等描述。如卷六治一老翁舌肿，以铍针刺舌下"血出如泉，约一二盏"。说明他针术精湛，胆识过人。再就是刺血出后，一般不用止血法，而让血尽量外流，尤其是黑紫色血，一定要让他流尽或血色变赤为止，如卷十一治小儿丹瘤案"可用磁片拔出紫血，其病立愈"。张氏认为体内恶血本为致病之邪，出血即祛邪，必使其尽出，方能邪去正安。

3. 井穴刺血

张子和在临床实践中，虽遵经旨，但不拘于旧法，勇于实践，善于发挥。如病机十九条中所载疾病，《内经》并无具体的刺络泻血法，张氏根据其临床实践予以补充，在《儒门事亲》卷十中明确指出"诸风掉眩，皆属于肝——以刺大敦。""诸痛痒疮，皆属于心火——以刺太冲。""诸湿肿满，皆属于脾土——可刺隐白。""诸气膹郁，皆属于肺金——可刺少商。"

"诸寒收引，皆属于肾——可刺涌泉。"选用五脏经脉之井穴放血，以疏肝理气，通经泻热，渗泻水湿，宣肺利水，折冲降逆，均属攻泻之法，与张从正攻邪理论相一致。

4. 泻血有禁忌

张子和对刺血疗法不仅熟练而且胆大不妄，体现在施术时有明确的禁忌证，他认为刺络泻血法主要用于各种实热证，而虚寒证则不宜使用。在《儒门事亲·卷一》目疾案指出："虚者补之，实者泻之。如雀目不能夜视及内障……皆肝主目，血少，禁出血，只宜补肝养肾。至于暴赤肿痛，皆宜以铍针刺前五穴出血而已。"刺血多少，应辨证分析，该书卷七曰："如人因闪挫膝肘腕大痛，医者不察，便使铍针出血，如未愈者再三刺血，血出即多，遂成跛躄。《内经》曰：'足得血而能步''血尽安能步哉?'"对于脱证不可泻血，卷十四载："热疾发热，热甚者，其脉阴阳皆竭。慎勿刺。"除此之外，张氏还举出了具体禁忌，在泻血之后，应忌"兔、鸡、猪、狗、酒、醋及动风生冷等物，乃忧忿劳力之事"，这都是《内经》有关刺络泻血禁忌的发展。现举刺血案例如下：

案例 30：刺血治肾风

桑惠民病风，面黑色，畏风不敢出，爬搔不已，眉毛脱落作癞，医三年。一日，戴人到棠溪，来求治于戴人。戴人曰：非癞也。乃出《素问·风论》曰：肾风之状，多汗恶风，脊痛不能正立，其色炲，面庞然浮肿。今公之病，肾风也。宜先刺其面，大出血。其血当如墨色，三刺血变色矣。于是下针，自额上下铍针，直至颅顶皆出血，果如墨色。偏肿处皆针之。惟不针目锐眦外两旁，盖少阳经，此少血多气也。隔日又针之，血色乃紫。二日外又刺，其血色变赤。初针时痒，再刺则额觉痛，三刺其痛不可任，盖邪退而然也。待二十余日，又轻刺一遍方已。每刺必以冰水洗其面血，十日黑色退，一月面稍赤，三月乃红白。但不服除根下热之药，病再作。戴人在东方，无能治者。（《儒门事亲·卷六·肾风》）

【按】对该案患者，张氏认证准确，大胆施治，一月内四次刺血，使邪去病愈。此为治标之法，欲治其本，必当继服清热养血、祛风散火之剂，即"但不服除根下热之药，病再作。"因张子和远往，病家未求，该病后果不知如何。诚实事求是记载病案，其作风十分可贵。

案例 31：刺血治舌根肿

南邻朱老翁，年六十余岁，身热数日不已，舌根肿起，和舌尖亦肿，肿至满口，比元舌大二倍。一外科以燔针刺其舌下两旁廉泉穴，病势转凶，将至颠巇。戴人曰血实者宜决之。以铍针磨令峰极尖，轻砭之。日砭八九次，出血约一二盏，如此者三次，渐而血少痛减肿消。夫舌者，心之外候也。心主血，故血出则愈。又曰：诸痛痒疮疡，皆属心火。燔针、艾火是何义也？（《儒门事亲·卷六·舌肿》）

【按】舌肿之证，系七情郁结，心火暴至，以至与痰浊瘀血壅滞于舌而成。张氏据"血实者决之"，用刺法刺去恶血。"夫舌者，心之外候也，心主血，故血出则愈。"

案例 32：刺血愈目盲

戴人女僮至西华，目忽暴盲不见物。戴人曰：此相火也。太阳阳明气血俱盛，乃刺其鼻中、攒竹穴与顶前五穴，大出血，目立明。（《儒门事亲·卷六·目盲》）

【按】肝为藏血之脏。内寄相火，开窍于目。五脏六腑之精气皆上注于目而为精明之用。故诸脏如有热邪炎上，则视物不清，甚至目盲不可以视。张氏治以刺血，达清肝泻火明目之效。所以"大出血，目立明"矣。

案例 33：论两目暴赤治法

夫两目暴赤，发痛不止，可以长流水煎盐汤吐之。次服肾芎丸、四物汤之类。《内经》曰：暴病皆属火也。又曰：治病有缓急，急则治其标，缓则治其本。标者赤肿也，本者火热也。以草茎鼻中，出血最妙。（《儒门事亲·卷四·两目暴赤》）

【按】两目暴赤，系火邪所致。治疗时以攻为主。张子和尤以草茎刺鼻出血，更是简便易行、釜底抽薪的泻火良法。可见张氏善用攻法，灵活多变。攻而有理，变而有效。

案例 34：刺血治湿癣

一女子年十五，两股间湿癣，长三四寸，下至膝。发痒，时爬搔，汤火俱不解；痒定，黄赤水流，痛不可忍。灸焫熏渫，硫黄、菖茹、白僵蚕、羊蹄根之药，皆不效。其人恣性妍巧，以此病不能出嫁，其父母求疗于戴人。戴人曰：能从余言则瘥。父母诺之。戴人以铍针磨令尖快，当以痒时，于癣上各刺百余针。其血出尽，煎盐汤洗之。如此四次，大病方除。此方不书，以告后人，恐为癣药所误。湿淫于血，不可不砭者矣。（《儒门事亲·卷六·湿癣》）

【按】湿癣乃风湿热邪侵于皮肤，湿热交蒸郁而不散，津血为风湿热邪郁腐所致。张子和以铍针"于癣上各刺百余针，其血出尽，煎盐汤洗之。……大病方除。"其泻热活血，达祛风除湿之效。

案例 35：刺血治背疽

一富家女子，十余岁，好食紫樱，每食即二三斤，岁岁如此，至十余年。一日潮热如劳。戴人诊其两手脉，皆洪大而有力。谓之曰：他日必作恶疮肿毒，热上攻目，阳盛阴脱之证。其家大怒，不肯服解毒之药。不一二年，患一背疽如盘，痛不可忍，其女忽思戴人曾有是言，再三悔过，请戴人。戴人以钅非针绕疽晕，刺数百针，去血一斗。如此三次，渐渐痛减肿消，微出脓而敛，将作痂时，使服十补内托散乃痊。终身忌口，然目亦昏，终身无子。（《儒门事亲·卷七·背疽》）

【按】饮食偏嗜，长达十年之久而不改，致使积热蕴结成毒，发为背疽。张子和先针刺以出血泻热，继以解毒内托为治。由此可知，日常饮食虽不当禁之，但亦不可恣意无度，否则将如《内经》所说："气增而久，夭之由也"。

案例36：刺血医小儿面赤肿

黄氏小儿，面赤肿，两目不开。戴人以钅非针刺轻砭之。除两目尖外，乱刺数十针，出血三次乃愈。此法人多不肯从，必欲治病，不可谨护。（《儒门事亲·卷六·小儿面上赤肿》）

【按】头为诸阳之会，心主血脉，其华在面。故面赤、目肿多系热邪郁结而成。张氏以针刺其出血，连刺三次，始获痊愈。此亦《内经》"血实宜决之"之义。

案例37：刺血治瘤两则

（1）眼睑生瘤

戴人在西华，众人皆讪以为吐泻。一日，魏寿之与戴人入食肆中，见一夫病一瘤，正当目之上网内眦，色如灰李，下垂覆目之睛，不能视物。戴人谓寿之曰：吾不待食熟，立取此瘤。魏未之信也。戴人曰：吾与尔取此瘤如何？其人曰：人皆不敢割。戴人曰：吾非用刀割，别有一术焉。其人从之。乃引入一小室中，令俯卧一床，以绳束其胕，刺乳中大出血。先令以手揉其目，瘤上亦刺出雀粪，立平出户，寿之大惊。戴人曰：人之有技，可尽窥乎？（《儒门事亲·卷八·瘤》）

【按】眼睑生瘤，系瘀血不散而致。

张子和所以刺乳中出血为治，是因为足阳明胃脉循行于乳房内侧。眼睑属脾，足太阴脾脉与胃脉相联络，且阳明为多气多血之腑，故刺乳出血而肿瘤顿消。非深知医理者，岂能为之？

（2）胶瘤

鄁城，戴人之乡也。一女子未嫁，年十八，两手背皆有瘤，一类鸡距，一类角丸，腕不能钏。向明望之，如桃胶然，夫家欲弃之。戴人见之曰：在手背为胶瘤，在面者为粉瘤，此胶瘤也。以钅非针十字刺破，按出黄胶脓三两匙，立平。瘤核更不再作，婚事复成。非素明者，不敢用此法矣。（《儒门事亲·卷八·胶瘤》）

【按】胶瘤所得，系痰气凝结而成。故以针刺破其瘤，挤出胶痰而愈。虽同为瘤，生于面者为粉瘤，长于手背者为胶瘤，胶瘤之治已知，张子和对粉瘤如何治疗未载，想亦同也！

参考文献

[1] 田元生. 试论张从正刺络泻血针法的学术思想. 湖北中医杂志，1990，5：31～32

[2] 申丕强. 试论张从正攻邪学说的基本思想. 成都中医学院学报，1990，13（2）：5～8

[3] 李凤莲. 张从正学术思想浅论. 安徽中医临床杂志，2003，15（4）：356～357

[4] 周海虹. 张从正补法探析. 中国医药学报，2003，18（8）：482

[5] 张光霁. 张从正《儒门事亲》与药邪. 中国中医基础医学杂志，1998，4（6）：16～18

[6] 刘静生，刘学勤. 张子和非药物疗法探幽. 河南大学学报，2003，22（2）：62～63

［7］邓铁涛，赖　畴．张子和著作考．新中医，1994，5：48～49

　　［8］郭荣华，魏延华．张从正对"出血疗法"的探讨．天津中医学院学报，1999，18（2）：

　　［9］蔡永敏．论"养生当论食补"．光明中医，1999，14（81）：

　　［10］马义泽．试论张从正的心理治疗方法．山东中医药大学学报，2003，2：

　　［11］孟繁洁，何永生．张从正情志病论治心法．辽宁中医杂志，1999，26（10）：445

　　［12］邓翀．《子和医集》评介．新中医，1997，29（8）：55～56

　　［13］赖　畴．张子和学术思想、渊源及评价．河南中医，1995，15（3）：16～17

　　［14］魏延华．张从正"情志疗法"探析．天津中医，1999，16（3）：29～30

　　［15］肖　萤，王伟彪．浅论张从正论补．河南中医，1998，18（6）：336～337

　　［16］肖国钢．张子和《儒门事亲》儿科临床经验初探．1992，12（4）：4～5

　　［17］田　麒．浅说张从正之吐法．天津中医学院学报，1992，1：3～5

　　［18］董尚朴．《儒门事亲》眼科成就评述．中国中医眼科杂志．1994，4（2）：105～106

张子和医学研究论文题录

1. 曲祖贻. 金代杰出的医学家张子和. 北京中医　1954；（3）：33～34

2. 谢仲墨. 金元四大家的生平及其学说：中医经典著作学习讲座（九）. 中级医刊　1957；（6）：68～70

3. 魏　稼. 放血疗法与张子和运用这法的成就. 广东中医　1958；（6）3：28～31

4. 江静波. 张子和先生的学说及其著作. 上海中医药杂志　1958；（1）：25～27

5. 吴辑庵. 试论张子和三法的若干特点. 福建中医药　1962；（6）：33，18

6. 戴天爵. 从"儒门事亲"试探张子和的医学思想与医疗方法. 江苏中医　1962；（7）：38～40

7. 戴天爵. 对张子和推源补法利害非轻的几点体会. 江苏中医　1963；（5）：37～39

8. 钱远铭. 张子和学说简介. 上海中医药杂志　1963；（10）：38～40

9. 江一平. 《儒门事亲》中经络与针灸的探讨. 广东中医学·祖国医学版　1964；（4）：19～21

10. 汪　洋. 张子和的攻下法在临床应用的体会. 医药资料选编·中医专辑　1980；（1）：19～23

11. 李兴民. 张子和的医学心理学思想初探. 浙江中医杂志　1981；（5）：234～236

12. 张觉人. 论张子和治疗老年病的思想及方法. 辽宁中医杂志　1981；（3）：5～6

13. 陆文彬. 张戴人之若干医事考. 中华医史杂志　1981；（4）11：253

14. 刘树农，等. 浅论张子和祛邪学说的承先启后. 上海中医药杂志　1981；（7）18～20

15. 周一谋. 张从正反对滥用补法. 中国农村医学　1981；（4）：38～39

16. 陆文彬. 张戴人学术思想探讨. 河南中医　1981；（3）：15～17

17. 潘华信. 论张从正的食疗补虚. 上海中医药杂志　1982；（4）：29～31

18. 石学文. 张从正对精神疗法的运用. 北京中医学院学报　1982；（1）：43～45

19. 王米渠. 张子和的医学心理学思想探讨. 河南中医　1982；（5）：18～19

20. 张谷才. 张子和下法方剂的探讨. 浙江中医杂志　1983；（3）：136～137

21. 钱远铭. 张子和学说评介. 老中医经验选编　1983；29～32

22. 汪济美. 张从正攻邪论的学术观点及其临床指导意义. 闽东医药　1983；（1）：1～5

23. 郑翔，等. 试析张子和治疗急症的思想及方法. 辽宁中医杂志　1983；（3）7：37～39

24. 张志圣. 试论张从正的下法在急腹症临床中的应用. 福建中医药　1983；（3）14：29～31

25. 刘公望. 《儒门事亲》病案之研究：兼谈"善治病者，莫如戴人". 天津中医学院学报　1983；（1）：9～13

26. 肖国士. 试论张子和在眼科学术上的成就. 湖南中医学院学报　1984；（1）29～32

27. 程宝书. 张从正对祖国医学的杰出贡献. 河南中医　1984；（1）：14～15

28. 丁光迪. 《张子和攻击注论》质疑. 黑龙江中医药　1984；（4）：7～8

29. 陶志达. 张子和学术思想探讨. 新中医　1984；（8）：1～4

30. 赵峻岭 . 张子和针刺放血疗法初探 . 天津中医学院学报　1984；(3)：47～48

31. 方春阳 . 张子和考 . 中华医学会第二届全国医史学术会议　1984；10

32. 黄腾辉 . 张子和的吐法探讨 . 福建中医药　1984.12；(6)：12～14

33. 刘道清 . 张子和被召补为太医的时间商讨 . 1984；14 (3)：182

34. 路京达, 等 . 张子和论补法 . 河南中医　1984；(3)：13～15

35. 方春阳 . 张子和考 . 上海中医药杂志　1985；(2)：43～45

36. 赵 羽 . 读张子和医案"惊证"一得 . 吉林中医药　1985；(3)：47

37. 田代华, 等 . 金元争鸣四大家 . 山东中医杂志　1985；(1)：62～64

38. 周明君 . 读《儒门事亲》儿科案例偶拾 . 湖南中医杂志　1986；(3) 2：56, 24

39. 刘忠义 . 金元四大家之一：开封名医张子和 . 开封医药　1986；(2)：13～15

40. 张正华 . 张从正故里考 . 河南中医　1986；(4)：42

41. 韩延春, 等 . 谈张从正的中医儿科学术思想 . 黑龙江中医药　1986；(2)：45～46

42. 马大正 . 张从正妇科学术观点与临证特色 . 黑龙江中医药　1986；(5)：50～52

43. 徐荣庆 . 简述张从正的攻邪论 . 南京中医学院学报　1986；(3)：63～64

44. 胡冬裴 . 《内经》与张子和学术思想 . 上海中医药杂志　1986；(5)：35

45. 张 静 . 张子和攻邪学说在急腹症治疗中的指导意义 . 上海中医药杂志　1986；(11)：44～45

46. 茅 晓 . 张子和"药邪致病"学术思想探析 . 江苏中医　1987；(1)：29～31

47. 王云聚 . 张从正"攻邪学说"简述 . 国医论坛　1987；(1)：43～44

48. 刘学勤 . 张子和学术思想讨论会在河南省开封市举行 . 河南中医　1987；(1)：25

49. 高春媛 . 浅说善学从正诸象 . 国医论坛　1987；(1)：45～46

50. 张德贵 . 张子和补法浅析 . 安徽中医学院学报　1987；(2)：11～12

51. 邵经明 . 张从正刺络泻血学说初探 . 河南中医　1987；(3)：28～29

52. 毛德里 . 从考城沿革谈张子和故居 . 中医药信息　1987；(1)：29～31

53. 和贵章 . 张子和以情胜情的心理疗法 . 吉林中医药　1987；(3)：3～4

54. 宋 军 . 张子和食疗要旨 . 中医药研究　1987；(3)：20～31

55. 王三立 . 张子和疝病治肝 . 中医药研究　1987；(5)：27, 35

56. 宋祖懋 . 试论张子和的吐法 . 中国医药学报　1987；(6)：43

57. 刘学勤 . 张子和的滋补与食补 . 中医杂志　1987；28 (9)：67

58. 贺 明 . 张子和治学特点偶拾 . 北京中医学院学报　1987；10 (2)：44

59. 许子建 . 张子和的汗吐下 . 云南中医学院学报　1987；10 (4)：1～6

60. 高 捷 . 张子和治疗妇科疾患特点初探 . 河北中医　1987；7 (4)：40～41

61. 刘静宇 . 张子和运用经方医案赏析 . 河南中医　1987；7 (6)：19

62. 邵经明 . 张从正刺络泻血学说初探 . 河南中医　1987；7 (3)：28～29

63. 张志远 . 继续发扬"攻邪派"：论张子和及其学说 . 山东中医学院学报　1987；11 (2)：65～69

64. 张胜忠 . 张从正与"地浆" . 吉林中医药　1987；11 (3)：47

65. 周光廓．《儒门事亲校注》质疑．中医药研究　1988；(1)：35～36

66. 鲁兆麟．张从正医案选析．北京中医　1988；(2)：58～59

67. 凡　叟．《儒门事亲校注》若干注释商榷．河南中医　1988；(2)：43～44

68. 彭清华．试析张子和论治眼病的特色．甘肃中医学院学报　1988；(3)：33～35

69. 彭清华．试析张子和论治眼的特色．山西中医　1988；(4)：9～11

70. 长　青．张从正．山西中医　1988；4 (4)：26

71. 柴瑞霁．张子和论补探析．山东中医杂志　1988；7 (1)：6～7

72. 裴凤玉．张从正食补食治经验述要．山东中医杂志　1988；7 (4)：8～9

73. 张　吉．张从正对针灸学的贡献．中医杂志　1988；29 (8)：52～54

74. 翁志伟．因情所致借情制之：张从正对心理医学的贡献．上海中医药杂志 1989；(1)：33～34

75. 张学增．张子和出血证治浅析．山东中医杂志　1989；(2)：8～9

76. 王文才．张从正儿科学术思想探讨．国医论坛　1989；(2)：23～24

77. 储秀珍．试论张子和攻邪法的特色．浙江中医学院学报　1989；13 (2)：3～4

78. 王文才．张从正儿科学术思想探讨．甘肃中医学院学报　1989；(3)：13～14，12

79. 彭汉光．击木定惊．大众中医药　1989；5 (3)：31～34

80. 姚德纯．略述张子和治疗老年病中的攻与补．辽宁中医杂志　1989；(3)：16～17

81. 殷海昌．张子和巧治疯病．大众中医药　1989；5 (3)：32

82. 刘友梁．初探"七方"中的"急方"．贵阳中医学院学报　1989；(4)：9～11，30

83. 张胜思．《儒门事亲》疾病饮食禁忌偶拾．四川中医　1989；7 (3)：4～5

84. 张学增．张子和出血证治浅析．山东中医杂志　1989；8 (2)：8～9

85. 刘学勤．张子和论补评析．中医研究　1990；3 (1)：13～15

86. 孟　农．张子和"补法"初探．新疆中医药　1990；(1)：50～52

87. 申丕强．试论张从正攻邪学说的基本思想．成都中医学院学报　1990；13 (2)：5～8

88. 朱德湘．张子和的健康疾病观与现代医学模式的初步比较研究．广西中医药 1990；13 (2)：29～31

89. 刘道清．张子和补法研究．河南中医　1990；10 (2)：13～15

90. 徐荣庆．试析张从正的攻邪学说．黑龙江中医药　1990；(3)：4～7

91. 董秀文，等．张从正心理疗法浅析．中医药研究　1990；(3)：18～19

92. 耿　坚，等．张子和汗吐下后治法浅析．四川中医　1990；8 (12)：10～11

93. 宜同飞．精于吐法的医家张从正．中医函授通讯　1990；9 (4)：43～44

94. 田元生．试论张从正刺络泻血针法的学术思想．湖北中医杂志　1990；(5)：31～32

95. 张世道．张子和先生运用四妙汤的经验．四川中医　1990；8 (7)：11

96. 陈莉，等．张子和吐法刍议．中医临床与保健　1991；3 (1)：43

97. 陈　莉．论张子和对针灸学贡献．吉林中医药　1991；(6)：36～37

98. 刘学勤．论张子和学术思想及历史贡献．河南中医　1991；11 (4)：13～14

99. 陈莉，等．论张子和对针灸学的贡献．吉林中医药　1991；(6)：36～37

100. 达美君．攻不废补食不偏忌——张从正论补及食疗．上海中医药杂志　1991；(9)：36～38

101. 田　麒．浅说张从正之吐法．天津中医学院学报　1992；(1)：3～5

102. 肖国钢．张子和《儒门事亲》儿科临床经验初探．河南中医　1992；(4)：154～156

103. 桑同璋．张子和与朱丹溪的邪正说．新疆中医药　1993；(3)：19～20

104. 朱雪萍．张子和下法及其临床应用．上海中医药杂志　1993；(8)：35～37

105. 杜同仿．论张从正对吐法的贡献．广州中医学院学报　1993；(3)：156～162

106. 蔡永敏．张从正学术思想研究近况．河南中医　1994；14 (1)：9～11

107. 董尚朴．《儒门事亲》眼科成就述评．中国中医眼科杂志　1994；4 (2)：105～106

108. 邓铁涛，等．张子和著作考．新中医　1994；26 (5)：48～49

109. 叶成源．试论张子和攻补观．天津中医学院学报　1994；13 (2)：7

110. 张反修，等．张从正祖籍考．中华医史杂志　1995；25 (3)：178

111. 刘道清．苏东坡之死与张子和攻下．河南中医　1995；15 (4)：248～249

112. 黄　健．张从正与我国古代精神病学．河南中医　1995；15 (5)：287～289

113. 傅永红．古代中医文献中的急救医学．江苏中医　1995；16 (10)：45～46

114. 赖　畴．张子和学术思想、渊源及其评价．河南中医　1995；15 (3)：148～150

115. 何焕然．学习张从正"论病重邪"的体会：兼论大承气汤之应用．医学研究通讯　1995；24 (11)：18～21

116. 高雪枝．浅议"损有余乃所以补其不足"的治疗思想．陕西中医函授　1996；(1)：1～2

117. 刘道清．张从正著作考．中华医史杂志　1996；26 (3)：169

118. 田元生．《儒门事亲》刺络泻血针法初探．中医研究　1996；9 (5)：40～41

119. 耿　坚．谈张子和对五苓散的运用．辽宁中医杂志　1996；23 (12)：541

120. 董尚朴，等．张从正生平考略．天津中医学院学报　1997；16 (1)：37～39

121. 程维克．从《儒门事亲》看张从正重视七情因素．南京中医药大学学报　1997；13 (4)：201～202

122. 曾向群．张子和对攻邪理论的巨大贡献．黑龙江中医药　1996；(6)：5～7

123. 黄　晔，等．张从正刺络泻血攻下说浅析．针灸临床杂志　1997；13 (8)：9～10

124. 邓翀．《子和医集》评介．新中医　1997；29 (8)：55～56

125. 宫树成，等．张子和儿科学术思想探析．安徽中医学院学报　1997；16 (6)：7～8

126. 苏慧敏，等．《儒门事亲》治疗老年病思想及方法探析．河南中医药学刊　1997；12 (3)：13～15

127. 杨汉辉．张从正创"吐法"的故事．大众中医药　1997；(5)：55

128. 何焕然．对下法及大承气汤应用之见解．医学研究通讯　1995；24（10）：16～17

129. 刘书奎．张从正针灸学术思想探析．中国针灸　1998；18（2）：103～104

130. 于存海，等．张从正《儒门事亲》对放血疗法的贡献．长春中医学院学报 1998；14（1）：2

131. 孟繁洁，等．吕复临证治验析．辽宁中医杂志　1998；25（4）：160～161

132. 任　何．张从正运用大黄的医学源流和经验．安徽中医临床杂志　1998；10（3）：184

133. 刘　娟，等．释《儒门事亲》"盖阙其疑"．山东中医药大学学报　1998；22（4）：304～305

134. 张光霁．张从正《儒门事亲》与药邪．中国中医基础医学杂志　1998；4（6）：16～18

135. 胡燕尔．张子和《儒门事亲》儿科学术思想述评．国医论坛　1998；13（1）：40～41

136. 孟繁洁，等．吕复学术思想研究．国医论坛　1998；13（1）：18～19

137. 魏延华．张从正与食物疗法．天津中医学院学报　1998；17（3）：8～9

138. 高春媛．张从正攻邪学说对医学发展的影响．中国医药学报　1998；13（5）：16～18

139. 肖　莹，等．浅析张从正论补．河南中医　1998；18（6）：336～337

140. 赵思忠，等．河南中医药学刊　1998；13（6）：38～40

141. 叶仰光．张从正的祛邪补虚观点对老年病治疗的启发．福建中医药　1998；29（4）：37～38

142. 曹　娜．张子和既长攻邪及善补虚．湖南中医杂志　1999；15（6）：3～4

143. 李锦毅．张从正"损有余乃所以补其不足"探微．中医函授通讯　1999；18（6）：8～10

144. 孟繁洁，等．张从正情志病论治心法．辽宁中医杂志　1999；26（10）：445

145. 王　璞．论张从正之寒凉攻邪论的补益观．北京中医药大学学报　1999；22（5）：13～14

146. 黄政德．河间学派三大家论治中风探析．中国中医基础医学杂志　1999；5（9）：58～60

147. 郑宇东．对张子和汗吐下三法的再认识．中医研究　1999；12（4）：1～2

148. 黄政德．河间学派三大家论治中风探析．湖南中医学院学报　1999；19（2）：31～32

149. 郭荣华，等．张从正对"出血疗法"的探讨．天津中医学院学报　1999；18（2）：43～44

150. 魏延华．张从正"情志疗法"探析．天津中医　1999；16（3）：29～30

151. 肖　莹，等．《儒门事亲》外治初探．中国民族民间医药杂志　1999；（3）：126～128

152. 白　霞．张从正论治消渴病特色．国医论坛　1999；14（3）：43

153. 蔡永敏. 论"养生当论食补". 光明中医　1999；14（2）：11～13

154. 钱会南. 从《儒门事亲》试论张从正对《内经》情志病理论的运用. 甘肃中医　1999；12（1）：1～2

155. 刘鹏里，等. 张子和心理疗法略析. 中医药学报　1999；27（1）：4～5

156. 张国泰. 浅谈张子和的情志疗法. 光明中医　2000；15（6）：38～39

157. 赵留记，等. 简述张子和情志疗法的运用. 光明中医　2000；15（6）：39

158. 李　真. 简述张子和情志疗法. 中国民间疗法　2000；8（11）：4

159. 王慧杰. 张子和"不药之药"学术思想与实践. 中医研究　2000；13（5）：14～15

160. 王　萌. 谈张子和的心理疗法. 新疆中医药　2000；18（3）：10～11

161. 李玉胜，等. 张子和"食疗"的运用. 光明中医　2000；15（5）：31～32

162. 王建民，等. 张子和补法的学术特色. 光明中医　2000；15（5）：32～33

163. 汪晓筠，等. 对张子和汗吐下三法的探讨. 青海医药杂志　2000；30（8）：56～57

164. 杨建宇. 试论张子和是扁鹊学派传人. 内蒙古中医药　2000；19（3）：40

165. 杜同仿. 张从正运用补法的特点. 广州中医药大学学报　2000；17（2）：126～128

166. 周　灵. 张子和肛肠病诸法略谈. 中国民间疗法　2000；8（6）：5

167. 易　杰，等. 张子和论补法. 辽宁中医学院学报　2000；2（1）：43～44

168. 冯新送. 张子和学术思想探讨. 安徽中医临床杂志　2000；12（1）：60～61

169. 刘　星，等. 中医刺血术发展史述略. 山西中医学院学报　2001；2（3）：14～16

170. 朱长丽，等. 略论张子和对妇产科的贡献. 光明中医　2001；16（5）：53～54

171. 张丹翎，等. 略论张子和七方十剂. 光明中医　2001；16（5）：54～55

172. 张丽君. 略论张子和皮肤疾患的专病专方. 光明中医　2001；16（5）：55～56

173. 任修德. 张子和用白虎汤当属汗法. 光明中医　2001；16（5）：56～57

174. 叶建红. 张从正论治妇科病心法. 陕西中医　2001；22（11）：702～703

175. 张国泰，等. 对张子和医疗活动范围的再探讨一兼与萧国钢先生商榷. 中医研究　2001；14（5）：7

176. 贺翠萍. 试论张子和治疗产后病学术特色及现实意义. 中医研究　2001；14（4）：13～14

177. 郭　健，等. 张子和《儒门事亲》用水疗病初探. 中国民间疗法　2001；9（9）：4

178. 冯志广，等. 张子和外治汗法简析. 光明中医　2001；16（4）：封4

179. 侯勇谋，等. 张子和论治疝病浅析. 中国中医基础医学杂志　2001；7（7）：71～72

180. 冯志广，等. 张子和学术思想溯源. 湖北中医杂志　2001；23（8）：3～4

181. 陈军民. 张子和外用吐剂析要. 中医外治杂志　2001；10（4）：19

182. 刘富强．张子和外治皮肤病简析．中医外治杂志 2001；10（4）：40

183. 孙花仙，等．张子和外治汗法简析．中医外治杂志 2001；10（4）：41

184. 陈富军，等．张子和异位用药治疗五官疾病浅探．中国民间疗法 2001；9（7）：52

185. 赵留记，等．张子和汗法医案析略．中国民间疗法 2001；9（7）：52～53

186. 陈修常，等．张子和下法方药简析．中国民间疗法 2001；9（7）：53～54

187. 赵厚亮，等．张子和外治牙病用药方法简介．中国民间疗法 2001；9（7）：54

188. 路永平．张子和补法初探．光明中医 2001；16（3）：封3～封4

189. 祁付有，等．诜诜丸加减治疗不孕症63例．内蒙古中医药 2001；20（1）：11

190. 侯勇谋，等．张子和论治疝证浅析．内蒙古中医药 2001；20（1）：34～35

191. 杨剑民，等．浅谈朱丹溪对张子和攻邪的认识．内蒙古中医药 2001；20（1）：35

192. 时小梅，等．张子和针刺放血法探讨．中医外治杂志 2001；10（3）：31

193. 席海霞，等．张从正与刺血疗法．中医外治杂志 2001；10（3）：32

194. 赵留记，等．略论张子和对扁鹊学派的继承．中医研究 2001；14（2）：22～23

195. 陈富军，等．张子和下法方药辨析．光明中医 2001；16（2）：57～58

196. 姚为民，等．张子和汗法方药辨析．光明中医 2001；16（2）：58～60

197. 张继红，等．张子和补法方药辨析．光明中医 2001；16（2）：60～62

198. 李予姝，等．张子和育子思想初探．中医研究 2001；14（1）：10

199. 张建斌，等．张从正刺络放血的理论和实践．中国针灸 2001；21（4）：247～249

200. 王磊，等．张子和诊治不孕症验案赏析．光明中医 2002；17（2）：50～51

201. 郑国庆，等．张子和学术思想研究考略．中医药学刊 2002；20（2）：177～178

202. 徐亚萍，等．张子和攻邪学说述评．河北中医 2002；24（3）：219～220

203. 邓银飞．浅谈祛邪法在治疗胃脘痛中的作用．四川中医 2002；20（4）：16～17

204. 岳旭东．张从正攻邪学说对医学发展的影响．山西中医学院学报 2001；2（4）：12～14

205. 饶媛．浅谈金元四大家对中医心理学发展的贡献．中医文献杂志 2002；（1）：18～19

206. 张仁岗．张子和补法特点浅析．甘肃中医 2002；15（2）：3～4

207. 杨建宇，等．张子和治疗睡眠疾病验案评析．中国中医基础医学杂志 2002；8（1）：73

208. 杨涛，等．张子和论补法．河南中医药学刊 2002；17（1）：25

209. 饶媛．金元四大家对中医心理学的发展贡献集粹．中医药学刊 2002；20（1）：60

210. 叶玉妹，等 . 遵张从正下法治疗血卟啉病举隅 . 辽宁中医杂志　2002；29（1）：34

211. 林慧光 . 张从正论治疑难杂证特色 . 中医药学刊　2002；20（6）：789

212. 徐爱民，等 . 张子和外治汗法浅析 . 光明中医　2002；17（6）：37

213. 王　大 . 张子和方药学术要点略论 . 光明中医　2002；17（6）：38～39

214. 赵坤珠，等 . 张子和骨伤用药特点初探 . 光明中医　2002；17（6）：39

215. 郑桂钦，等 . 张子和攻邪疗法治疗不孕症学术经验初探 . 光明中医　2002；17（6）：40

216. 韩东满，等 . 张子和骨伤病案论析 . 光明中医　2002；17（6）：41

217. 岳旭东 . 浅谈金元四大家对中医心理学发展的贡献 . 山西中医学院学报2002；3（3）：12～13

218. 龙　玺，等 . 金元四大医家脾肾互济思想探讨 . 安徽中医学院学报　2002；21（5）：7～8

219. 杨建宇 . 张子和《儒门事亲》对消渴病诊治发展的贡献 . 中国中医基础医学杂志　2002；8（9）：65～66

220. 李　珊，等 . 略论张子和的创新精神 . 内蒙古中医药　2002；21（5）：25

221. 李秀华 . 张从正攻邪理论初探 . 内蒙古中医药　2002；21（5）：25～26

222. 卢　玉 . 浅述张从正论补法的现实意义 . 内蒙古中医药　2002；21（5）：26～27

223. 金振民 . 刺血、按摩与汗法－张从正学说的现代应用与诠释 . 内蒙古中医药2002；21（5）：27

224. 赵　萍 . 略论张子和妇产科学术思想 . 内蒙古中医药　2002；21（5）：27～28

225. 古献兰 . 浅析张子和下法的妙用 . 中医药研究　2002；18（5）：11～12

226. 袁宪章，等 . 简述张子和下法运用特点 . 光明中医　2002；17（5）：43～44

227. 冯志海，等 . 略述张子和药邪观点 . 光明中医　2002；17（5）：44～45

228. 梁玉兰 . 张子和论治带证的学术特点 . 中医研究　2002；15（3）：10～11

229. 徐卫东 .《儒门事亲》中的禅道融合观 . 陕西中医　2002；23（7）：628～629

230. 熊　杰，等 . 张子和儿科学术思想刍议 . 现代中西医结合杂志　2002；11（19）：1938～1939

231. 田元生 . 论张从正刺络泻血针法 . 河南中医药学刊　2002；17（5）：3～4

232. 薛益明 . 张子和对中医学的贡献 . 湖北中医杂志　2002；24（8）：12～13

233. 张国泰 . 金元四大医家治疗糖尿病学术思想初探 . 中国中医基础医学杂志2002；8（8）：75～76

234. 何云锋，等 . 对张子和下法的探讨 . 中国中医基础医学杂志　2002；8（8）：77

235. 赵法新，等，赵晓东，等 . 子和汗法与现代药浴 . 中医研究　2002；15（4）：9～10

236. 李会敏，等 . 常仲明父子与《儒门事亲》. 浙江中医杂志　2002；37（8）：348～349

237. 朱红霞，等 . 张子和"以攻为补"辨析 . 中国中医基础医学杂志　2002；8

（7）：77

238．李鸿选，等．张子和治疗不孕症学术经验初探．中国中医基础医学杂志 2002；8（7）：78

239．干祖望．张子和倡导汗吐下法考释－张子和不像中医而像古印度吠陀医生．中医药学刊 2002；20（4）：401～402

240．戴　铭．张从正论补思想探讨．四川中医 2002；20（7）：3～4

241．赵　萍，等．浅谈张子和对不孕症病因病机的认识．光明中医 2002；17（3）：61～62

242．孙志云，等．浅谈张子和治疗不孕症的良方－诜诜丸．光明中医 2002；17（3）：封3～封4

243．储全根．张从正汗吐下三法新识．中国医药学报 2002；17（3）：139～141

244．刘恩良．关于张子和墓之传说给杨建宇的一封信．内蒙古中医药 2003；22（5）：18～19

245．秦　骥，等．张子和儿科临床经验窥探．内蒙古中医药 2003；22（5）：19

246．李海松，等．张子和男科经验略识．内蒙古中医药 2003；22（5）：20

247．张玉焕，等．张子和治疗黄疸及黄病验案赏析及现实意义．内蒙古中医药 2003；22（5）：20～21

248．张　雷，等．张子和对"十剂"方剂分类法的贡献．内蒙古中医药 2003；22（5）：21

249．魏素丽，等．漫谈张子和对中医睡眠医学的贡献－刘艳骄博士论张子和对睡眠医学的贡献．内蒙古中医药 2003；22（5）：21～22

250．黄　涛．张子和针灸选穴窥探．内蒙古中医药 2003；22（5）：22～23

251．杨建宇，等．近10年张子和学术研究资料温习．内蒙古中医药 2003；22（5）：23～25

252．贺晓慧，等．《儒门事亲·补论》研读札记．中医药学刊 2003；21（8）：1283

253．周海虹．张从正论补法探析．中国医药学报 2003；18（8）：482

254．孙晓嘉．张子和方剂运用特色探析．江苏中医药 2003；24（9）：9～10

255．盖国忠，等．张子和中医补益理论的研究．长春中医学院学报 2003；19（3）：15～16

256．孙晓嘉．论张子和之七方十剂．内蒙古中医药 2003；22（4）：31～32

257．余旭东，等．张子和涌吐用药与今之差异略述．光明中医 2003；18（4）：36

258．朱红霞，等．张子和对失血证的调补经验．光明中医 2003；18（4）：37～38

259．崔志恒，等．浅述张子和创损疾患的方治．光明中医 2003；18（4）：38

260．刘静生，等．张子和非药物疗法探幽．河南大学学报·医学科学版 2003；22（2）：62～63

261．李凤莲．张从正学术思想浅论．安徽中医临床杂志 2003；15（4）：356～357

262．刘静生．张子和吐法刍议．中医研究 2003；16（3）：11～12

263. 杨建宇，等. 刍议弘扬张子和攻邪学派的思路与方法. 光明中医   2003；18（3）：39～40

264. 郭 焕，等. 简述张子和临床特异的泻下药. 光明中医   2003；18（3）：40～41

265. 张金良. 张子和痛随利减在骨伤科的应用. 光明中医   2003；18（3）：42

266. 夏宝伟. 由金元四大家说阴阳. 中国民族民间医药杂志   2003；（3）：130

267. 岳旭东. 略述中医刺血术发展史. 针灸临床杂志   2003；19（6）：2～4

268. 杨建宇，等. 弘扬攻邪学派谱新篇——张子和纪念碑竖百泉. 光明中医   2003；18（2）：封4

269. 祖丽红，等. 张子和不药之药汗法简介. 内蒙古中医药   2003；22（2）：19～20

270. 马义泽. 试论张从正的心理治疗方法. 山东中医药大学学报   2003；27（2）：107～108

271. 朱 星，等. 金元四大家论治食伤. 四川中医   2003；21（2）：2～4

272. 祖丽红，等. 张子和方药学术创新要点. 内蒙古中医药   2003；22（1）：34

273. 刘丰晓，等. 略述张子和攻邪学术思想. 内蒙古中医药   2003；22（1）：35

274. 董尚朴. 张子和学术传人考. 天津中医药   2004；21（4）：296～298

275. 杨红亚. 张从正《儒门事亲》中的非药物疗法. 河南中医   2004；24（8）：13～15

276. 年云娜. 张从正儿科学术思想小议. 山东中医杂志   2004；23（9）：566～567

277. 姚晓东. 逆流挽舟法寻源及配伍风药内涵考辨. 山东中医药大学学报   2004；28（4）：262～263

278. 黄枋生. 浅谈张子和的中医理论学术特点. 国际医药卫生导报   2004；（14）：243～245

279. 秦鹏民. 小议黄连解毒汤治疗情志因素所致下焦出血. 福建中医药   2004；35（3）：48～48

280. 李成文. 金元四大家的脾胃观. 河南中医   2004；24（5）：3～5

281. 张玉泉. 朱丹溪从痰论治杂病探析. 河南中医   2004；24（5）：5～6

282. 董尚朴. 析张子和的水火分治论. 中国中医基础医学杂志   2004；10（4）：57～58

283. 程芳枝. 《儒门事亲》中因时因地因人制宜观. 吉林中医药   2004；24（5）：3～4

284. 陈楠楠. 驱邪复正法用于治疗白血病的临床基础研究. 中国中医基础医学杂志   2004；10（3）：55～56

285. 饶术成. 张子和装"疯"治郁病. 心理与健康   2004；（3）：31～31

286. 朱 星. 金元四大家论治食伤. 江西中医学院学报   2004；16（1）：17～19